DOROTHY C. WILSON

Finger
an Gottes Hand

Biographie des Chirurgen
und Leprologen Paul Brand

R. Brockhaus Verlag Wuppertal

R. Brockhaus Taschenbücher Bd. 178/179

Originaltitel: »Ten Fingers for God«

Aus dem Amerikanischen von Ruth Rostock

Lizenzausgabe mit freundlicher Genehmigung
des J. G. Oncken Verlags, Kassel

1. Taschenbuchauflage 1970
2. Taschenbuchauflage 1971
3. Taschenbuchauflage 1972

Umschlaggrafik: Paul Reding, Waltrop
Gesamtherstellung: Breklumer Druckerei Manfred Siegel

ISBN 3-417-00209-5

Sadagopan wurde in Südindiens heiliger Tempelstadt Katschipuran geboren, von der man in alten Zeiten sagte: »Glücklich bist du, wenn du in Katschipuran geboren bist, auch wenn du ein Esel wärest.«

Aber Sadagopan war nicht glücklich; denn er lebte hier sechs Jahre lang als Ausgestoßener, gemieden von der Gesellschaft, von seinen Freunden, ja sogar von den eigenen Verwandten.

Er stammte aus einer geachteten, gebildeten und künstlerisch begabten Familie. Sein Vater war Redakteur bei einer der führenden Tamil-Zeitungen. Seine Mutter, seine Tanten und zwei ältere Schwestern waren Musiker. Als sein Vater in Nordindien arbeitete, wohnte Sadagopan bei seiner Großmutter. Vorher hatte er eine Zeitlang im Hause eines Onkels gelebt, wo er sich wahrscheinlich den Aussatz zuzog.

Er war acht Jahre alt, als der Fleck auf seinem Rücken bemerkt wurde; zu jung noch, um zu wissen, was das bedeutete. Man schickte ihn zur Behandlung ins Regierungskrankenhaus. Er ging aber weiter in die Schule und verlebte eine normale, glückliche Kindheit. Die Krankheit machte ihm bis ungefähr zu seinem vierzehnten Lebensjahr wenig Beschwerden. Dann begannen seine Hände wie Klauen zu werden. Infolge fortschreitender Lähmung der Armmuskulatur konnte er die Finger nicht mehr normal beugen und strecken, und es wurde ihm immer schwerer, etwas festzuhalten. Zu seinem Schrecken merkte er auch eines Tages, daß er kein Gefühl mehr in den Fingern hatte. Und bald darauf entdeckte er eine blutende Wunde an seinem Fuß, die von einem scharfen Stein herrührte, der, ohne daß er es gemerkt hatte, in seinen Schuh geraten war.

Als er die sechste Klasse der Grundschule beendet hatte und in eine höhere Schule eintreten wollte, begann das Unheil.

Der neue Rektor begrüßte ihn stirnrunzelnd.

»Du mußt mir ein ärztliches Zeugnis bringen«, sagte er kurz.

Sadagopans Großmutter ging mit ihm zum Arzt, der ihn

im Regierungskrankenhaus behandelt hatte. Er schien über ihre Bitte ärgerlich zu sein.

»Und was könnte einem Aussätzigen eine Ausbildung nützen?« sagte er zu der Frau, drehte sich um und ließ sie stehen.

Sadagopan ging nach Hause. Aber das Haus wurde ihm zum Gefängnis, in dem all seine Hoffnungen und Träume eingesperrt waren. Keine Ausbildung? Kein Beruf? Keine Freunde? Wohin er jetzt auch ging, sah er kalte Blicke, abgewandte Augen. Alte Bekannte wichen vor ihm auf die andere Straßenseite aus, Fremde sahen entsetzt auf seine Hände. Er verließ das Haus fast nur noch, um ins Krankenhaus zu gehen. Aber auch dort bemerkte er, was er vorher nicht bemerkt hatte: daß er in einem besonderen Raum behandelt und immer so schnell wie möglich abgeschoben wurde.

Eines Tages ging er auf dem Rückweg vom Krankenhaus in ein Café und bestellte eine Tasse Kaffee. Der Ober, der seine Bestellung entgegennahm, kam nicht wieder. Zehn Minuten vergingen, fünfzehn Minuten. Empfindlich und nervös, wie er war, glaubte Sadagopan, jeder sähe ihn spöttisch an. Er wäre am liebsten fortgelaufen, nahm sich aber zusammen und fragte einen anderen Ober, warum er nicht bedient werde.

»Du bekommst keinen Kaffee«, erwiderte dieser.

Vernichtet stolperte Sadagopan aus dem Café.

Von da an verließ er sechs Jahre lang nur selten das Haus. Seine Mutter starb in Nordindien. Er konnte sich kaum noch daran erinnern, wie sie aussah. Hätte er nicht seine ältere Schwester gehabt, die ebenfalls aussätzig war, eine Frau mit starker Willens- und Geisteskraft, dann hätte er das Leben unerträglich gefunden. Als sie — nicht an Aussatz, sondern an Tuberkulose — starb, war das ein neuer harter Schlag für ihn. Aber jetzt begann er schon abzustumpfen und gefühllos zu werden, wie seine Hände und Füße gefühllos geworden waren.

Sechs Jahre später, als seine Krankheit längst nicht mehr ansteckend war, — wenn sie das überhaupt jemals gewesen war —, zeigte sich ein Hoffnungsstrahl. Ein christlicher Arzt sorgte dafür, daß er eine Oberschule besuchen durfte. Mit äußerster Anstrengung schaffte er das Examen und hoffte nun sein Brot verdienen zu können. Aber er hätte es wissen sollen: Niemand wollte ihn anstellen.

Monate der Einsamkeit und des Ausgestoßenseins folgten. Da fiel wieder ein Sonnenstrahl in die Dunkelheit. Er lernte in Madras den Sekretär des indischen Aussätzigen-Hilfswerks, Sri T. N. Jagadisan, kennen. Sein neuer Freund, der selbst an Aussatz litt, war erschüttert über den Zustand von Sadagopans Händen und Füßen. Die Finger zeigten jetzt nicht nur völlige Krallenstellung, sondern waren zum großen Teil verstümmelt. Die Füße eiterten seit Jahren fast ständig.

»In Vellore gibt es einen neuen Arzt, Dr. Paul Brand«, erzählte ihm Jagadisan. »Er ist ein englischer Chirurg, der Hände wie deine operiert und wieder tauglich gemacht hat. Du könntest ihn einmal aufsuchen.« Im Februar 1951 machte sich Sadagopan mit einem Brief von Sri Jagadisan an Dr. Brand auf den Weg nach Vellore.

Die Reise war nicht angenehm. Während der Busfahrt war er den üblichen Angst und Abscheu verratenden Blicken ausgesetzt. Aber er mußte froh sein, daß er überhaupt fahren durfte. Häufig wurden Leprakranke aus den öffentlichen Verkehrsmitteln hinausgewiesen.

Als er in Vellore ankam und im Krankenhaus des Christian Medical College nach Dr. Brand fragte, wurde er nach dem vier Meilen entfernten College weitergeschickt. Er wollte wieder einen Bus benutzen, aber diesmal nahm ihn der Fahrer nicht mit.

Es war ein heißer Tag. Sadagopan war müde. Seine Kleider waren zerdrückt und staubig. Als er im College ankam, waren die Verbände um seine Füße vom Eiter so durchnäßt, daß er bei jedem Schritt feuchte Spuren hinterließ.

Vor dem Eingang des College-Büros sah er eine ausländische Frau mit freundlichem Gesicht.

»Verzeihung!« Er ging schüchtern einen Schritt auf sie zu. »Ich heiße Sadagopan und möchte zu Dr. Brand. Ich habe einen Brief für ihn von Sri Jagadisan.«

Die Frau trat nicht zurück, obwohl Sadagopan überzeugt war, daß sie seine kranken Hände und Füße bemerkt hatte. Sie sagte ihm, daß Dr. Brand verreist sei, in ein oder zwei

Tagen aber wiederkomme. Ob Sadagopan irgendwo in Vellore übernachten und morgen oder übermorgen noch einmal nachfragen wolle.

Er versuchte seine furchtbare Enttäuschung zu verbergen. Als er sich wortlos abwandte, um den Weg zurückzugehen, sagte sie zögernd, aber besorgt:

»Sie — Sie finden doch wohl eine Unterkunft, nicht wahr?«

Er drehte sich wieder um und sah, daß sie auf ihn zugekommen war. Ihre blauen Augen schauten ihn verständnisvoll an. Sadagopan hätte am liebsten geweint. Seit Jahren hatte ihn keine Frau so angesehen, ohne Angst oder Ekel — oder auch Mitleid, sondern so, als ob sie sich um ihn sorge wie um ein anderes menschliches Wesen. Und ehe er sich's versah, erzählte er ihr, wie es ihm mit dem Bus ergangen sei und wie unmöglich es für ihn sein werde, in der Stadt eine Unterkunft zu finden.

Er konnte kaum fassen, was nun folgte.

»Kommen Sie mit mir!« sagte sie. »Ich bin Dr. Brands Frau. Bleiben Sie bei uns, bis mein Mann zurückkommt.«

Sie machte ihm ein bequemes Lager auf der Veranda zurecht.

»Ich hoffe, Sie verstehen, daß ich Sie der Kinder wegen nicht ins Haus bitten darf«, sagte sie freimütig zu ihm.

»O ja!« erwiderte er bescheiden. »Es ist mehr, als ich erwarten kann.« Sie brachte ihm zu essen und setzte sich auch manchmal zu ihm und unterhielt sich mit ihm.

Nach drei Tagen kam Dr. Brand nach Hause. Es war spät in der Nacht, aber er ging sofort zu Sadagopan, begrüßte ihn freundlich und untersuchte seine Hände und Füße. Er sagte ihm, es bestehe die Möglichkeit, daß die Geschwüre wieder verheilten, weil, wie er glaube, nicht der Aussatz selbst sie verursacht habe, sondern unvorsichtiges Laufen. Und die Klauenhände, so schlimm sie seien, könnten durch Operationen wiederhergestellt werden. Sadagopan werde seine Finger wieder beugen und strecken, er werde wieder schreiben und wie ein normaler Mensch essen können. Schon morgen würden sie mit seiner Rehabilitation beginnen.

»Nun schlafen Sie gut!« sagte Dr. Brand und legte seinen

Arm freundschaftlich um die Schultern des jungen Mannes.

Zum ersten Male seit Jahren schlief Sadagopan gut; nicht nur, weil er in seiner Hoffnungslosigkeit Hoffnung gefunden, sondern weil er in seiner Verlassenheit Freunde gefunden hatte. Er war wieder wie ein Mensch behandelt worden.

Etwa zwölf Jahre später lernte ich Sadagopan im Büro eines Sanatoriums in Südindien kennen. Als Stenotypist und Sekretär verdiente er dort den Lebensunterhalt für sich, seine Frau und seinen gesunden Jungen.

Ich fragte ihn, ob er mir helfen wolle, Material für mein geplantes Buch zu sammeln. Seine Augen leuchteten auf. Ja, das wollte er!

Und dies ist nun die Geschichte des Mannes, der Sadagopan und vielen seiner zwölf Millionen Leidensgenossen in aller Welt einen neuen Lebensinhalt gab.

1

Wenn Paul Brand zurückschaut, staunt er, daß das oft unbedacht gewobene Muster seines Lebens einen so wohlüberlegten Plan verrät. Ganz deutlich lassen einige der Fäden eine sorgfältige Meisterhand erkennen, und die Kettenfäden liefen schon lange vor seiner Geburt zwischen England und Indien hin und her.

Sein Urgroßvater, Josef Brand, hatte die ersten Fäden gespannt. Es gab die widersprechendsten Geschichten über ihn. Bei der, die Pauls Phantasie am meisten erregte, heuerte er im Alter von achtzehn Jahren als Fähnrich zur See an. Auf dem Wege nach Indien ließ er sich etwas zu Schulden kommen und wurde eingesperrt. Als das Schiff in Bombay vor Anker ging, gelang es ihm, zu entfliehen und zur Küste zu schwimmen. Dort fand er Stellung bei einem reichen Kaufmann, arbeitete sich in dem Geschäft empor und heiratete die Tochter seines Chefs. Nach einigen Jahren reiste er mit seiner Familie und einem Beutel Juwelen nach England zurück. Sein Geld hatte er auf einer Bank in Bombay stehenlassen. Das Schiff ging in einem Sturm unter, aber er, seine Familie und die Juwelen wurden gerettet.

Nach ihrer Ankunft in Southampton stiegen Josef, seine Frau und die Kinder mit dem Beutel Juwelen in eine Droschke. Dem Droschkenkutscher gelang es, die Juwelen zu stehlen. Die Bank von Bombay hatte inzwischen Bankrott gemacht, und die Familie kam ohne einen Pfennig an ihrem Bestimmungsort an.

Pauls Großvater, Henry Brand, wollte als Junge von noch nicht zehn Jahren die Schule verlassen und das Familienvermögen wieder einbringen helfen. Aber sein Vater, Josef Brand, erlaubte es ihm nicht. Da lief Henry von Hause fort. Er hatte gehört, daß Verwandte von ihm in Surrey lebten. Teils zu Fuß, teils per Anhalter mit dem Wagen eines Farmers kam er zu seinen Verwandten, die ein Bau- und Möbelgeschäft besaßen. Seine erste Aufgabe bestand darin, Späne zu fegen. Dabei bewies er Energie und Ausdauer und wurde als Tischlerlehrling eingestellt. Wie sein Vater arbeitete er sich in seinem Beruf empor und heiratete die Tochter seines Chefs, Lydia Mann.

Da ihm das Bauhandwerk mehr lag als das Tischlerhandwerk, mit dem sich sein Schwiegervater vorwiegend beschäftigte, gründete er in Guildford ein eigenes Unternehmen und wurde im wahrsten Sinne des Wortes ein konstruktiver Bürger der Stadt. Viele Gebäude zeugten von seiner Geschicklichkeit als Baumeister. Er war etwa zwölf Jahre in der Stadtverordnetenversammlung tätig, wurde Ratsherr und Bürgermeister und zog sich nur deshalb vom öffentlichen Dienst zurück, weil ihm sein Arzt sagte, er müsse entweder die Arbeit im Stadtrat oder sein Geschäft aufgeben. Er hätte wahrscheinlich das letztere getan, wenn nicht fünf seiner sieben Kinder Mädchen gewesen wären, von denen nur zwei heirateten, oder wenn einer seiner beiden Söhne ihm den Wunsch erfüllt hätte, in das Geschäft einzutreten. Aber Sidney, der jüngere, wollte lieber Elektroingenieur werden. Und gerade, als Henry das Geschäft Jesse, seinem Ältesten, übertragen wollte, der geborener Baumeister und im Baufach ausgebildet war, hörte Jesse den Klang ferner Trommeln und begann, an die Millionen von

Menschen in der Welt zu denken, die noch nichts von der Frohen Botschaft gehört hatten.

Diesmal war es nicht Abenteuerlust, die einen Brand nach dem Orient lockte, sondern das Verlangen, Menschenseelen zu retten. Jesse bereitete sich auf den von ihm erwählten Beruf vor, indem er ein Jahr Tropenmedizin in der Livingstone-Medical-School, einem kleinen Spezial-Institut zur Ausbildung junger Missionare, studierte.

Dann fuhr die Familie Brand an einem nebligen Freitag im November 1907 von Guildford nach London, um Jesse nach Indien abreisen zu sehen, wo er unter dem Schutz der Strict Baptist Mission arbeiten wollte.

Unterstützt von seiner dritten Tochter, Daisy, die bald eine tüchtige Sekretärin wurde, führte Henry nun das Geschäft weiter. Wenn es ihm auch leid tat, daß er auf seinen Sohn verzichten mußte, so zeigte er es doch nicht. Er war es ja selbst gewesen, der den Gedanken an die Millionen, die Christus brauchten, in Jesse geweckt und dafür gesorgt hatte, daß er den Ruf der fernen Trommeln hörte. Denn Henry Brand war ein frommer Mann, der, obwohl er in der Woche schwer arbeiten mußte, Sonntag für Sonntag überall in Surrey in winzigen Baptistenkapellen predigte.

Eine große Freude war ihm der Brief, den er zwölf Jahre später von seinem Sohn erhielt und sorgfältig aufbewahrte. »Mein liebster Vater!« schrieb Jesse von einer einsamen Missionsstation auf dem Gipfel eines indischen Berges. »Ich möchte Dir noch einmal sagen, wie sehr ich Dir dafür danke, daß Du mich für die Missionsarbeit in Indien freigegeben hast. Wenn ich im Geschäft geblieben wäre, wäre Dein Leben in den letzten zehn Jahren leichter gewesen. Ich fing gerade an, Dir die Kuliarbeit abzunehmen, wie wir es hier nennen, als für mich der Ruf nach Indien kam und Du wieder die ganze Last auf Dich nehmen mußtest. Du tatst es ohne Klage und hast sie auch die schwersten Kriegsjahre hindurch getragen, so daß nicht ich ein Opfer brachte, indem ich hierherging, sondern Du und Mutter.«

Jesse Brand kam kurz vor Weihnachten 1907 in Madras an. Ausgerüstet mit Energie, Glaubenseifer, einem einjährigen

Kursus in Tropenmedizin, zweiundzwanzig Jahren strenger Erziehung und einem hübschen schwarzen Schnurrbart, stürzte sich der junge Missionar in die Aufgabe seines ersten Jahres, die Tamilsprache zu lernen. Am nächsten Weihnachtsfest war er in Sendamangalam, einer Missionsstation 150 Meilen südwestlich von Madras.

Jesse besaß einen kühnen Pioniergeist. Selbst die Fülle der Aufgaben auf diesem Vorposten befriedigte ihn nicht. Immer wieder blickte er hinauf zu den benachbarten Bergen, die steil aus der Ebene emporragten. Kolli Malai, Berge des Todes, wurden sie genannt. Die Bewohner der Ebene scheuten sie wie die Pest, weil man, wie es hieß, nach einer einzigen Nacht, die man dort verbrachte, tödliches Malariafieber bekam. Aber was war mit den zwanzigtausend Menschen, die oberhalb jener dichten Wälder und steilen, von Wolken umgebenen Abhänge leben sollten? Monate vergingen, und sie blieben in Geheimnisse gehüllt. Bis eines Tages ein kranker Mann an der Tür des Missionshauses erschien.

»Wo kommst du her?« fragte Jesse, dem die Kleidung und das Aussehen des Mannes ungewöhnlich vorkamen.

»Aus den Bergen.«

Die Augen des jungen Missionars leuchteten auf.
»Ist niemand dort oben, der dir helfen kann?«

»Niemand.«

Nun hatte Jesse keine Ruhe mehr.

»Wir müssen hinauf«, drängte er Morling, den älteren Missionar der Station.

Sie brachen eines Morgens um drei Uhr auf, fuhren zuerst mit einem Ochsenwagen bis zum Fluß der Berge, luden dann ihr Gepäck auf die Köpfe der Kulis und kletterten einen steilen Pfad hinauf, durch dichten Wald und an steinigen Abhängen entlang. Nachdem sie fünf Meilen zurückgelegt hatten, gelangten sie auf eine grüne, wellige Hochebene mit bewaldeten Hügeln, gewundenen Tälern und hier und da einem Dorf aus braunen Hütten mit spitzen Strohdächern. Wo sie hinkamen, flohen die Leute vor ihnen, bis in einem Dorf Jesses Patient mit strahlendem Gesicht auf ihn zukam und rief: »Es ist der Doktor!« Da versammelten sich alle und hießen die Fremden als Freunde willkommen.

Vierzehn Tage lang blieben die Missionare bei dem Bergvolk, wohnten in Strohhütten und Kuhställen und versuchten die tamilsprechenden Dorfbewohner zu überzeugen, daß es einen Gott gebe, der sie mehr liebte als ihre »swamis«, Götter, die in rohen Tempeln und Steinhaufen wohnten. Viele der Eingeborenen schienen die Botschaft gern zu hören. Nach diesem Besuch befriedigte es Jesse nicht mehr, in der Ebene zu arbeiten. Bei seinem Urlaub in England im Jahre 1911 versuchte er das Interesse an einer Mission in den Bergen zu wecken. Als er zurückkehrte und ein Missionar aus Madras auf Urlaub ging, tat es ihm leid um die Zeit, die er dort verbringen mußte, um ihn zu vertreten. Aber er wurde entschädigt. In Madras fand er eine begeisterte Zuhörerin für seine Pläne.

Sie war ihm nicht völlig fremd. Er hatte Miß Evelyn Constance Harris in England im Hause ihres Vaters kennengelernt, eines strengen Baptisten, der es sich zur Aufgabe gemacht hatte, jeden werdenden oder auf Urlaub befindlichen Missionar, der seine Gemeinde in St. John's Wood besuchte, zum Essen mit nach Hause zu nehmen. Jetzt war die junge Missionarin mit einjähriger medizinischer Ausbildung hier in Madras. Sie hatte wahrscheinlich einen sehr starken eigenen Willen; denn Jesse konnte es sich nicht vorstellen, daß der besorgte Mr. Harris einer seiner neun behüteten Töchter freiwillig erlauben würde, sich allein mit den Schwierigkeiten in Indien herumzuschlagen. Jesse und Evelyn hatten mehr miteinander gemeinsam als ein oberflächliches medizinisches Wissen und den Wunsch, Menschen zu heilen und Indiens Millionen evangelisieren zu helfen. Jesse sah es an dem Aufleuchten ihrer Augen, als er von den »Bergen des Todes« mit ihren einsamen Pfaden und Dörfern erzählte.

Die Räder der Verwaltung begannen sich zu drehen, und Jesse wurde schließlich auf ein ganz einsames Missionsfeld geschickt. In der Ebene baute er die Einzelteile für sein Haus und ließ sie von Kulis auf dem Kopf hinauftragen. Oben mußte er die Einzelteile vorwiegend allein zusammensetzen, da die meisten Kulis solche Angst vor dem Bergfieber hatten, daß sie vor Einbruch der Nacht wieder in die Ebene zurückliefen.

Im August 1913 heirateten Jesse Brand und Evelyn Harris in Sendamangalan. Es war ein richtiges »tamasha«, ein großes Volksfest. Denn Jesse hatte sich bei vielen durch seinen unermüdlichen, furchtlosen Dienst, besonders während der jüngsten Pocken- und Choleraepidemien, sehr beliebt gemacht. Das junge Paar war so mit Girlanden beladen, daß es sie mehr als einmal abnehmen und dann von neuem umhängen mußte. Nach einem späten Hochzeitsfrühstück brachen die Braut und der Bräutigam in ihren Hochzeitskleidern zu ihrem neuen Heim in den Bergen auf. Die ersten fünf Meilen bis zum Fuß des Gebirges fuhren sie in einer Jutka, einem kleinen, von einem weidengeflochtenen Baldachin überdachten und von einem Pony gezogenen Wagen.

»Ich habe zwei Dhoolies gemietet«, sagte Jesse stolz zu seiner jungen Frau. »So werden wir eine richtige Hochzeitsprozession haben.«

Die Dhoolies, Sänften aus Segeltuch und Bambusstäben, waren da; aber keine Kulis, um sie zu tragen. Es stellte sich heraus, daß die gemieteten Männer alle fortgelaufen waren, um ein Wildschwein zu jagen. Jesse ließ seine junge Frau beim Gepäck zurück und rannte davon, sein indischer Kollege in entgegengesetzte Richtung, um Kulis zu suchen. Sie konnten nur vier finden.

Es war fast vier Uhr nachmittags, als sie fertig waren zum Aufbruch. Monsunwolken sammelten sich am Himmel. Es donnerte. Jesse sah seine junge Frau besorgt an. Er hatte alles so gut vorbereitet, hatte alles richtig machen wollen.

»Wir könnten umkehren und morgen in die Berge aufbrechen.«

Aber Evelyn wollte das nicht. Sie setzte sich in ihrem langen, weißen Hochzeitskleid auf den Dhoolie und stemmte die Füße fest gegen den vorderen Bambus-Querbalken. Stöhnend hoben die Kulis das plumpe Gestell auf die Schultern und trotteten davon, um vor Einbruch der Dunkelheit auf dem schmalen Bergpfad so weit wie möglich voranzukommen und bald in kühlere Gegenden zu gelangen. Ihre braunen, nur von einem Lendentuch bedeckten Körper glänzten bald von Schweiß. Auch die junge Frau, die mit den Händen die seitlichen Stangen umklammerte, um die ungewohnten rollenden Bewegungen etwas abzufangen, merkte bald, wie ihr ordentlich gescheiteltes Haar unter dem Band, das es zusammenhielt, strähnig und feucht wurde. Es war ihr eine Erleichterung, als sie die ersten Regentropfen auf ihren heißen Armen und Wangen spürte.

»Wir steigen jetzt schnell nach oben«, tröstete Jesse. »Bald wird es angenehmer sein.«

Angenehmer? Sie umklammerte die Stangen fester, während die Kulis an einem steinigen Abhang hochzuklettern begannen und sie bei dem Versuch, auf dem engen Pfad hintereinanderzugehen, zwischen sich drehten und zerrten. Sie atmete auf, als sie oben ankamen, und — starrte entgeistert auf einen ebenso steilen Pfad, der auf der anderen Seite in die Tiefe führte.

»Ist es nicht wunderbar, Liebling?« rief Jesse überschwenglich und atmete tief die reine Bergluft.

»Wunderbar!« erwiderte sie schwach.

Um sich etwas zu erholen, überließ sie sich ganz der Gewandtheit der Kulis, beugte sich instinktiv nach vorn, zurück oder nach den Seiten, um das Gleichgewicht zu halten, und achtete auch gar nicht mehr darauf, daß die Dornen ihr Kleid zerrissen.

Dann öffneten sich die Schleusen des Himmels zu einem sintflutartigen Regenguß. Der Dhoolie wurde zu einer Wanne, das zerrissene Hochzeitskleid zu einem durchnäßten Geschlinge.

»Geht es dir gut?« fragte Jesse besorgt.

»Sehr gut!« erwiderte sie. »Ich brauchte so nötig ein Bad.«

Als der Regen nicht aufhören wollte, stieg sie aus dem Dhoolie und ging neben Jesse her. Seine Hand führte sie sicher über die Unebenheiten des engen Pfades. Manchmal drohte sich das lange üppige Gras um ihre Füße zu wickeln. Dornen zerrissen ihren Rock. Die niedrigen Zweige überhängender Bäume klatschten gegen ihre Wangen, daß sie die Augen schließen mußte. Aber sie drängte vorwärts, da es schon dunkel wurde. Schließlich wurde der Weg eben. Es roch nach frischem grünen Gras und umgeackerter Erde und — waren das Obstblüten? Als sie auftrat, sank ihr Fuß tief in Schlamm und Wasser.

»Fast zu Hause!« sagte Jesse. »Hier sind die Reisfelder.«

Die Karawane blieb stehen, und er rief einen Namen. Gleich darauf kam ein kleines Licht längst eines Bergabhangs angeschwankt, und nach langer Zeit erschien ein Mann mit einer Fackel. Von ihrem Mann fest am Arm geführt, folgte Evelyn dem schwachen Lichtschein, bei jedem Schritt im Schlamm einsinkend. Ihr Kleid war zu Fetzen zerrissen. Zitternd, naß bis auf die Haut, ging sie auf einen dunklen Türeingang zu.

»Das Leben hier wird nicht leicht sein«, dachte sie. »Es ist gut, daß das alles passiert ist. Ich bin nun schon vorbereitet.«

Sie war ja nicht hierhergekommen, um es leicht zu haben. Sie war aus Liebe zu Gott zu diesem Bergvolk gekommen; und aus Liebe zu dem Mann, dessen starke Arme sie jetzt hochhoben und über die Schwelle trugen.

Im Juli 1914 wurde ihr erstes Kind geboren. Sie nannten es Paul Wilson Brand.

2

Eine der frühesten Erinnerungen des Knaben war, daß er eines Nachts mit seiner zwei Jahre jüngeren Schwester Connie ganz allein im Hause bleiben mußte. Er war damals vier oder fünf Jahre alt. Sein Vater befand sich auf einer seiner häufigen Camping-Reisen nach einer abgelegenen Missionsstation, und seine Mutter war zu einer Schwerkranken gerufen worden.

»Du wirst nicht wirklich allein sein«, sagte sie zu dem kleinen Paul, während sie schnell einige Medikamente in ihre derbe, gestrickte Umhängetasche packte. »Gott wird auf dich achtgeben. Aber er braucht dich, damit du auf deine kleine Schwester aufpaßt. Ich gehe nicht gern von euch fort, aber es muß sein. Du verstehst mich, Liebling?«

Das Kind nickte. Es stand am Schlafzimmerfenster und sah, wie die beiden Lichter auf dem gewundenen Pfad immer weiter wegtanzten, das ruhige Flämmchen in der Laterne der Mutter, das ihr langes weißes Kleid beleuchtete, und der flackernde Feuerschein von dem brennenden Holzscheit des Dorfbewohners, mit dem sie bald darauf in der Nacht verschwand.

Zitternd schlich der Junge durch das erleuchtete Zimmer zurück in sein Bett und stopfte das Moskitonetz fest unter die Matratze, Auge und Ohr gespannt, daß nicht eine der Fliegen hereinkam, deren Stich, wie er wußte, tödlich sein konnte. Schon oft war er fieberglühend oder zähneklappernd in dasselbe Bett gekrochen und hatte angstvoll darauf gewartet, daß das Chinin wirkte und der Malariaanfall vorüberging. Denn trotz der Wachsamkeit der Eltern und obwohl die Kinder bei Sonnenuntergang unter das Moskitonetz gesteckt wurden, ehe die gefährlichsten dieser Insekten herumschwirrten, trotz alldem hatte sie der Fluch der »Berge des Todes« schon heimgesucht. Die Nacht füllte sich mit Geräuschen. Ratten huschten oben über den Dachboden. Paul meinte, das Tappen von Füßen zu hören. Dann kam der Regen; denn es war Monsunzeit. Er prasselte auf das Blechdach und auf die Steinveranda und verschlang alle anderen Geräusche. Der Junge lag und horchte. Er wunderte sich, wie Connie so ruhig schlafen konnte, und fragte sich, ob die Nacht je zu Ende gehen würde . . . Und wachte auf und sah, daß die Sonne schien. Er hörte Mutter im Nebenzimmer singen, und seine kleine Welt war wieder heiter und schön.

Um sein Glück vollständig zu machen, kam Vater von seiner Camping-Reise zurück. Als die Kinder das Klappern von Pferdehufen und das eintönige Singen der Kulis, die das Gepäck trugen, hörten, rannten sie wie immer den Pfad hinunter, ihm entgegen. Und lange bevor sie ihn erreichten, stieg er schon herunter von seinem Pferd und breitete die Arme aus.

»Hallo, meine Lieblinge! Was ist denn das? Ihr könnt doch wohl in diesen fünf Tagen, die ich fort war, nicht so gewachsen sein! Ihr seid ja bald so groß wie ich.«

Niemals! dachte Paul, warf sich in die Arme seines Vaters und atmete tief den vertrauten Geruch von Holzrauch und

Dschungelgras, bis ihm die Kehle schmerzte. Niemals in seinem ganzen Leben konnte er so groß, so stark und so klug wie sein Vater werden!

»Was meint ihr, was ich gesehen habe, als ich heute den Berg hinaufritt? Einen ganz langen Zug Futter suchender Ameisen, die zu zweien und dreien und manchmal auch einzeln hintereinander dahinmarschierten. Und das Seltsamste daran war, daß eine sehr große, buntschillernde Fliege feierlich direkt am Rande des Ameisenzuges saß, wie ein General, der seine Soldaten besichtigt. Da dachte ich: Ich will doch einmal sehen, warum die dicke Fliege dort wartet.«

»Und hast du es gesehen?« fragte Paul.

»Und ob!«

So war es immer, wenn Vater nach Hause kam. Sie hüpften, jedes eine seiner großen Hände haltend, neben ihm her und hörten seinen abenteuerlichen Geschichten zu, die gewöhnlich von einem Insekt, einem Vogel oder sonst einem Tier handelten.

»Ja, ich paßte also auf, bis ein paar tausend Ameisen vorübergezogen waren. Plötzlich drehte sich die Fliege um und stürzte sich auf eine einzelne Ameise, die etwas abseits von der Marschkolonne lief. Diese Ameise schleppte eine feine Hammelkeule – ich meine natürlich ein Grashüpferbein – fürs Mittagessen nach Hause. Als sich die Fliege mit voller Wucht auf ihren Kopf warf, war sie furchtbar erschrocken, ließ das Grashüpferbein fallen und öffnete ihre kräftigen Kiefer, um die Fliege zu beißen. Aber die Fliege hatte schon die köstliche Beute gepackt und flog hämisch lachend an einen ruhigen Ort, etwa zwei Fuß weiter ...«

Inzwischen waren alle drei bei Mutter angelangt, und nun kam sie erst einmal an die Reihe, sowohl mit dem Umarmen als auch mit dem Erzählen. Nur daß sich die Fragen und Antworten jetzt um Patienten, Schulen, Bekehrungen und um die Säuberung von Dorfbrunnen drehten.

Dann liefen Paul und Connie fort und suchten andere Abenteuer. Die Welt schien für Kinder geschaffen zu sein. Die frische Bergluft war gut für junge Lungen. Die Berge mit ihren sanften Abhängen eigneten sich zum Rennen und Hinunterrollen, die hohen Brotfruchtbäume zum Klettern. Je länger Pauls Beine wurden, desto höher kletterte er, und Connie war immer dicht hinter ihm, obwohl sie ebenso rundlich wie er mager war. Mutter war von der Kletterei nicht begeistert. Die Brotfruchtbäume sonderten einen klebrigen Saft ab, der Arme, Beine und Kleider beschmutzte, und außerdem war ja das Klettern nicht ungefährlich.

»Unsinn!« meinte Vater. »Sei dankbar, daß sie herumtoben können wie junge Tiere. Besser ein gebrochenes Bein als ein paar Schwächlinge!«

Sie hatten eine heilsame Angst vor Schlangen, die in einem Spalt zwischen dem Ofen und der Wand in einer Ecke des Badezimmers wohnten. Auch Frösche kamen gern ins Badezimmer. Und einmal schluckte eine Schlange einen Frosch und war dann so dick, daß sie nicht mehr in ihre Höhle flüchten konnte. Ein paar Männer stürzten herein und wollten sie töten. Aber das Problem löste sich von selbst, als der Frosch wieder aus dem Maul der Schlange heraussprang.

Es wohnten auch große Skorpione in den Felsen hinter den Bäumen. Und nachdem Paul einmal von einem kleinen Tier gestochen worden war, suchte er dort immer erst mit den Augen den Erdboden ab, ehe er sich mit seinen nackten Füßen hinwagte.

Abergläubische Furcht war Paul fremd. Seine indischen Spielkameraden aber fürchteten sich vor allem: vor seltsam geformten Felsblöcken, vor abgestorbenen Bäumen, vor der Dunkelheit, vor Höhlen und vor den winzigen Schreinen, die nur aus ein paar in die Erde gesteckten Eisenstangen oder aus einem Haufen Steine bestanden, die mit roter Farbe und Öl bestrichen waren.

»Alberne Dinger!« spottete Paul. Und als er einmal im Wald solch einen Schrein fand, zog er ein paar Stangen heraus und begann damit zu spielen.

»Nein, trag sie zurück!« sagte der Vater ernst. »Unseren Freunden hier im Dorfe sind sie heilig. Man darf niemals die Religion eines andern verächtlich behandeln.«

Aber eine Angst grub sich tief in das Gedächtnis des Knaben ein. Eines Tages kamen drei Männer den Berg herauf. Das war an sich nichts Ungewöhnliches. Es kamen immer einmal Fremde aus den Dörfern im Gebirge und sogar aus dem Tal, um Vater um ärztliche Hilfe zu bitten. Aber diese Fremden waren anders. Das lag nicht an ihren Kleidern. Sie trugen den gewöhnlichen Lendenschurz und Turban und einen Streifen schmutzigen Stoff um ihre Schultern. Vielleicht war es ihre Haut? Nicht tiefschwarz oder braun wie die meisten Leute, sondern seltsam weiß gesprenkelt. Auch ihre Hände und Füße waren anders. Sie hatten Stümpfe statt Finger und Zehen. Einer hatte überhaupt keine Zehen, und seine Füße waren wund.

Mutter sah sie und wurde blaß. Sie schien erschrocken zu sein.

»Lauf und hol den Vater!« sagte sie hastig zu Paul. »Nimm Connie mit und bleib mit ihr im Haus!«

Paul gehorchte — aber nur halb. Er rief den Vater, der schnell nach draußen kam. Doch während Connie gehorsam ins Haus ging, kroch er auf Händen und Füßen durch Büsche und zwischen Steinen hindurch, bis er eine Stelle fand, von der aus er seine Eltern und die Männer gut sehen und hören konnte. Vaters Gesicht sah ganz verändert aus. Er schien nicht zu wissen, was er tun sollte. Die drei Männer warfen sich auf die Erde. Das war nichts Ungewöhnliches bei den Indern. Aber Vater liebte es nicht. Wenn sich jemand vor ihm niederwarf, sagte er, er sei kein Gott, den man anbeten müsse, bückte sich und hob ihn sofort auf. Aber diesmal tat er das nicht. Er blieb stehen, wo er stand.

»Es tut mir leid, ich kann nicht viel für euch tun«, sagte er. »Aber wartet hier. Wir werden tun, was wir können.«

Die Männer hockten sich nebeneinander auf den Erdboden. Vater lief schnell in sein Sprechzimmer und kam mit Verbandpäckchen und einer Salbendose zurück und mit noch etwas. Paul staunte. Vater zog sich Gummihandschuhe an.

Mutter kam mit einem Becken Wasser und einem Tuch, und Vater wusch sorgfältig die Füße der Fremden, strich etwas Salbe auf die Wunden und verband sie. Paul wunderte sich, warum Vater nicht mit den Patienten scherzte, wie er es sonst immer tat.

Mutter war ins Haus gegangen und kam mit einem Korb Lebensmittel wieder, den sie auf die Erde in die Nähe der Fremden setzte.

»Den Korb könnt ihr behalten und mitnehmen«, sagte sie in gebrochenem Tamil.

Pauls Staunen wuchs. Warum luden sie die Gäste nicht ins Haus ein? Und warum verschenkte Mutter den noch ganz neuen Korb, wo sie selbst nur so wenig hatten?

Nachdem die Männer gegessen hatten und den Berg wieder hinuntergestiegen waren, kam der Junge aus seinem Versteck hervor und wollte den Korb, den sie stehengelassen hatten, aufheben.

»Nein!« Da war etwas in Mutters Stimme, das keinen Widerstand duldete. »Rühr ihn nicht an! Und geh nicht näher an den Platz, wo sie gesessen haben!«

Paul sah, wie Vater den Korb und die Handschuhe verbrannte, dann seine Hände mit heißem Wasser und einer scharfen Seife wusch und sich umzog.

»Aber – warum?« fragte er.

»Weil diese Männer Aussätzige waren«, erklärte der Vater. Bei diesem Wort lief es dem Jungen eiskalt über den Rükken. Noch am Abend, als er im Bett lag, verfolgte ihn das Wort und ließ ihn erschauern. Aussätzige! In biblischen Geschichten hatte er von ihnen gehört. Sie waren etwas Böses. Sie lebten in Höhlen und Gräbern, und niemand wagte sich in ihre Nähe, niemand außer Jesus, der sie geheilt hatte.

Von dem Tage an mieden die Kinder den kleinen Platz, wie ihre dunkelhäutigen Spielkameraden die ölbeschmierten Steine mieden, wo ihre »swamis« wohnen sollten.

Auch das kleine Haus, in dem Paul und Connie mit ihren Eltern wohnten, schien für Kinder bestimmt zu sein. Seine drei gemütlichen Zimmer lagen nebeneinander wie die Wagen eines Zuges. Wenn man in dem großen Doppelbett in dem einen Zimmer lag, konnte man durch das Wohnzimmer hindurch in Vaters Studierzimmer schauen. Auch in ihren beiden kleinen Betten, zwischen denen eine riesengroße Kommode stand, fühlten sie sich nicht einsam; und es machte ihnen nichts, bei Sonnenuntergang unter ihre Moskitonetze zu kriechen. Denn wenn Mutter nicht sang oder ihnen biblische Geschichten erzählte, dann wurden die Gaze-Baldachine in ihrer Phantasie zu Jutkas oder Segelschiffen, zu arabischen Zelten oder Elefanten-Sänften.

Das Haus stand sechzig Zentimeter vom Erdboden entfernt auf Steinpfosten, denen die weißen Ameisen nichts anhaben konnten. Und wenn es ihnen gelang, ihre geheimen Gänge neben den Steinen hochzubauen, dann fanden sie oben darauf umgekehrte Metallgefäße wie Bratpfannen — es waren in der Tat Bratpfannen! — die sichere Abschreckungsmittel waren. Aus demselben Grund gab es auch keine hölzernen Stufen an den Türen. Der Platz unter dem Haus eignete sich herrlich zum Spielen. Er war für Erwachsene ebenso unzugänglich wie das Haus für weiße Ameisen.

Vaters Energie und Erfindungsgabe schienen unerschöpflich zu sein. Er war Arzt, Lehrer, Prediger, Landwirt, Industrie-Förderer und Rechtsbeistand. Er lehrte die Einheimischen, wie sie bauen mußten, und beschäftigte viele, als auf dem Berggrundstück ein Gebäude nach dem anderen errichtet wurde. Er unterrichtete sie im Herstellen von Backsteinen und Ziegeln. Er pflanzte Orangenbäume und Zuckerrohr und half den Dorfbewohnern, ihre Erträge zu verkaufen. Er zog Geflügel und Schafe, führte bessere Methoden im Anbau der Hauptgetreidearten ein: Reis, Ragi, Hirse, Rizinusölpflanzen und »kaveri«, eine Getreideart, die aussah wie eine nach oben gestreckte menschliche Hand, deren Finger zusammengefaltet sind. Er gründete Außenposten in einem halben Dutzend über die Berge verstreuten Dörfern, die er der Reihe nach besuchte, richtete Schulen und Krankenstationen ein und verkündete überall die Frohe Botschaft. Er war sehr sprachgewandt und beherrschte das Tamil wie ein Eingeborener. Mit großem Interesse studierte er die Gesetze des Landes, um über die Rechte der Bergbewohner informiert zu sein, die ständig von den Landbesitzern und Geldverleihern in der Ebene drangsaliert wurden. Immer wieder setzte er sich für das einfache Volk ein und führte sogar einmal eine Delegation von vierhundert Bergbewohnern hinunter in die Ebene, wo er ihnen durch einen Appell an die britische Behörde zu ihrem Recht verhalf.

Am meisten beliebt aber war er als Arzt. Wohin er auch ging, nahm er eine Tasche mit Arzneimitteln und Instrumenten mit, die er ständig brauchte; besonders seine Zange zum Zähneziehen. Obwohl seine medizinischen Kenntnisse gering und seine Heilmittel einfach waren, kam er den Bergbewohnern wie ein Wundermann vor. Sein Zauber konnte den naga poochie, einen großen runden Wurm, bannen und den kirumi poochie, einen kleinen Fadenwurm, der furchtbare Schmerzen in den Eingeweiden verursachte. Seine Pillen linderten die Qualen der Malaria, des Hauptfluches der »Berge des Todes«.Er konnte einen meterlangen Guineawurm Stück für Stück aufwickeln, jeden Tag ein paar Zentimeter, damit kein Abzeß entstand. Und wenn sie taten, was er ihnen sagte, ihre Füße aus dem Wasser hielten und ihre Brunnen gründlich reinigten, dann konnten sie den Guineawurm völlig verscheuchen.

Eines Tages ging Paul mit seinem Vater spazieren, als sie einen Dorfbewohner mit einem dickgeschwollenen Bein trafen, das durch einen Guineawurm eitrig entzündet war. Er wollte hinunter ins Tal. Aber das nächste Krankenhaus war weit. Vater legte den Mann auf eine mit Gras bewachsene Stelle, stieß ein scharfes Messer in das Bein und heraus kam eine riesige Menge Eiter. Der Junge drehte sich voll Abscheu um.

»Scheußliche Geschwüre, Eiter!« dachte er. »Damit muß sich ein Arzt nun ständig abgeben. Schrecklich!«

Paul hielt sich stolz für Connies Beschützer, obwohl sie es oft war, die ihn vor Unglück bewahrte, während er sie manchmal ernstlich in Gefahr brachte. Eines Tages war es ihm gelungen, nach vielen vergeblichen Versuchen, einen alten, sehr hohen Kinderwagen, in dem er als Baby herumgefahren worden war, an Dobbin, Vaters Pferd, zu binden. Connie sollte die Ehre haben, als erste in der Kutsche zu fahren. Er half ihr in den Wagen hinein, und das Pferd setzte sich gehorsam in Gang. Als es dann das Anrücken des Wagens spürte, scheute es.

»Steig aus!« schrie der Junge.

Sie kam gerade noch rechtzeitig heraus. Dobbin machte einen Satz, warf den Wagen um und raste, halb wahnsinnig vor Schrecken, im Hof herum. Dann verschwanden Pferd und Wagen, und Paul gab sie schon für immer verloren. Aber das Pferd kam nach ein paar Stunden schaumbedeckt zurück. Der Kinderwagen wurde später weit entfernt gefunden, ein völliges Wrack.

Paul war fünf Jahre alt, als die in aller Welt verbreitete schwere Grippe-Epidemie auch über die Kollis hereinbrach. Seit sechs Jahren hatten Vater und Mutter nun unter den Bergstämmen gearbeitet, ohne daß sich ein einziger Mensch bekehrt hätte. Die Leute nahmen dankbar Vaters Medikamente, lernten, was er an Handfertigkeiten konnte, baten ihn, ihre Streitigkeiten zu schlichten, schickten ihre Kinder in seine Schulen, hörten sogar aufmerksam seinen Predigten zu; aber wenn es darauf ankam, ihre Kastengesetze und ihre »swamis« aufzugeben, um dem Gott der Liebe zu dienen, war keiner dazu bereit. Die Priester hatten dafür gesorgt, besonders der »pujari«, der Hauptpriester, der in einem mehr als eine Meile entfernten Dorf wohnte. Als Vater sein kleines Haus gebaut hatte, war der »pujari« zuerst sein Freund gewesen. Er hatte ihn monatelang in seiner Hütte wohnen lassen, für ihn gesorgt und Wasser für ihn geschleppt. Aber als er gemerkt hatte, was der Glaube an Jesus Christus bedeuten würde: daß sein Volk seine alten Götter verwerfen mußte und er dann sein Amt verlor, hatte er heimlich gegen ihn zu arbeiten begonnen.

Dann kam die Grippe. Hunderte von Menschen starben daran. Vater und Mutter waren Tag und Nacht unterwegs, um die meilenweit entfernt wohnenden Kranken in den Dörfern ringsum zu besuchen. Sie kochten literweise Reis-Wassersuppe und fütterten damit die Leidenden, die aus Mangel an Flüssigkeit völlig ausgezehrt waren. Der »pujari« half ihnen nicht. Er hatte eine solche Angst vor Ansteckung, daß er nicht einmal aus seiner Hütte kam, um bei den Begräbnissen dabei zu sein. Die Epidemie war fast vorüber, als es hieß: Der »pujari« und seine Frau sind krank.

Da Vater Fieber hatte, ging Mutter allein, um sie zu pflegen. Beide lagen im Sterben. Ihr Baby schrie vor Hunger.

»Du mußt mein Kind großziehen«, flüsterte der »pujari«. »Bitte gib es nicht meinem Volk!«

Mutter eilte nach Hause.

»Wir bekommen ein Baby«, rief sie atemlos vor Aufregung.

So krank Vater war, er stand sofort auf und ging in die Hütte des »pujari«. Strahlend kam er wieder.

»Ich glaube, ihr bekommt eine kleine Schwester«, sagte er zu Paul und Connie.

Auf Bitten des Sterbenden hatte er ein Schriftstück unterzeichnet, in dem er versprach, dessen Sohn zu betreuen und seine kleine Schwester zu adoptieren. Aber unter einer Bedingung: daß der »pujari« das Baby zu ihm schickte und der Sohn aus eigenem Entschluß kam. Vater wollte es nicht darauf ankommen lassen, daß man ihm später vorwarf, das Kind gegen den Willen der Familie zu sich genommen zu haben.

Mit diesem Schriftstück ging er noch einmal zu dem »pujari«. Paul und Connie standen mit Mutter am Gartenzaun und sahen ihm nach, hoffend und bangend. Denn selbst wenn der Priester es sich nicht anders überlegte — würde der Junge, nach all dem, was er über die Ausländer gehört hatte, bereit sein, seine kleine Schwester zu bringen? Dann sahen sie ihn durch die Schlucht zwischen den Bergen kommen, eine winzige, verlorene Gestalt mit einem kleinen Bündel im Arm. Als er näher kam, konnten sie sehen, wie ihm die Tränen über die Wangen liefen.

»Fürchte dich nicht!« sagte Mutter. »Wir werden gut für sie sorgen. Und du kannst jeden Tag kommen und zusehen, wie ich sie bade und füttere.«

Langsam legte er das Bündel in Mutters Arme.

Das Baby litt an einem ruhrartigen Durchfall und war kaum mehr als ein Skelett. Mutter wusch es, zog ihm Babywäsche von Connie an und legte es in einen kleinen Bambuskorb. Es dauerte einen Monat, bis sich herausstellte, daß es am Leben bleiben würde. Sie nannten es Ruth, und die Kinder liebten es, als wäre es ihre eigene Schwester. Später kam auch Ruths Bruder aus seinem Dorf und wurde einer der ersten Schüler in Vaters Internat. Sie nannten ihn Aaron.

Nach dem Tod des Hauptpriesters begann allmählich eine

christliche Gemeinschaft in den Kollis zu entstehen. Die Bergbewohner kamen in Scharen herbeigeströmt, um zu sehen, wie das Baby Ruth gebadet, gefüttert, angezogen und liebkost wurde. Sie sagten sich, es müsse doch ein ganz besonderer »swami« sein, der seinem Priester befahl, eine hilflose kleine Waise aufzuziehen, statt sie sterben zu lassen.

Paul wußte genau, wie sich seine Eltern für ihre Mission aufopferten. Seit er »Mami« und »Pappi« sagen konnte, hatte er an den Familienandachten teilgenommen. Manche Woche seines Lebens hatte er in Lagern zugebracht, den Predigten seines Vaters zugehört, Traktate und Bibelteile verteilt, Mutter geholfen, die großen biblischen Bilder aufzurollen, während sie die vertrauten Geschichten erzählte. Die Last ihrer Mission in diesem fremden Land lag schon frühzeitig schwer auf seinen jungen Schultern.

»Wir müssen in die ganze Welt hinausgehen«, sagte er einmal ernst zu Connie. »Mit der Eisenbahn, dem Auto, in Jutkas und Ochsenwagen, und vielleicht sogar im Flugzeug müssen wir in alle Welt hinaus und den Menschen von Jesus erzählen.«

»Aber gehen Pappi und Mami mit?« fragte Connie ängstlich.

Paul wußte es auch nicht genau. Eine der quälenden Sorgen seiner Kindheit war die, daß ein Glied der Familie vor dem anderen sterben könnte. Er hatte seinen Eltern einmal von dieser Angst erzählt.

»Könnten wir es nicht so einrichten, daß wir alle zusammen sterben? Daß wir einfach — bums! — tot hinfallen?«

Aber wie in der Nacht, als er mit Connie allein gelassen worden war, versuchte er sich vor Augen zu halten, daß keins von ihnen wirklich wichtig war; nur die Mission, die sie in diesen Bergen auszurichten hatten.

Unmöglich, daß ihr Leben in ihrer geliebten Welt hier ein Ende nehmen könnte!

Aber es nahm ein Ende! Paul war fast neun Jahre, als es geschah. Vater und Mutter waren zehn Jahre in den Kollis gewesen. Sie hatten nie Urlaub genommen, da sie nicht fortgehen wollten, ehe sie einige Früchte ihrer Arbeit aufweisen konnten. Jetzt, im Jahre 1923, gab es eine kleine Gruppe Christen in Valavandi. Ein indischer Lehrer wohnte, zusammen mit einem Hausverwalter und einem Arzt, im Missionshaus. Eine kleine Kapelle war gebaut, ein halbes Dutzend kleine Schulen und ein Mädchenheim waren errichtet worden. Die Dorfbewohner hatten weben und tischlern gelernt. Der Guineawurm war praktisch ausgerottet. Die Arbeit konnte für ein Jahr ohne sie weitergehen. Und die Kinder waren alt genug, um in England bleiben und die Schule besuchen zu können.

Pauls Aufgabe war es, zwei lange Matten für den Sonntagsgottesdienst in die Kapelle zu legen, eine für die Männer und eine für die Frauen. Er verrichtete diese Aufgabe jede Woche mit Eifer und Hingebung.

Als sie das letzte Mal aus der Kapelle nach Hause gingen, sagte er plötzlich besorgt:

»Aber – wer wird die Matten in die Kapelle legen?«

Vater drehte sich um und blickte lächelnd in das bekümmerte kleine Gesicht.

»Ja, mein Junge, dafür werde ich noch sorgen«, sagte er beruhigend.

3

Es war eine neue Welt: Züge, Autos, Schiffe, anderes Essen, andere Kleidung und vor allem – Schuhe! Nicht nur eine vorübergehende Behinderung wie bei einem Ausflug zur Missionsstation in Madras, sondern dauernd, unausweichlich! Aber all das Neue entschädigte etwas für den Verlust der Freiheit.

Als sie in Tilbury in England an Land gingen, waren sie sofort von ganzen Scharen von Verwandten umringt. Man stelle sich vor, daß alle diese Menschen ihre Eltern kannten, und so gut kannten, daß sie sie umarmten und küßten! Paul und Connie drängten sich eng aneinander, eine kleine Insel der Sicherheit in einer stürmischen See. Seit Wochen gingen ihnen Namen und Gesichter kunterbunt durcheinander. Die

Brands waren nicht so schwer auseinanderzuhalten, weil es nicht so viele waren. Aber die Harrisens! Paul und seine vier Tage jüngere Kusine Peggy waren 1914 zur goldenen Hochzeit der Großeltern Harris schon das 49. und 50. Enkelkind gewesen.

Zwei Tanten, die ältesten Mitglieder der Familie Harris, und die achtzigjährige Großmutter, wohnten in einem schmalen, vierstöckigen, grauen Backsteingebäude mit weißen Säulen und Gesimsen, das zwischen zwei ähnlich gebauten Häusern in der vornehmen Londoner Vorstadt St. John's Wood stand. Es hieß Nethania. Dieser Name stammte aus dem Alten Testament und bedeutete »Gabe Gottes«. In der Familie Harris hatte es immer ein Nethania gegeben.

Tante Eunice und Tante Hope waren ebenso schmal und aristokratisch wie das Haus, dieses zweite Nethania, in dem sie jetzt seit mehr als dreißig Jahren wohnten; Tante Eunice noch mehr als Tante Hope. Keine von ihnen hatte in ihrem ganzen Leben wissentlich einen unschicklichen Gedanken gedacht oder gar etwas Unschickliches getan, von zwei Untugenden abgesehen:

Tante Hope liebte es, zu pfeifen und die Treppe hinauf- und hinunterzurennen. Beides war ihr als Kind verboten worden. Jetzt, wo sie erwachsen war, hatte sie beschlossen, beides zu tun – und tat es auch. Was beiden Schwestern eigen war, war eine angeborene Güte. Tante Eunice leitete den Haushalt in der Cavendish Road Nr. 3. Denn es war so Sitte, daß die älteste unverheiratete Tochter zu Hause blieb und für die Eltern sorgte. Sie war die fünfte der neun Harris-Töchter. Sie war ein sehr hübsches junges Mädchen gewesen und hätte auch Gelegenheit zum Heiraten gehabt, aber ihr einziger Wunsch war, ihre Eltern bis zu ihrem Tod zu betreuen, die Finanzen der Familie peinlich in Ordnung zu halten, die polierten Mahagoni-Möbel zu pflegen und die Schränke mit zerbrechlichen Erbstücken – die kostbaren Muster von Martinware-Keramik, die ihr Vater gesammelt hatte – in dem Zustand zu erhalten, in dem sie sie übernommen hatte, und sich vor allem mit großer Hingabe für ihre Kirche und Sonntagsschulklasse einzusetzen.

In diese friedliche, gutbürgerliche Welt platzten zwei kleine Wilde herein, die wenig Hemmungen kannten, noch nie einen Brüsseler Teppich oder einen Wasserhahn gesehen hatten; deren Schulzimmer Bäume und deren Spielsachen alle Gegenstände unter der Sonne gewesen waren, die sie finden oder selbst machen konnten. Aber die Tanten nahmen ihre Schützlinge freundlichst auf; Tante Eunice etwas reserviert, Tante Hope mit offenen Armen. Bereitwillig stellten sie ihr Leben um der beiden jungen Eindringlinge willen völlig um. Der erste Tag war nicht glückverheißend. Eine von Pauls ersten Entdeckungen war ein kleiner Stuhl mit Laufrollen. Er setzte Connie hinein und fuhr sie wie ein Wilder im Zimmer umher, wobei er die polierten Möbel und die schlanken Holzständer mit unbezahlbaren Keramiken in Gefahr brachte. Es dauerte nicht lange, da rutschten sie das lange polierte Treppengeländer hinunter. Im dritten Stockwerk anfangend, kamen sie allmählich in mächtigen Schwung und hätten beinahe die Alabaster-Statue umgerissen, die am Fuß der Treppe auf einem Sockel stand. Vorsichtig nach draußen bugsiert, begnügten sie sich eine Zeitlang damit, auf den glatten Seitenrändern der zwölf Stufen, die zur Haustür führten, hinunterzurutschen und an dem hohen eisernen Gartentor emporzuklettern. Doch das waren zahme Leistungen für eingefleischte Baumkletterer. Vielleicht boten die Laternenpfähle längs der Straße Ersatz? In den Kniekehlen von den hohen Querbalken herabhängend, grinsten sie die bestürzten Passanten freundlich an.

Alles Neue mußte untersucht werden: der messingne Briefeinwurf, der Speisenlift, die Uhr mit dem Engel, der eine Trompete blies, die Keramik-Statue von drei Vögeln, deren Köpfe beweglich waren, der riesige blaue Krug, der ganz mit Drachen bemalt war.

Die Kinder waren nicht absichtlich ungezogen, nur ungeheuer lebhaft und wißbegierig. Sie gaben sich große Mühe, artig zu sein, konnten es aber nicht verstehen, daß man etwas dagegen hatte, wenn sie sich auf Zinn-Tabletts setzten und die Treppenläufer hinunterrutschten. Sie hielten es für albern, auf Dinge wie Teppiche und Möbel Rücksicht zu nehmen. Und als sie bei ihrem ersten Gottesdienstbesuch vor den Augen ihrer entsetzten Tanten mit den Schuhen in der Hand in der Kirche nach vorn gingen, folgten sie nur frommem indischem Brauch. Aber mit der Zeit paßten sie sich den neuen Lebensgewohnheiten an. Sie besuchten eine kleine Privatschule, die von der energischen Miß Chattaway geleitet wurde. Zum Mittagessen gingen sie zu Tante Rose, der zweiten Frau von Mutters jüngstem Bruder, Onkel Bertie, dessen Kinder Annette und Norman fast im gleichen Alter waren.

Natürlich wurde die Anpassung dadurch erleichtert, daß Mutter und Vater erst einmal ein paar Monate in England blieben, obwohl Vater sehr viel unterwegs war, um vor Kirchengruppen über seine Arbeit in den geliebten Kollis zu sprechen, und Mutter, die die jüngste von den vier Frauen im Hause war, oft etwas andere Erziehungsgrundsätze hatte als ihre Angehörigen.

Im dritten Stock des Hauses, gleichsam über dem ganzen Leben in Nethania thronend, wohnte Großmutter Harris. Jeden Abend nach dem Tee ging man hinauf und setzte sich zu ihr; eine nicht unangenehme Pflicht, denn Großmutter war gütig und freundlich und liebte Kinder. In ihrem Armsessel sitzend, gewöhnlich in einem blauen Samtkleid und von schneeweißen Ringellocken umrahmten Spitzenhäubchen, erzählte sie ihnen mit leuchtendem Gesicht biblische Geschichten oder berichtete von ihren hugenottischen Ahnen, von denen einer um seines Glaubens willen eines furchtbaren Todes gestorben war, nachdem man ihn gezwungen hatte, pulverisiertes Glas zu trinken.

Trotz ihrer körperlichen Schwäche sah Großmutter nicht wie eine Greisin aus. Ihre rosigen Wangen waren noch glatt, ihre Stimme klang kräftig und klar. Ihre Kinder schützten und verehrten sie. Selbst Onkel Bertie, der energischste von ihnen, kam mit seinen Problemen zu ihr. So sanft sie war, so bestimmt war sie in ihren Ansichten; denn wie alle Harrisens sah sie das Leben niemals in Schattierungen von Grau, sondern immer in Schwarz oder in Weiß.

Obwohl sich die Kinder immer der Gegenwart der Großmutter bewußt waren, fühlten sie sich dadurch nicht behindert oder gestört. Und glücklicherweise war ihr Spielzimmer, das

Frühstückszimmer im Erdgeschoß, weit genug entfernt, daß kein Lärm bis zu ihr drang. Hier hatten sie verhältnismäßig viel Freiheit, obwohl in den angrenzenden Räumen — Küche, Vorratskammer, Wäschekammer und Keller — die Köchin Cissy und die Hausmädchen Dora und Caroline die Aufsicht führten. Aber wenn sich die Kinder nicht gerade an den Vorhängen schaukelten, oder im Speiseaufzug spazierenfuhren, waren diese erstaunlich sanftmütig und verständnisvoll.

Ins Wohnzimmer durften die Kinder im allgemeinen nur sonntags. Und dann wurden sie dort noch streng beaufsichtigt. Eine der Tanten öffnete den Mahagoni-Schrank und nahm vorsichtig seine Schätze heraus: einen Opal aus Australien; Muscheln mit wunderbar irisierenden Farben; einen Neptun aus Porzellan; einen winzigen Gewürz-Satz und elfenbeingeschnitzte Eierbecher; kleine Kränze aus Käferflügeln und Golddraht; einen etwa fünf Zentimeter hohen achteckigen Tisch aus Pfirsichsteinen mit einem Stern in der Mitte. Und das Wunderbarste von allem: ein spiralförmig geschnittenes Wasserglas, dessen Spiralen sich öffneten, wenn man es anfaßte, das aber Wasser hielt, wenn man es niedersetzte.

Sonntags waren nur biblische Rate- und Quartettspiele und das Lesen christlicher Bücher erlaubt. Die Kinder durften auch mit Bausteinen spielen, wenn sie Gebäude wie den hebräischen Tempel oder das Tabernakel nachbauten. Trotz der langen Gottesdienste in der Kirche und des Mangels an körperlicher Betätigung war dieser Tag nicht unangenehm für die Kinder. Und außerdem gab es ja sonntags zum Tee nicht wie in der Woche Marmelade oder Kuchen, sondern Marmelade und Kuchen.

Als die Zeit ihrer Rückkehr nach Indien heranrückte, sagte Evelyn Brand zu ihrem Mann:

»Ich kann es nicht ertragen, sie beide hierzulassen, Jesse! Paul muß natürlich dableiben, obwohl es mir das Herz zerreißt. Aber Connie — sie ist noch solch ein Baby, erst sechseinhalb. Ich muß sie mitnehmen!« Jesse schüttelte den Kopf.

»Es wäre grausam, die beiden zu trennen.«

Als er aber ihre todtraurigen Augen sah, wurde er weich.

»Wie wär's, wenn wir Connie fragten, ob sie lieber mit uns zurückfahren will?«

Evelyn fragte sie.

Connie sah sie ernsthaft an.

»Darf Paul auch mitkommen, Mami?«

»Nein, Liebling. Paul muß hierbleiben und zur Schule gehen.«

Das Kind schüttelte den Kopf.

»Nicht ohne Paul, Mami! Nicht ohne meinen Paul!«

Evelyn und Jesse reisten frühmorgens ab, als die Kinder zur Schule aufbrachen. Alle knieten nieder und beteten ein letztes Mal zusammen. Dann umarmten und küßten Paul und Connie ihre Eltern zärtlich, ergriffen ihre Schulranzen, rannten die Treppe hinunter und drehten sich noch einmal um, um Lebewohl zu winken, ehe sie verschwanden.

»Als ich ihnen nachsah«, sagte Evelyn Brand später einmal, »dachte ich fast, ich würde es nicht überleben.«

Paul vermißte seine Eltern. Aber all das Neue in seinem Leben lenkte ihn von seinen traurigen Gedanken ab.

Nachdem er ein Jahr lang die Privatschule besucht hatte, wurde er in die unterste Klasse der University College School versetzt, die ganz in der Nähe in Hampstead lag. Doch das Lernen war ihm verhaßt, und er weigerte sich hartnäckig, sich in die Routine des Schullebens einzufügen.

»Liebe Miß Harris«, schrieb der Hauptlehrer im Juli 1925, kurz vor Pauls elftem Geburtstag, an Tante Eunice, »wir sind gar nicht sehr zufrieden mit dem kleinen Brand. Er ist bestimmt begabt und wird, wenn er erst einmal aufwacht, gut mitkommen. Zweifellos ist er noch nicht an unser englisches Klima gewöhnt. Aber er kommt oft zu spät, liest auf dem Schulweg und müßte einen Preis dafür bekommen, daß er seinen Schulkragen immer vergißt. Sie sollten ihm einmal ernstlich ins Gewissen reden, jetzt und direkt vor Beginn des neuen Schuljahres. Mit freundlichem Gruß
Ihr Lake.«

Die Tanten redeten ihm ins Gewissen und kauften sogar in dem Laden an der Ecke einen Stock, den sie deutlich sichtbar aufhängten. Tante Eunice gebrauchte ihn vielleicht zweimal. Sie bestrafte Unarten ruhig und sachlich und versuchte Paul mit derselben Geduld gutes Benehmen beizubringen, mit der sie ihn lehrte, sein Taschengeld von zwei, später vier Pence wöchentlich zu verwenden.

Tante Hope, der alles sehr naheging, wurde oft ungeduldig.

»Immer mußt du träumen, Kind! Du hörst gar nicht auf das, was wir dir sagen. Wach doch endlich mal auf, Junge!«

»Paul, du wirst bestimmt sitzenbleiben«, sagte auch Connie bekümmert.

Aber irgendwie wurde er doch versetzt und schämte sich, daß er sich so wenig Mühe gegeben und nichts Besonderes geleistet hatte. Alle anderen in der Familie waren künstlerisch begabt. Mutter malte. Connie konnte gut zeichnen und Gedichte schreiben. Großvater hatte viele Bilder gemalt, von denen zumindest eins in der Royal Academy ausgestellt gewesen war. Viele seiner Tanten dichteten. Nur er schien kein Talent zu haben.

Wie es in Connies Zeugnissen immer hieß:

»Gut«, »Ausgezeichnet«, »Sehr gut«, »Künstlerisch begabt«, »Sehr originell«, so blieben sich auch Pauls Zeugnisse immer gleich:

»Ostern 1926: Befriedigend, Ungenügend, Ungenügend,
Befriedigend, Befriedigend, Ungenügend.
Im nächsten Halbjahr hoffen wir auf bessere Leistungen.
Rektor Lake.«

»Michaelis 1926: Klasse 4 B: Ungenügend, Befriedigend, Ungenügend, Befriedigend, Schwach, Ziemlich enttäuschend.
Rektor Lake.«

Es war nicht etwa so, daß Paul Bücher nicht leiden konnte. Nur Schulbücher mochte er nicht. Gern und eifrig las er Abenteuergeschichten. Er liebte Dickens, lehnte aber Scott völlig ab. Englisch war nächst Naturwissenschaften sein Lieblingsfach. Von zwei ausgezeichneten Lehrern ermutigt, bekam er Freude an Aufsätzen und am freien Sprechen. Stoff dazu lieferten ihm seines Vaters wöchentliche Briefe. Und er glänzte gern mit kleinen Vorträgen über wilde Tiere, fremdartige Vögel und Insekten.

Aber er tat sich auch in weniger rühmlichen Dingen hervor. In Geographie hatte er einen Lehrer, der immer einen roten Kopf hatte und die Klasse nicht gut in Zucht hielt. Der Unterricht fand in einem großen, nach hinten abschüssigen Raum im dritten Stock statt. Da Paul auf der letzten Bank saß, gelang es ihm häufig, unbemerkt aus dem hinteren Fenster zu klettern. Vorsichtig ließ er sich dann auf das Dach des Fahrradschuppens und von da auf die Erde gleiten, ging durch den Haupteingang wieder ins Schulgebäude und in seine Klasse.

»Guten Morgen!« begrüßte er den Lehrer vergnügt zum zweitenmal und amüsierte sich köstlich über dessen verblüfftes Gesicht.

Klettern blieb eine seiner Hauptleidenschaften. Bei Wanderungen spazierte er unbekümmert am Rand steiler Abgründe entlang, so daß alle seine Begleiter – außer Connie – vor Schreck wie gelähmt waren. Als er in einer der letzten Klassen der University College School war, zeichnete er sich dadurch aus, daß er an einem der viereckigen Backstein-Eckpfeiler des Hauptgebäudes hochkletterte und die Anfangsbuchstaben seines Namens mit einem Spindschlüssel ungefähr zwölf Meter über dem Erdboden in einen Stein einkratzte. Vor langer Zeit war jemand noch etwas höher gestiegen. Sein Gekritzel war aber unleserlich.

Im Kinderzimmer standen eine Hobelbank und ein kleiner Werkzeugschrank. Paul bastelte gern. Einmal zimmerte er ein großes Vogelhaus, in dem er und Connie Vögel hielten, ein andermal ein Haus für weiße Mäuse mit zwei Etagen, die durch eine kleine Treppe verbunden waren. Er arbeitete sich ein Paar Stelzen. Ein zweites Paar machte er so groß, daß er aus einem Fenster im ersten Stock daraufsteigen konnte. Auch ein Paddelboot bauten sich die Kinder, wobei Paul die Ideen zur Verfügung stellte und Connie den größten Teil der Arbeit leisten mußte.

Sie hatten aber nicht nur an handwerklichen Dingen Interesse. Mit ihrem Vetter Norman und ihrer Kusine Annette zusammen verfaßten sie eine Monats-Zeitschrift »The Superior«, mit Gedichten und Erzählungen, Rätseln, Witzen und einem Abschnitt unter der Überschrift »Tips und Kniffe«. Sie schrieben die sechzehn Seiten mit einer besonderen Tinte, vervielfältigten sie auf einem Vervielfältigungsapparat und verkauften sie dann an Familien- und Gemeindemitglieder.

Jedesmal war auch eine Missions-Seite dabei, auf der Begebenheiten aus Vaters Briefen erzählt wurden. Den Erlös für die Zeitschrift schickten sie ihm für seine Missionsarbeit.

Norman teilte Pauls Antipathie gegen Schulsport. Die beiden stahlen sich oft vom Sportplatz fort in die Hampstead-Heide, wo sie auf Bäume klettern konnten und von wo sie mit rußgeschwärzten Kleidern nach Hause kamen. Tante Rose, die dreizehn Kinder großgezogen hatte, konnte vielleicht mit diesem Übermaß an Schmutz fertig werden, aber die an peinliche Sauberkeit gewohnten Tanten sahen sich auf eine harte Probe gestellt.

»Sie waren Heilige, daß sie es mit uns ausgehalten haben«, sagte Paul viel später einmal voll Dankbarkeit.

Wenn Paul und Connie Onkel Charlie und seine Familie in Northwood besuchten, spürten sie, sobald sie den Zug verließen, schon die freiere, tolerantere Atmosphäre. Diese Ferien, die fast so frei und ungebunden waren wie das Leben in den Kollis, waren das Sicherheitsventil, das verhinderte, daß ihn seine aufgespeicherten Energien zersprengten. Hier konnte er alles Schablonenhafte, Konventionelle beiseiteschieben, die Schuhe ausziehen und nach Herzenslust klettern. Nach einem Sommer in West Runton konnte Paul fast freudig in das Gefängnis von London und der University College School zurückkehren.

Nach einem solchen Sommer machte er tatsächlich einen ruckartigen Fortschritt in seinen schulischen Leistungen. Es war in der letzten der vier untersten Klassen, als er ein ganz hervorragendes Zeugnis bekam. Vaters nächster Brief war überglücklich.

»Wenn du wüßtest, mein lieber Junge«, schrieb er im Juli 1927, »wieviel Freude die Nachricht von Deinem Erfolg uns beiden gemacht hat! Daß Du nicht nur gut, sondern sehr gut versetzt worden bist und eine Klasse überspringen sollst, ist wirklich eine wunderbare Überraschung.«

Aber nicht ganz ein Jahr später hatten Vaters Briefe wieder den alten Kehrreim:

»14. Mai 1928. Dein Zeugnis, das diese Woche kam, war eine Enttäuschung für mich. Ich sage nichts über schlechte Noten in einigen Fächern, da Du wegen Krankheit in der Schule gefehlt hast. Worüber ich mich aber ärgere, das sind Bemerkungen wie: ›Es hätte besser sein können, wenn er sich etwas mehr Mühe gegeben hätte‹ oder ›faul‹!«

Aber Jesse Brands wöchentliche Briefe waren bei weitem nicht nur kritisch, sie waren eine köstliche Mischung von Tiergeschichten, elterlichen Ratschlägen, Belehrungen und Neuigkeiten aus den Kollis. »Herzlichen Glückwunsch zu den langen Hosen! Ich hoffe, sie helfen Dir, angesichts der Neckereien Deiner kleinen Schwester eine würdige, überlegene Haltung zu bewahren« ... »Ich weiß nicht, ob Du das Prinzip der Druckpumpe kennst. Unser Brunnen in der Nähe des Mädchenheims ist fünfzehn Meter tief, und gestern mußten wir die Pumpe heraufziehen und reparieren. Wir ließen einen jungen Mann in den Brunnen hinunter, auf einem Stock sitzend, ein Seil zwischen den Beinen, ließen ihn in die schwarze Höhle hinab und unten ins Wasser plumpsen ...« — »Ruth steht neben mir und beobachtet die Schreibmaschine. Sie ist ein niedliches Mädchen, aber sie wird nicht sehr groß werden. Aaron war Weihnachten bei uns. Er ist ein hübscher, kräftiger Junge geworden.« ...

»Es tut uns leid, daß wir dieses Jahr auf unseren Urlaub verzichten müssen. Aber hier auf dem Missionsfeld ist noch ein Missionar, der ihn nötiger braucht als wir. Wir freuen uns auf nächstes Jahr und denken, daß wir in der ersten Märzwoche abreisen werden. Dann können wir in den Osterferien bei Euch sein.«

März! Das bedeutete, daß sie beinahe noch ein ganzes Jahr warten mußten. Pauls Enttäuschung über die Verschiebung des elterlichen Urlaubs war groß. Er war jetzt fast fünfzehn Jahre alt, und es war sechs Jahre her, seit er seine Eltern das letzte Mal gesehen hatte. Mit Connie zusammen überlegte er, was sie tun könnten, damit die Zeit schneller verging.

»Wir haben uns ein Hobby ausgedacht«, schrieb er Mutter. »Heute haben wir Eure Briefe aus der Schublade genommen und angefangen, sie zu ordnen. Dann haben wir einen Schnellhefter gekauft, um sie immer alle beisammen zu haben. Wenn Ihr dann kommt, um Euer Buch über die Arbeit in den Kollis zu schreiben, habt Ihr sie gleich griffbereit.«

Am 13. Mai 1929 schrieb Vater an Paul einer seiner schönsten Briefe: »Ich habe mich gefreut, von Eurer zwanzig Meilen langen Wanderung nach Northwood zu hören. Als ich gestern über die windgepeitschten Berggipfel um Kulivalavu ritt, mußte ich plötzlich an einen alten Choral denken, der anfängt: ›Heaven above is deeper blue; flowers with purer beauty glow.‹ Wenn ich auf diesen langen Ritten allein bin, freue ich mich über den duftenden Wald, die geliebte braune Erde, die Eidechsen auf den Steinen, die Haufen dürres Laub, die wie Schnee in die Höhlen getrieben worden sind. Gott will uns Freude machen in seiner Welt. Du brauchst kein Botaniker oder Zoologe oder Biologe zu sein, um Dich an der Mannigfaltigkeit der Natur zu erfreuen. Beobachte nur! Erinnere Dich und vergleiche! Und bete Gott an und danke ihm, daß er Dich in einen so wundervollen Winkel des Universums gestellt hat, wie es die Erde ist.«

Es war Jesse Brands letzter Wille und sein Vermächtnis für seinen Sohn.

4

Das Telegramm erreichte England vor dem Brief. Es lautete:

»Jesse nach zweitägiger Krankheit – Schwarzwasserfieber – heimgegangen. Benachrichtigt Kinder schonend. Der Herr regiert.«

Paul war gerade mit Norman auf einer langen Wanderung unterwegs, als es eintraf. Es war Mitte Juni und Ferienzeit. Sonnenverbrannt und schmutzig vom stundenlangen Herumtoben in der Heide, kam er fröhlicher heim als seit Monaten. Er fühlte sich leicht und beschwingt.

»Komm ins Eßzimmer, Paul!« sagte Tante Eunice.

Ihr Gesicht unter dem sauber gescheitelten Haar sah alt und verhärmt aus.

Tante Hope und Onkel Bertie saßen im Eßzimmer, beide sehr ernst. Dem Jungen wurde angst und bange. Was hatte er verbrochen? Es mußte etwas sehr Schlimmes sein, daß man Onkel Bertie dazugerufen hatte. Er wappnete sich.

Tante Eunice hatte ein Stück gelbes Papier in der Hand. Sie sah zu Onkel Bertie hinüber, der sich räusperte, als ob er etwas sagen wollte, aber kein Wort herausbrachte. Noch nie hatte Paul erlebt, daß Onkel Bertie keine Worte fand.

»Es tut uns leid, daß wir es dir so unvermittelt sagen müssen«, sagte Tante Eunice hastig. »Dein lieber Vater ist zum Herrn Jesus gegangen.«

Vielleicht hatte sie noch ein paar Worte mehr gesagt. Paul hörte sie nicht. Nein! Er stieß einen kurzen heiseren Schrei aus. Alles schien plötzlich stillzustehen. Die Gesichter der drei Menschen vor ihm erschienen ihm so starr und bewegungslos wie die Alabasterstatue im Treppenhaus. Er versuchte sich zu bewegen, konnte aber kein Glied rühren. Dann — es mochten hundert Jahre vergangen sein — brach Onkel Bertie den Bann. Er ging zum Tisch in der Mitte des Zimmers und nahm seinen Hut.

»Ich muß es Brands in Guildford erzählen«, sagte er.

Connie war gerade dort zu Besuch.

Ein paar Stunden später kam Onkel Bertie nach Nethania zurück und brachte sie mit. Ihre Lippen lächelten tapfer, aber in ihren Augen war ein Ausdruck ratlosen Schreckens. Paul hätte ihr am liebsten zugerufen: »Es ist nicht wahr! Es ist nur ein böser Traum!« Aber er brachte kein Wort hervor. Sie starrten sich nur an.

»Ihr Kinder wollt sicher gern allein sein«, sagte Tante Eunice.

»Ihr werdet euch manches zu sagen haben.«

Sie führte sie hinauf zu Pauls Zimmer im dritten Stock, schob Connie sanft hinter Paul hinein und schloß die Tür. Es war gut gemeint von den Erwachsenen, aber die beiden Kinder waren verwirrt und verlegen.

»Ist es nicht schrecklich?« sagte Connie schließlich mit unnatürlich hoher Stimme.

»Ja, ich – ich kann es gar nicht glauben«, erwiderte Paul. Unfähig, noch irgend etwas anderes zu sagen, standen sie nur verlegen schweigend da.

In den Wochen, die nun folgten, wurde Paul das Gefühl nicht los, daß das alles nicht Wirklichkeit sein könnte. Er konnte es sich nicht vorstellen, daß Vater – groß, stark, klug, liebevoll, fröhlich – nicht mehr da sein sollte. Das mochte wohl daher kommen, daß er ihn schon sechs Jahre lang nicht mehr gesehen hatte. Paul hatte sich daran gewöhnt, ohne seine persönliche Gegenwart auszukommen. Seine wöchentlichen Briefe waren die Wirklichkeit gewesen. Und diese Briefe kamen immer noch, da die Überseepost viele Wochen unterwegs war.

»Ob Du Dich wohl an die beiden Reihen Silbereichen erinnerst, die zu beiden Seiten des Weges gepflanzt sind, der zu unserm Haus hier führt?« fragte Vater noch in einem Brief vom 3. Juni. »Es waren ganz kleine Sträucher, als ihr fortfuhrt, sie sind aber jetzt zu großen Bäumen herangewachsen.« Und in demselben Brief: »Wir haben das Datum unserer Abreise von Indien nun endgültig auf die erste Märzwoche festgelegt.«

Aber es hatte keinen Zweck, sich etwas vorzumachen. Vater würde weder im März noch zu einer anderen Zeit mehr nach Hause kommen ...

Mutter weigerte sich zunächst, Indien zu verlassen. Da erbot sich seine Kusine Ruth, die älteste Tochter von Onkel Bertie, sie nach England zurückzuholen, obwohl sie kurz vor ihrem medizinischen Examen stand und ihr Studium für ein Jahr unterbrechen mußte. Es gelang ihr auch, Mutter zur Heimfahrt zu überreden.

Als Paul mit dem Schiffszug von London nach Tilbury fuhr, um sie abzuholen, war er vor Aufregung fast krank. Er versuchte sich Mutter vorzustellen, wie er sie zuletzt gesehen hatte: groß, schön, lebhaft und flink wie die Quecksilberkügelchen aus dem Thermometer, das er einmal zerbrochen hatte. Würde sie noch die gleiche sein? Das Schiff hatte angelegt, die Laufplanke war heruntergelassen. Die Passagiere strömten an Land. Paul stand inmitten eines Schwarmes von Verwandten mit klopfendem Herzen auf dem Kai.

»Da sind sie!« rief jemand.

Munter und fröhlich wie immer kam Ruth den Laufsteg herunter, und hinter ihr – Paul gab es einen Stich ins Herz –, hinter ihr schleppte sich eine kleine, unglaublich kleine, abgemagerte alte Dame.

Bewegungslos, hölzern stand Paul da, als sie mit ausgestreckten Armen und tränenüberströmten Wangen auf ihn zukam und ihm einen Kuß gab.

»Mutter!« hörte er Connie schluchzen. »Mutter, liebe Mutter!«

Aber er selbst brachte das Wort nicht über die Lippen. Er konnte auch nicht weinen, sondern fühlte sich nur seltsam beeindruckt; auch dann noch, als Mutter im Schiffszug zwischen ihm und Connie saß und sie – schon wieder ein bißchen natürlicher – mit Fragen überhäufte, die er gehorsam beantwortete.

»Das ist Mutter!« versuchte er sich immer und immer wieder einzureden. Das ist meine schöne, große, vor Lebhaftigkeit sprühende Mutter!

Der Gedanke kam ihm gar nicht, daß auch er sich ja verändert hatte und daß es für seine Mutter noch schwieriger war, sich einzureden, daß dies ihr Sohn sei. Nein, Vaters Tod mußte die ganze Veränderung hervorgebracht haben! Und Mutter bestärkte ihn selbst in diesem Glauben. Wie alle Harrisens behielt sie ihre Gedanken und Gefühle nur selten für sich. Und so versicherte sie immer wieder, alles Licht sei aus ihrem Leben verschwunden und sie werde niemals wieder die alte sein können. Sie und Vater seien völlig eins gewesen, und allein sei sie nichts mehr wert. Paul hörte sich das an und wurde dabei immer unglücklicher und aufsässiger.

Nein! dachte er. Nein, es ist falsch, wenn ein Mensch einen anderen so liebt, so völlig von jemand abhängig ist. Ihm sollte das nie, nie passieren!

Aber mit der Zeit gewöhnte er sich an seine »neue« Mutter. Sie achtete darauf, daß er seine Schularbeiten machte, und erzählte ihm immer wieder von den Nöten von »Indiens Millionen«, besonders von den Zehntausenden in den Kollis und den benachbarten Gebirgszügen. »Ein paar Monate vor Vaters

Tod saßen wir auf jenem hohen Gipfel bei Puliampetty, von wo aus wir die fünf Bergketten sehen konnten: die Kollis, die Patchas, die Kolaryans, die Bothai malai und die Chitterais. Und wir sagten zueinander: ›Alle, alle müssen wir für Christus gewinnen.‹«

Natürlich wurde stillschweigend angenommen, daß Paul versuchen würde, einmal den Platz seines Vaters auszufüllen. (Als ob er das gekonnt hätte!) Er hatte sich zwar niemals richtig dazu entschlossen, Missionar zu werden, aber das war eine jener noch in der Ferne liegenden Selbstverständlichkeiten gewesen wie etwa das Erwachsenwerden. Jetzt plötzlich mußte er sich entscheiden. Mutter wollte ihn zu nichts zwingen, konnte aber auch nicht still sein.

»Du weißt, du kannst dein Abitur machen und dann ins College gehen. Es ist dir angeboten worden.«
Nein, dazu hatte Paul keine Lust! Er hatte genug von der Schule. »Dein Vater wollte immer gern Arzt werden. Ich weiß, er würde sich freuen, wenn du –«

Nein, nein! Die Erinnerung an seines Vaters ärztliche Tätigkeit weckte in ihm Bilder von Geschwüren, Eiter und Blut, die ihn immer noch mit Widerwillen erfüllten. Wenn er sich einer Sache sicher war, dann der, daß er niemals Arzt werden wollte.

Eines Sonntags kam ein Laienprediger in die St. Johns Kirche, der zwar von Beruf Baumeister, aber überall in London als Pastor Warwick bekannt war. Er war ein begabter Redner, der schlichte Bilder aus seiner eigenen Erfahrung gebrauchte. Als er während einer Predigt einen Zollstock aus seiner Tasche zog, war Paul so bewegt, daß ihm fast die Tränen in die Augen kamen. Er mußte an ein Erlebnis mit seinem Vater denken.

»Siehst du diese Linie, Junge?« hatte er einmal zu ihm gesagt. »Sie sieht gerade aus, nicht wahr? Aber nun laß uns einmal den Zollstock anlegen. Ah, siehst du, wie krumm sie in Wirklichkeit ist? So ist es auch bei uns! Wir müssen immer die Goldene Regel bereit haben und sie an alles anlegen, was wir tun.«

Wie zu der Zeit, als Großvater noch lebte, kam der Gastprediger zum Essen nach Nethania. Paul gefiel er immer besser. Er glich seinem Vater mehr als irgendein Mann, dem er bisher begegnet war.

»Magst du Werkzeuge gern, mein Junge?«

»Ja, ich – ich habe unten im Keller eine kleine Werkbank.«

»Benutzt du sie auch?«

»Ich habe schon einiges gebastelt.«

»Zeig es mir!«

Mit klopfendem Herzen holte Paul das Kanu herbei, den kunstvoll gearbeiteten Mäusestall, die Stelzen, das Vogelhaus. Und Mr. Warwick nickte beifällig.

»Gut! Wie dein Vater. Er konnte mit Holz und Werkzeug umgehen.« Paul war es, als ob sich ein Labyrinth, in dem er umhergeirrt war, plötzlich öffne. Er sah einen Ausweg.

Am Nachmittag nahm er Mutter beiseite.

»Ich mag diesen Mann gern«, vertraute er ihr an und fuhr dann wie beiläufig fort: »Ich hätte direkt Lust, selbst Baumeister zu werden.« Evelyn Brands Augen leuchteten auf. Noch am gleichen Abend sprach sie mit Pastor Warwick.

»Mein Sohn will Missionar werden wie sein Vater«, erklärte sie ihm mit gewohnter Offenheit. »Dazu muß er erst einmal das Bauhandwerk lernen, da wir uns in den Bergen Indiens unsere Häuser dort selbst bauen müssen. Würden Sie ihn zu sich in die Lehre nehmen?«

Im Dezember 1930 verließ Paul die University College School und wurde Baulehrling. Seine Mutter war schon nach Indien zurückgekehrt, um mit einem Missionsehepaar zusammen weiter in den Kollis zu arbeiten. Ein neuer Lebensabschnitt begann für den nun Sechzehnjährigen. Es war mehr als ein Übergang vom Schüler zum Arbeiter, aus einer sozialen Schicht in eine andere. Es war ein Schritt vom Knaben- zum Mannesalter.

Mr. Warwick war ein gründlicher Lehrmeister, der seinen Lehrling zunächst im Büro alles Notwendige über Preisfestsetzung, Bauverträge und Baumaterialien lernen ließ. Dann wurde er in die Vermessungsabteilung versetzt, wo er sich in der Berechnung der Kosten von Bauverträgen üben mußte. Erst dann wurde er beim Bauen selbst eingesetzt, zunächst in den Werkstätten und dann an den Baustellen. Er verdiente etwa einen Dollar in der Woche.

Zuerst wohnte er noch zu Hause. Um aber um 8 Uhr an seinem Arbeitsplatz zu sein, mußte er um halb 6 aufstehen, da er eine Stunde quer durch London fahren mußte. Das fiel ihm nicht leicht. Connie, die sich für ihn verantwortlich fühlte, stand um fünf auf, ging in sein Zimmer und schüttelte ihn dann alle fünf Minuten. Auch dann wurde er nur mit Mühe wach.

»So geht das nicht!« sagte er schließlich. »Es ist mein Problem, und ich muß es selbst lösen.«

Er kaufte einen großen Wecker mit zwei Glocken und stellte ihn auf ein Zinntablett neben sein Bett. Es war Connie, die ihn abstellen mußte. Er schlief trotz des Geklingels ruhig wie ein Säugling.

»Das kommt daher, daß du nicht wirklich aufstehen willst«, sagte ihm ein hilfsbereiter Freund. »Selbst wenn man schläft, weiß man, was man tut. Und alles, was man wirklich will, kann man auch.«

An diesem Abend verbot er Connie, ihn zu wecken, komme, was da wolle. Er stellte seinen Wecker und legte sich schlafen. Am anderen Morgen sprang er in dem Augenblick, als er anfing zu läuten, auf. Am nächsten Abend zog er ihn nicht mehr ganz so weit auf und am übernächsten noch weniger. Dann nahm er das Zinntablett fort. Wieder einen Tag später entfernte er erst die eine, am folgenden Tag die andere Glocke, so daß der Wecker nur noch ratterte. Schließlich zog er ihn auf und stellte ihn dann ab, so daß er von dem bloßen Klikken aufwachte. Das war einer der triumphierendsten Augenblicke seines jungen Lebens. Er hatte bewiesen, daß er über etwas Herr werden konnte.

Mit seiner Arbeit auf dem Bau trat er in eine neue Welt ein, die völlig verschieden war von der vornehm tuenden, engen Welt von St. Johns Wood. Eine Zeitlang kam er sich vor wie ein aus beiden Welten Ausgestoßener. Er schämte sich, nach Hause zu gehen mit seinen abgebrochenen Fingernägeln, seinen schmutzigen Arbeitskleidern und seinen schlammigen Stiefeln. Wenn er eine Schiebkarre durch die Straßen schob, sah er sich verstohlen um, ob etwa einer seiner früheren Schulkameraden ihn beobachtete.

Connie, die es sich nicht nehmen ließ, morgens sein Frühstück herzurichten, und die abends stundenlang am Fenster wartete, bis er kam, aus Angst, daß ihm etwas passiert sein könnte, schmuggelte ihn dann heimlich die Treppen hinauf oder ins Souterrain, damit er seine schmutzigen Arbeitskleider ablegen konnte, ehe er den anspruchsvollen Tanten unter die Augen trat.

Paul störte es jedoch mehr, in seiner neuen Welt ein Einzelgänger zu sein, als in der alten. Seine rauhen, gottlosen, ungebildeten Arbeitskollegen ließen sich in die tollsten Abenteuer ein, und er wollte gar zu gern einer von ihnen sein. Mit der Zeit war er dann auch in der Sprache und äußeren Erscheinung nicht zu unterscheiden von einem Arbeiter, der aus Billingsgate stammte.

Es war bitterkalt, als er mit seiner Arbeit begann. Zunächst beschäftigte man ihn oben auf den Dächern. Leitern und Dachziegel waren oft mit einer dicken Eisschicht bedeckt. Dann tauchte er in die Keller hinunter. Bei der Renovierung eines Kellergeschosses arbeitete er tagelang bei ohrenbetäubendem Lärm von Preßluftbohrern. Er meinte, sein Kopf müsse zerspringen. Wenn er vor dem Essen seinen Mund spülte, spie er roten Staub aus. Aber es machte ihm Spaß. Die meiste Zeit lebte er mit den anderen Männern in den Baubuden, teilte sich mit ihnen in die Mahlzeiten, den Schmutz, die einfache Sprache und die rauhe, aber gesunde Lebensphilosophie.

Es tat ihm fast leid, als er dann in die Schreiner-Werkstatt kam, um Türen und Fenster herzustellen und fertigbearbeiten zu lernen. Tagsüber arbeitete er praktisch, und abends besuchte er meist Kurse. Von der Schreinerarbeit ging er zur Klempnerarbeit über. »Klempnerarbeit in den Kollis?« fragte er sich manchmal zweifelnd. Welchen Wert konnte solch eine Ausbildung für ihn haben?

Erst viel später erkannte er, daß das alles zu Gottes Plan mit seinem Leben gehörte.

»Man braucht viel mehr Geschicklichkeit dazu, zwei Rohre wasserdicht zu verlöten«, pflegte er später seinen chirurgischen

Studenten zu sagen, »als eine undurchlässige Eingeweide-Naht zu machen.«

Aber von den fünf Jahren Lehrzeit im Baugewerbe gefiel ihm das Jahr als Maurerlehrling am besten. Zum erstenmal, seit er die Kollis verlassen hatte, fühlte er sich wieder wirklich glücklich. Zwar liebte er Holz, und seine Hände schienen für Tischlerwerkzeuge geschaffen zu sein, aber von Steinen war er fasziniert. Er lernte mit Begeisterung, welche sich am besten für die verschiedenen Arbeiten eigneten, und freute sich, als er von der Bearbeitung des weichen Muschelkalksteins zu Marmor und Granit übergehen durfte. Er war so stolz auf eine perfekt gemeißelte und gefeilte Fensterbank, als hätte er eine Pietà oder eine Venus von Milo geschaffen.

Fünf Jahre lang lebte er in zwei Welten, die nur durch die Londoner Untergrundbahn verbunden waren. Die meisten seiner täglichen Arbeitskameraden würden ihn abends oder zum Wochenende nicht erkannt haben. Wenn er vom Osten nach dem Westen hinüberkam, legte er seine schmutzigen Kleider und Stiefel und seinen Cockney-Akzent ab. Er spielte leidenschaftlich gern bei Tennis- und Federballturnieren mit, und war häufig auf der Seite der Gewinner. Er besuchte auch Kricket-Wettspiele und konnte sich bei den Wettkämpfen ehrlich begeistern. Aber den größten Teil seiner Freizeit verbrachte er damit, sich in der Kirche zu betätigen. Er unterrichtete eine Sonntagsschulklasse von kleinen Jungen und fing schon frühzeitig an, zu predigen. Er war vielleicht achtzehn, als er eines Sonntags in der Guildford-Kapelle predigte. Den Brand-Tanten war angst und bange. Connie nicht. Sie war von Pauls Fähigkeiten überzeugt.

»Die Leute werden mit so großen Erwartungen kommen, weil sie seinen Vater gehört haben«, sagte Tante Minnie.

Sie hätten sich keine Sorgen zu machen brauchen. Paul fesselte seine Zuhörer. Er predigte über den Text: »Meine Gnade ist genug für dich!«

»Ein Mann hatte einen Traum«, sagte er, »indem er diese Worte an eine lange Wand geschrieben sah. Das Wort ›Meine‹, das ihm am nächsten war, sah riesengroß, das ›dich‹ in der Entfernung viel kleiner aus. Die Worte ›Meine Gnade‹

wurden in dem Traum immer größer, bis sie die ganze Wand füllten und das kleiner werdende ›dich‹ ganz in die Ecke gedrängt hatten.«

Damit hatte Paul vielleicht zum erstenmal ausgedrückt, was ein Brennpunkt seiner Philosophie werden sollte: Gott groß, das eigene Ich ganz klein und unbedeutend.

»Gut!« rief Tante Minnie überrascht und befriedigt.

Am meisten interessierte Paul die Jugendarbeit. Bald nachdem er nach England gekommen war, hatte er ein Missions-Ferienlager für Kinder besucht, und es hatte ihm dort sehr gut gefallen. Warum sollte man nicht etwas ähnliches für junge Leute durchführen? Er half eine Jugendorganisation gründen, zu der junge Leute seiner Denomination in ganz London und den südlichen Grafschaften gehörten. Es wurde ein Komitee gebildet, Paul wurde als Organisator für das Jungenlager gewählt, ein junges Mädchen, Molly Chilvers, für das Mädchenlager.

Das Werk wuchs von Jahr zu Jahr, und damit wuchs auch Pauls Verantwortung und sein Freundeskreis. Einer seiner neuen Freunde, mit dem er sich besonders gut verstand, war der unternehmungslustige Laurie Kurht.

Bei einem Abenteuer mit ihm kam Paul mit knapper Not mit dem Leben davon. Während einer ihrer Lageraufenthalte an der See machte ein Mann Rundflüge um die Bucht. Laurie, der sich mit dem Gedanken trug, Flieger zu werden, wollte die Gelegenheit zu einem Probeflug wahrnehmen.

»Komm, flieg mit!« sagte er zu Paul.

Es war ein winziges, altmodisches Flugzeug mit drei hintereinanderliegenden Sitzen, ohne Kabinendach, nur mit kleinen Windschutzscheiben. Sie starteten von einem gewöhnlichen Acker. Paul saß im letzten, Laurie im vorletzten Sitz. Ohne Paul etwas davon zu sagen, hatte Laurie den Piloten gebeten, alle nur erdenklichen Kunststücke mit dem Flugzeug auszuführen. Er wollte feststellen, ob seine Nerven für den Beruf eines Fliegers stark genug waren.

Der Motor lief an und begann zu brüllen. In panischer Angst sprang Paul auf.

»Hallo!« rief er. »Noch nicht! Ich bin noch nicht angeschnallt!« Niemand hörte ihn.

Das Flugzeug rollte das Feld entlang und kam auf Touren. Noch immer reagierte niemand auf seine Schreie. Das Brüllen der Maschine und der Wind, der über die Sitze hinbrauste, verschlangen alle anderen Geräusche. Als das Flugzeug sich vom Boden hob, begann er nach den Gurten zu suchen. Aber als er noch danach tastete, setzte das Flugzeug zu seinem ersten Looping an. Alles, was er tun konnte, war, daß er sich mit beiden Händen an seinem Sitz festhielt.

»Hallo!« schrie er wieder. »Hilfe!«

Das Flugzeug drehte sich und machte Loopings und Rollen und was es noch an Kunststücken gab. Sich verzweifelt an seinem Sitz klammernd, sah Paul in schwindelndem Wechsel Wolkenfetzen, schäumende Wogen, blauen Himmel, felsige Küste, Baumwipfel, blauen Himmel, schäumende Wogen. Er hatte einen kleinen Fotoapparat mitgenommen, um ein paar Aufnahmen zu machen. Um seinen Hals hängend, kreiste der Apparat über seinem Kopf, immer rundherum, mit der Zentrifugalkraft der Rollen. Seine Hände schmerzten, seine Finger waren steifgefroren.

Als er schon glaubte, loslassen zu müssen, machte das Flugzeug einen Sturzflug, schwenkte in einer langen Kurve auf den Acker zu und setzte sanft auf.

Laurie schnallte seinen Gurt auf und drehte sich um.

»Hallo, Paul, bist du noch da?«

Paul löste langsam seine Hände. Ein Glück, daß sie nicht zitterten!

»Jawohl, ich bin noch da!« erwiderte er froh.

5

Paul Brand war einundzwanzig Jahre alt. Als sich sein fünftes Lehrlingsjahr im Baugewerbe dem Ende näherte, merkte er, daß die Leute sich zu wundern begannen. »Willst du dich denn dein ganzes Leben lang nur ausbilden?« Diese unausgesprochene Frage beunruhigte und quälte ihn.

Großmutter war gestorben, und die Tanten waren in ein neues Nethania gezogen. Connie studierte in Ridgelands Bible College und bereitete sich darauf vor, Missionarin zu werden. Mutter war auf Urlaub nach Hause gekommen, überzeugt, daß sie nicht allein in ihre geliebten Kollis zurückkehren konnte. Es hatte Meinungsverschiedenheiten gegeben zwischen ihr, die nicht die sanftmütigste war, und dem Ehepaar, das von der Missionsgesellschaft dazu bestimmt war, Jesse Brands Stelle einzunehmen; eine Aufgabe, die für einen gewöhnlichen Sterblichen ebenso schwierig war wie der Versuch, in die Fußtapfen eines Riesen zu treten.

Paul wußte, daß man von ihm das gleiche Unmögliche erwartete. Er hatte sich bereits an die Missionsgesellschaft gewandt, war aber zu seinem größten Erstaunen abgewiesen worden.

»Sie sind noch nicht fertig!« hatte man ihm gesagt.

Nicht fertig? Mit einem College-Diplom, sieben Jahren aktiver Gemeindearbeit – Predigen eingeschlossen – und fünfjähriger Lehrzeit im Baufach? Er hatte geglaubt, sie würden begeistert zupacken.

»Die Gesellschaft braucht Missionare, keine Techniker«, hatten sie freundlich geantwortet.

Von seiner Denomination aus standen ihm zwei Ausbildungsmöglichkeiten offen: die Bibelschule und ein kurzer Kursus in tropischer Medizin, wie ihn sein Vater mitgebracht hatte. Er wollte von beiden nichts wissen. Noch mehr studieren? Auf keinen Fall! Medizin? Niemals!

Aber was dann? Er glaubte fest an göttliche Führung. Ein Mensch wurde »berufen«, Prediger oder Missionar zu werden. Aber – worin bestand ein »Ruf«? Er persönlich hatte noch nie eine »Stimme« gehört oder eine Vision gehabt. Wenn er sich trotzdem entschied, Missionar zu werden, dann nicht, weil er sich dazu berufen fühlte, sondern weil sein Vater Missionar gewesen war. Er hatte das Bauhandwerk aufgegeben für einen Beruf, den er für wichtiger hielt. Er hatte sich durch einen kurzen Kursus in tropischer Medizin auf seine Arbeit vorbereitet. Sein Sohn würde das gleiche tun.

Die Livingstone Medical School war ein großes altes Haus

in Leyton, nicht weit von Pauls früherem Arbeitsplatz entfernt. Dort konnte man einen einjährigen medizinischen Kursus, mit besonderem Studium der Tropenkrankheiten, absolvieren. Die etwa fünfundzwanzig Schüler lernten die Grundzüge der Physiologie, der Ersten Hilfe, der Diagnostik und kleine Chirurgie. Außer den hauptamtlich angestellten Lehrern, Dr. Jays und Dr. Wigram, hielten auch noch Gast-Lektoren Vorlesungen, unter ihnen zwei Lepra-Spezialisten, Dr. Cochrane und Dr. Muir.

Die Studenten mußten auch praktisch arbeiten. Sie fuhren regelmäßig in ein Missionshospital in Bethnal Green und assistierten unter Aufsicht ihrer Ärzte in der Unfall-Abteilung, nahmen an den Sprechstunden teil, untersuchten Patienten und machten Verbände.

Zu seinem größten Erstaunen fand Paul großen Gefallen an der praktischen sowie an der theoretischen Arbeit.

»Gestern«, so schrieb er im Oktober 1935 an seine Mutter, »habe ich den größten Teil des Abends mit Zähneziehen verbracht. Nachdem ich den ersten gezogen hatte, machte es mir direkt Spaß. Ein scheußliches Ding war dabei, ein Eckzahn rechts oben. Die Wurzeln mußten irgendwo in der Stirn gesteckt haben . . .«

Einen Monat später schrieb er noch begeisterter:

»Meine ganze Einstellung zur Medizin hat sich schon grundsätzlich geändert. Ich dachte bisher immer, kranke Menschen seien etwas Abstoßendes und es sei eine Anstrengung, einen ganzen Tag im Krankenhaus zu verbringen, mit Blut und Eiter und Krankheit ringsum. Aber wenn man nach und nach immer mehr von den Ursachen der Krankheiten und von ihrer Heilung versteht und in der Lage ist, den Menschen in ihren Schmerzen zu helfen, dann sieht das alles ganz anders aus.«

Er machte noch andere Entdeckungen. Zum erstenmal in seinem Leben kam er in engere Berührung mit Menschen anderer Nationalitäten, mit anderen Philosophien und Glaubensbekenntnissen. In seiner Gruppe waren zwei Skandinavier und drei Südafrikaner. Zwei der Studenten gehörten der Hochkirche an. Einer war ein Herrnhuter, der nach Zentral-Amerika gehen wollte; einer ein Quäker; mehrere waren Humanisten. Aber alle fühlten sich »berufen«, Missionare zu werden. Und alle waren reife Menschen mit fertiger Weltanschauung, die sie eifrig und gut verteidigten. Aufrichtigkeit des Glaubens und missionarischer Eifer waren also nicht auf die Menschen seiner eigenen strenggläubigen Erziehung beschränkt. Das war eine ernüchternde Entdeckung für ihn.

Pauls Zimmergenosse, David Wilmhurst, war ein begabter junger Student, in vieler Beziehung das Gegenteil von ihm: ruhig, schüchtern, ernst, sehr fleißig, manchmal ein bißchen langsam, aber immer offen und freundlich. Sehr bald traten die beiden in einen gesunden Wettstreit miteinander. Zwar nicht auf theologischem Gebiet, denn beide waren eifrige Baptisten. Aber in den anderen Fächern standen sie abwechselnd an der Spitze der Klasse.

Am Schluß des Kursus machten beide ein außergewöhnlich gutes Examen. Dr. Wigram ließ Paul in sein Büro kommen.

»Sie haben Medizin gern, nicht wahr?«

»Gernhaben ist nicht das richtige Wort«, erwiderte Paul. »Ich liebe sie.«

»Das merkt man! Voriges Jahr hatten wir einen Klassenbesten mit Namen Ben Walkey. Wir rieten ihm, Medizin zu studieren. Ich freue mich sagen zu können, daß er es getan hat. Und — ich rate Ihnen ernstlich, das gleiche zu tun.«

Paul verschlug es den Atem.

»Aber — ich wollte Missionar werden.«

»Ja, warum auch nicht? Haben Sie noch nichts von einem Missionsarzt gehört?«

»Aber — es würde Jahre dauern —«

»Wenigstens fünf, jawohl! Gut Ding will Weile haben.«

» — und Geld — «, brachte Paul mühsam hervor.

»Es wäre schade, wenn Sie mit diesem einen Jahr aufhörten«, fuhr Dr. Wigram fort. »Mich hat das so beschäftigt, daß ich mich an Ihre Familie gewandt habe. Ich habe sogar an Ihre Mutter geschrieben.«

Paul schluckte: »Das haben Sie getan?«

»Sie antwortete mir, einer Ihrer Onkel habe versprochen,

Ihnen finanziell zu helfen, wenn Sie sich entscheiden sollten, Arzt zu werden.«

»Onkel Dick«, murmelte Paul.

Richard Robbins, Nancys Vater, zuerst mit Tante Rosa und nach deren Tod mit Tante Stella verheiratet, hatte sein Leben sehr armselig angefangen. Als Student hatte er von Brot und Käse gelebt, um sich Bücher kaufen zu können. Er war ein erfolgreicher Handelsgärtner und Präsident der Farmer's Union von ganz England geworden, hatte der Regierung unter Asquith und Lloyd George gedient und sollte in den Ritterstand erhoben werden. Er hatte aber auf diese Ehrung verzichtet.

»Ich bin auch in Kontakt mit Mr. Robbins getreten«, sagte Dr. Wigram. »Er ist bereit, sein Angebot zu erneuern.«

Paul war erschüttert. Noch nie hatte er vor solch einer schweren Entscheidung gestanden. Schon hatte er sich entschlossen, zwei Jahre in eine Missionsschule zu gehen, da er dann mit ziemlicher Sicherheit von seinem Missionsausschuß angenommen wurde. Wenn diese Gelegenheit hier nur fünf Jahre früher gekommen wäre! Aber war sie das denn nicht? Seine Mutter hatte ihm doch schon einmal vorgeschlagen, Medizin zu studieren! Und – konnte er es nicht immer noch tun?

Noch fünf Jahre Medizinstudium, dann zwei Jahre missionarische Ausbildung . . . Viele Männer begannen ihren Beruf mit dreißig Jahren.

Nein, er hatte schon zu viele Jahre auf der Stelle getreten. Ein Mann von Charakter konnte sich nicht immer nur vorbereiten.

Im Sommer 1926 ging er zur Ausbildungskolonie für Missionare in Norwood, Surrey, wo die jungen Leute nicht nur intensives Bibelstudium treiben und sich im Predigen üben, sondern sich auch an das rauhe, spartanische Leben gewöhnen mußten, das sie vielleicht in den Dschungeln Asiens, Afrikas oder Süd-Amerikas erwartete. In den Holzbaracken, die von angehenden Missionaren erbaut worden waren, wohnten je zwölf Lehrlinge. Die Inneneinrichtung war primitiv: ein kleiner Holzkohleofen, der im Winter nicht genügend Hitze gab, und für jeden Studenten ein Bett, ein Tisch und ein Stuhl.

In ihrem Bibelstudium arbeiteten die künftigen Missionare die ganze Bibel innerhalb von Jahren durch. Sie hatten keine besonderen Kurse in Theologie und Homiletik. Die Heilige Schrift galt als ausreichende Grundlage für Theologie und Lebensführung.

Zum Predigen gab es eine Fülle von Gelegenheiten. Die Studenten wurden ausgesandt, Gottesdienste im Freien zu halten und Jugendlager durchzuführen.

Am 27. August 1936 schrieb Paul an seine Mutter: »Ich fuhr am Samstag am späten Abend mit dem Rad zum Big Ben, traf mich mit einigen Jungens und hielt einen Gebetsgottesdienst in einer Seitenstraße. Wir bildeten zwei Gruppen zu je zehn, teilten unsere Lebensmittel und Kakao und legten fest, in welche Distrikte jede Gruppe fahren sollte. Frank war mein Partner. Wir fuhren zunächst zu den ›Hot Plates‹, einer winzigen Querstraße hinter dem Savoy-Hotel, wo aus Gittern im Straßenpflaster heißer Dunst herausströmt. Etwa ein Dutzend Menschen hockten um diese warmen Stellen. Sie freuten sich, als wir kamen, und noch mehr, als wir belegte Brote und Kakao auspackten. Dann fuhren wir zur Fleet Street, suchten die engen Gassen ab und fanden Menschen, die schärfer auf unsere Stullen waren als auf das Brot des Lebens. In Sturm und Regen fuhren wir mühsam bergauf zur Kolonie zurück, hatten aber noch genug Atem, um singen zu können. Gegen 5.30 Uhr kamen wir zu Hause an und kochten uns Tee.«

In einem Brief vom 20. September schrieb er: »Wir hatten eine große Versammlung im Freien. Links von uns war eine geräuschvolle kommunistische Versammlung und gegenüber ein Treffen der Schwarzhemden. Sie hatten mehr Zulauf als wir, aber wir hatten die lautesten Redner.«

David Wilmhurst war ebenfalls in der Kolonie, und Paul nahm ihn zum Wochenende oder in den Ferien häufig mit nach Hause, wo er auch Connie kennenlernte. Connie besuchte jetzt einen einjährigen Kursus in der Missionsschule, in der auch ihre Mutter ihre kurze medizinische Ausbildung erhalten hatte. Sie trat völlig in deren Fußtapfen, sowohl was ihre Schönheit als auch ihren Geist betraf. Aber wenn der schüchterne, schweigsame David Wilmhurst von ihrer Anmut und strahlenden Fröhlichkeit bezaubert war, so ließ er es jedenfalls niemand merken.

»David ist bestimmt ein Mensch, der sich ernstlich verlieben könnte«, sagte Paul einmal von seinem Freund. »Aber er ist auch einer von denen, die sich mit Bleistift und Papier hinsetzen würden, um der Reihe nach die Eigenschaften des Mädchens aufzuschreiben, das er heiraten will.«

Paul war gern in der Kolonie, aber immer wieder geriet er in Zweifel über seinen göttlichen Auftrag, Menschen zu retten. Wenn er sah, wie die anderen jungen Missionare sich dieses Auftrags so sicher waren, fragte er sich, warum er nicht die gleiche Gewißheit, das gleiche starke Selbstvertrauen habe.

Da erkrankte er eines Tages schwer an Grippe, und in seiner Schwäche und Isolierung wurde der Konflikt in ihm zur Panik. War er wirklich wie die anderen »berufen«, Missionar zu sein? War er so fest davon überzeugt, daß er — wie sein Vater damals — Jahr für Jahr predigen konnte, auch wenn sich nicht ein einziger bekehrte?

Im Fieberwahn war er plötzlich Adoniram Judson, der ein Leben lang in Burma arbeitete und kämpfte und nur wenige Bekehrte aufzuweisen hatte, der die ganze Kraft seines Glaubens aufbieten mußte gegen einen starken, intelligenten buddhistischen Priester, den Vertreter einer Religion, die viel älter und tiefer verwurzelt war als das Christentum. Oder er sah sich selbst, wie er vielleicht nach Jahren sein würde, wenn er sich sein ganzes Leben lang in der Hitze und dem Staub Indiens in endlosen Kämpfen gegen den Hinduismus abgemüht hatte und dann plötzlich fragte: Habe ich denn überhaupt recht? Und wenn ja, was hatte alles für einen Zweck, wenn mir niemand glaubt?

»Nein, nein, das ist nichts für mich!« rief er plötzlich.

Das Leben war zu kostbar, als daß man riskieren konnte, daß es ein Fehlschlag wurde. Missionar zu sein wie diese anderen, nur zu predigen und Leute zu bekehren zu suchen, genügte ihm nicht.

»Ich muß noch etwas anderes tun«, beschloß er mit der Klarheit einer Vision, die oft in Augenblicken tiefster Verzweiflung über den Menschen kommt. »Ich muß wissen können, daß ich, was auch kommen mag, wenigstens Menschen geholfen habe.«

Dr. Wigrams dringendem Rat folgend, schrieb er an Onkel Dick, daß er sich entschlossen habe, Medizin zu studieren. Richard Robbins erneuerte großmütig sein Angebot, für die Kosten seiner medizinischen Ausbildung aufzukommen. Gemeinsam baten sie dann die Missionary Medical Association um Unterstützung. Diese erklärte sich bereit, die Kosten für seinen Lebensunterhalt im Studentenheim zu übernehmen. So verließ Paul Brand im Herbst 1937 die Kolonie und begann mit seinem Studium an der University College Medical School.

6

Es war, als sei er seit Monaten in einer ruhigen Bucht geschwommen und stürze sich nun plötzlich in einen Strom. Die Medical School in der Gower Street und das Studentenheim in Highbury Park, wo er mit etwa zwanzig jungen Männern zusammenwohnte, lagen im Herzen Londons. Sowohl geistig als auch körperlich spürte er neuen Auftrieb. Endlich handelte er im Einklang mit seinen tiefsten Wünschen und Fähigkeiten. Seine Einstellung zu Menschen, Dingen und Ereignissen wurde plötzlich völlig anders. Jeder Mensch, der über die Straße ging, war ein wunderbarer menschlicher Körper, ein Geheimnis, das erforscht werden mußte. Er spürte seine Finger am Puls der Welt.

Aber es war ein unruhiger Puls. Denn schon lag Krieg in der Luft. Die Stimme Chamberlains, der kürzlich erst Premierminister geworden war und eine Politik des »Friedens in unserer Zeit« aufzubauen suchte, wurde von anderen Geräuschen übertönt, von Säbelgerassel in Deutschland, von dem dumpfen Tritt marschierender Soldaten über Äthiopien und von dem immer lauter werdenden Dröhnen britischer Flugzeuge über London. Und in einem von ihnen saß Laurie Kurht, jetzt Ausbilder bei der Luftwaffe. Es schien, als wolle die ganze Jugend Englands fliegen lernen. Auch Paul hätte sich der University

Air Squadron angeschlossen und mit Medizin und Fliegen gleichzeitig angefangen, wenn Medizinstudenten nicht abgelehnt worden wären.

Ich werde es schon lernen, dachte er.

»Lehre mich fliegen!« bat er Laurie. Und sein Freund willigte ein. Sie mußten stundenweise ein Flugzeug mieten. Eine Aeronca, eine winzige Maschine mit Doppelsteuerung und einem zweizylindrigen Motor war alles, was sie auf die Beine bringen konnten. Die Miete dafür war billig, etwa zehn Schilling für die Stunde.

Eines Tages starteten sie in besonders guter Stimmung vom Northolt Airdrome; denn sie wollten sich mit Lauries Verlobter, Pat, und einem anderen Mädchen zum Abendessen treffen. Kaum waren sie in der Luft, als sich Lauries Gesicht verfinsterte.

»Das Flugzeug ist nicht in Ordnung«, sagte er. »Ich werde es zurückbringen.« »Was ist denn damit?« fragte Paul.

»Die Instrumente arbeiten nicht. Wir können unsere Fluggeschwindigkeit nicht messen, und die Drosselklappe ist lokker und völlig unzuverlässig.«

Paul ließ sich nicht bange machen.

»Ist es gefährlich, während wir fliegen, oder erst, wenn wir landen?« fragte er.

»Hauptsächlich wenn wir landen«, erwiderte Laurie. »Weil wir unsre Fluggeschwindigkeit nicht wissen.«

»Na schön, landen müssen wir sowieso«, meinte Paul übermütig. »Da wollen wir wenigstens erst unsre Flugstunde genießen und außerdem etwas für unser Geld haben!«

Laurie grinste. Sie hatten schon manchen Gefahren ins Auge gesehen. Das Flugzeug stieg auf. Als sie eine gewisse Höhe erreicht hatten, übergab Laurie Paul das Steuer.

Obwohl Paul erst wenige Unterrichtsstunden gehabt hatte, kannte er sich schon mit der Steuerung aus. Er genoß jeden Augenblick des Fluges. Nie hatte das Land unter ihnen so schön ausgesehen. Wenn das die letzte Stunde seines Lebens sein sollte, wie herrlich wäre sie gewesen! Als die Stunde fast zu Ende war, gab er Laurie das Steuer zurück.

Das Flugzeug verlor an Höhe und kreiste über dem Flugplatz, bis es landen durfte. Was dann geschah, weiß keiner von ihnen mehr genau. Da Laurie die Fluggeschwindigkeit nicht ablesen konnte, beurteilte er sie nach der Geschwindigkeit über Grund, und da er mit einer zweizylindrigen Maschine mit dem Wind flog, hatte er keinen Druck mehr auf den Rudern. Das Flugzeug bäumte sich auf, torkelte plötzlich und ging auf Sturzflug. Laurie riß sofort den Steuerknüppel zurück und öffnete die Drosselklappe. Der Motor hatte gerade wieder zu dröhnen angefangen, als das Flugzeug auf dem Boden aufschlug. Paul, der sich instinktiv zurückgelehnt und die Füße aufgestemmt hatte, wurde aus dem Sitzgurt gerissen, seine Füße schlugen gegen das Armaturenbrett, und er wurde aus der Kanzel herausgeschleudert. Er fand sich benommen im Gras sitzen und auf das Loch starren, das sein Körper gerissen hatte.

Laurie! Feuer! fuhr es ihm auf einmal durch den Kopf. Du mußt ihn herausholen!

Irgendwie schleppte er sich zum Flugzeug, kroch Zoll für Zoll durch das Loch, streckte die Hand nach Lauries bewegungsloser Gestalt aus, faßte in sein Gesicht und zog seine Hand blutbeschmiert zurück. Laurie blutete aus einer tiefen Wunde am Kopf. Paul riß den Sitzgurt auf, um ihn aus dem Flugzeug zu ziehen. Aber da stellte er fest, daß die Tür verklemmt worden war, als beide Tragflächen abgebrochen waren. Es hatte keinen Zweck. Er bekam die Tür nicht auf. Verzweifelt kämpfte er, um bei Bewußtsein zu bleiben. Dann, als er Leute mit einer Motorspritze kommen sah, verlor er die Besinnung.

Nachdem Paul mit Laurie ins Krankenhaus gefahren worden war, fielen ihm die Mädchen ein, mit denen sie sich verabredet hatten. Pat würde sich ängstigen, wenn sie nicht kamen.

Seine Jacke war mit Blut beschmiert und seine Schuhe zerrissen. Aber seine Füße schienen heil zu sein. Er zog Lauries Schuhe an, fuhr zurück zum Flugplatz, fand dort Lauries Jakke, die er vor dem Flug abgelegt hatte, zog sie über und fuhr zu den Mädchen. Als Pat ihn in Lauries Jacke kommen sah, wurde sie blaß.

»Ist er tot?«

»Nein!«

Paul fuhr mit Pat ins Krankenhaus zurück, wo Laurie noch bewußtlos lag.

Am nächsten Tag waren seine Füße dick wie Luftballons, und er war unfähig, auch nur einen Schritt zu gehen. Aber erstaunlicherweise waren sie nicht gebrochen, und er konnte an Stöcken bald wieder herumlaufen. Anders Laurie, der erst nach zweijährigem Krankenhaus-Aufenthalt so weit wiederhergestellt war, daß er Pat heiraten und wieder auf seinen Posten bei der Luftwaffe zurückkehren konnte.

Bald nach seinem Unfall hinkte Paul Brand in das große chemische Labor, wo er seinen Platz an einem Arbeitstisch mit einer Studentin angewiesen bekam, deren Namen ebenfalls mit B begann. Neugierig blickte er zu dem blonden Mädchen hinüber, das schon in eine Arbeit vertieft war.

»Sehr jung, hübsch, ein bißchen zu ernst«, stellte er bei sich fest.

»Bin gespannt, wie sie aussieht, wenn sie lächelt.«

»Ich bin Paul Brand!« stellte er sich ganz ungezwungen vor.

Ihr Lächeln ließ nichts zu wünschen übrig. Es ließ das junge Gesicht mit dem üppigen Mund aufleuchten und entzündete Funken in den schönen blauen Augen.

»Hallo. Ich heiße Margaret Berry.«

Während der Laborstunde unterhielten sie sich nicht nur über Chemie, sondern auch über persönliche Dinge. Paul erfuhr, daß sie die Tochter eines Arztes in Northwood Hills war, daß sie auch schon manchmal daran gedacht hatte, auf dem Missionsfeld zu arbeiten, und daß sie diesen Chemiekurs schon einmal in einem Polytechnikum belegt, aber nicht die Erlaubnis zum Schlußexamen bekommen hatte, weil sie noch zu jung gewesen sei.

»Wenn ich es dieses Mal nicht schaffe«, sagte sie lächelnd, »gehe ich Teller waschen.«

Als die Stunde zu Ende ging, fiel es Paul ein, daß die Christian Union der Medical School am gleichen Nachmittag eine

Gebetsversammlung hatte. Ein Mädchen, das sich für Mission interessierte, besuchte sicherlich solche Veranstaltungen.

»Kommen Sie mit mir zum p. m. (prayer meeting)?« fragte er.

Ihr Gesicht strahlte.

»Zum p. m. Das klingt interessant. Ich komme gern.«

Sie gingen zusammen hin. An der Tür des Versammlungsraumes drehte sie sich bestürzt um.

»Sagten Sie nicht ein p. m.?«

»Gewiß! Was ist denn? Sieht das nicht wie eine Gebetsversammlung aus?«

»Eine –« Sie lachte, amüsiert und verlegen. »Oh, ich dachte, Sie meinten ein post mortem – eine Sektion!«

Aber im übrigen hatte Paul während seines ersten Semesters wenig Zeit für Dinge, die außerhalb seines Studiums lagen. Da er schon fast acht Jahre aus der Schule war, mußte er sich tüchtig anstrengen, um die große Lücke seines Wissens auszufüllen. Voller Angst und Spannung sah er seinen ersten Prüfungen entgegen. Aber am 12. Dezember konnte er seiner Mutter schreiben:

»Gott sei Dank! Ich bin so dankbar, Dir sagen zu können, daß ich bei allen Prüfungen zumindest der zehntbeste von etwa 80 Leuten war.«

Auf harte geistige Arbeit folgten bei den Medizinstudenten, die in Highbury Park wohnten, oft Ausbrüche tollen Übermuts. Der Anlaß dazu war meist ganz geringfügig. Ben Walkey, ein kleiner, kluger Bursche mit unerschöpflichem Humor und großem musikalischen Talent, spielte Geige, und irgend jemand rief ihm zu: »Hör auf, Ben!« Ben weigerte sich. »Nein!« Dann warf jemand anderes mit irgendeinem Gegenstand nach ihm, und die Keilerei begann. Es wurden Waffen jeder Art gebraucht, mit Vorliebe Nachtgeschirre, um sich gegenseitig durch die Treppenschächte mit Wasser zu begießen. Während dieser Balgereien wurden immer irgendwelche Schäden im Haus angerichtet, und hier war Paul, der Maurer-Zimmermann, sehr gefragt, und seine Beliebtheit stieg ins Unermeßliche.

Eines Tages mußte er sein ganzes Können einsetzen. Da

er selbst das Opfer eines Angriffs war, flüchtete er in sein Zimmer, schlug die Tür hinter sich zu und stemmte sich mit dem Rücken dagegen. Aber das ganze Haus war gegen ihn. Die Tür mitsamt dem Rahmen und einem Teil der Mauer wurde nach innen gedrückt und er selbst unter den Trümmern begraben. Wie gewöhnlich wurden sofort alle Feindseligkeiten eingestellt, als man sah, was man angerichtet hatte. Geheimboten wurden ausgesandt, die Backsteine, Gips, Bretter und Ölfarbe besorgten. Aber der Fall sah ziemlich hoffnungslos aus. Türrahmen und Wand konnten wiederhergestellt werden, aber nicht die zerfetzte Tapete. Da entdeckte Paul einen kleinen Schrank, der mit der gleichen Tapete beklebt war. Er und ein paar Freunde verbrachten die Nacht damit, die Tapete abzulösen und wieder so zusammenzusetzen, daß die frischgemauerte Wand davon bedeckt war. Am Morgen war der ganze Schaden behoben.

Paul bestand die Prüfung nach dem ersten Semester als Zweiter, Margaret Berry als Beste. Ihr Vater, Dr. Berry, den Paul bei seinen Wochenendbesuchen in ihrem Elternhaus sehr schätzengelernt hatte, verlangte viel von seinen Kindern. Als Sohn eines armen Tuchhändlers hatte er sich jeden Groschen abgespart, um Apotheker zu werden, dann mit seinem Verdienst als Apotheker Medizin studiert und seinen Verdienst als praktischer Arzt dazu benutzt, sich als Spezialist auszubilden. Im Ersten Weltkrieg hatte er in Deutsch-Ostafrika gedient und ein paarmal südafrikanische Häfen besucht. Nach dem Krieg hatte man ihn gebeten, wieder dorthin zurückzukehren, und 1921 war er medizinischer Beamter des Gesundheitsdienstes im Oranje-Freistaat geworden. Dort war er geblieben, bis seine drei Töchter alt genug waren, um in England zu studieren. Er hatte sich zwar immer gegen den strengen presbyterianischen Kult aufgelehnt, in dem er erzogen worden war, stellte aber an sein moralisches Leben ebenso hohe Anforderungen wie an seinen Intellekt. In Süd-Afrika hätte er seinen Posten beinahe verloren, weil er in seiner übergroßen Gewissenhaftigkeit und Aufrichtigkeit öffentlich eine schwache Stelle in den Hygienevorschriften bemängelt hatte. An seine Kinder stellte er gleichhohe Forderungen. Kein

Pfennig, keine Sekunde durfte vergeudet werden. Wenn es Gold-Medaillen zu gewinnen gab, erwartete er selbstverständlich, daß sie sie gewannen.

Paul hatte Margaret gern. Aber bisher hatte er weder Zeit noch Neigung gehabt, ihr näherzukommen. Im zweiten Jahr ihres gemeinsamen Studiums wurden sie plötzlich auseinandergerissen. Der Frieden, um den sich Chamberlain in München so bemüht hatte, zerplatzte, als die Deutschen am 1. September 1939 in Polen einmarschierten. Fünf Tage später schrieb Paul an seine Mutter aus dem neuen Nethania. »Wir haben jetzt seit vier Tagen Krieg, aber in London merkt man nicht viel davon. Das einzige Ungewöhnliche ist, daß es nachts völlig dunkel ist und daß jeder eine Gasmaske mit sich herumträgt. Wir hatten zwei Luftwarnungen, aber noch keine Luftangriffe. Im College haben wir einen sehr gemütlichen Luftschutzkeller, einen Kohlenkeller, der durch Balken verstärkt und wie ein Wohnzimmer ausgestattet worden ist, mit elektrischem Licht, Tapeten, Sesseln usw. Aber in zwei Wochen werde ich nach Cardiff fahren und dort weiterstudieren müssen. Ich gehe nicht gern von den Tanten fort, doch es läßt sich nicht ändern.«

Die ganze Medical School wurde evakuiert, die Mädchen nach Sheffield, die jungen Männer nach Cardiff. Hier studierte Paul während des ersten Jahres des »Sitzkrieges« ohne Unterbrechung weiter, beschäftigte sich intensiv mit Anatomie und Physiologie und vertiefte sich – in einer Welt, die plötzlich rasend geworden zu sein schien – in die Wunder des menschlichen Körpers.

»Es ist einfach faszinierend!« sagte er zu John Harris, Onkel Berties Sohn, der zehn Jahre jünger war als er. »Du solltest nur einmal sehen, wie sich zum Beispiel an der Hand sowohl die oberen als auch die tiefen Beuge- oder Strecksehnen nach Austritt aus dem Bändertunnel auf die einzelnen Finger wieder verteilen. Ich sage dir, es ist ein Wunder!«

Der Junge starrte ihn an, ohne den Sinn der Worte recht zu verstehen, war aber so beeindruckt von den leuchtenden Augen und der glühenden Begeisterung seines Vetters, daß dieses Erlebnis sein ganzes Leben — auch er wurde Missionsarzt — bestimmte.

»Wir sezieren wieder«, schrieb Paul aus Cardiff an seine Mutter. »Mein ganzes Sektions-Team ist hier, mit Ausnahme der Frauen. Die Ärmsten sind nach Sheffield geschickt worden, einem fürchterlichen Ort. Sie haben nur wenig Lehrkräfte. Ich selbst wohne hier ganz herrlich. Mrs. Morgan ist eine reizende alte Dame, sehr walisisch, sehr christlich, sehr taub und sehr baptistisch. Sie hat ein mindestens einen halben Meter langes Hörrohr, das sie einem ins Gesicht stößt, wenn man mit ihr spricht.«

Mrs. Morgan war sehr wohlhabend und hätte vor dem Kriege niemals daran gedacht, zahlende Gäste bei sich aufzunehmen. Jetzt betreute sie Paul und mehrere andere Studenten mütterlich und großzügig. Als sie hörte, daß Pauls Mutter Missionarin war, weigerte sie sich, auch nur einen Pfennig Miete zu nehmen, bis sie schließlich auf sein Drängen einwilligte, die Hälfte der dreißig Schillinge zu nehmen, die er für eine Woche bezahlt hatte.

Aus Angst vor Bombenangriffen und davor, daß sie nachts im Nachthemd auf die Straße laufen müßte, zog sich Mrs. Morgan immer völlig an. Außerdem nähte sie sich noch eine geräumige Tasche in einen ihrer Unterröcke, in der sie ihre sämtlichen Wertgegenstände unterbrachte: die große Familienbibel, ein Ersatzhörrohr, eine Ersatzbrille, all ihre Schlüssel, ihre Lebensmittelkarten und ihr Bargeld. Wenn sie zum Fleischer ging, mußte sie manchmal, um ihre Lebensmittelkarten aus den tiefsten Tiefen ihrer Tasche zu holen, alles andere herausnehmen und auf den Ladentisch legen, während sich hinter ihr eine lange Schlange wartender Kunden bildete. Aber bei all ihrer Exzentrizität übte Mrs. Morgan einen guten Einfluß auf Paul aus. Wegen seiner Beziehungen zur Mission wurde er ihr besonderer Schützling. Er machte ihr aber auch manchen Kummer; denn in diesem Jahr ging er so viel mit Mädchen aus und war auch so wenig interessiert an religiösen Dingen wie während seines ganzen übrigen Studiums nicht.

»Er ist ein bißchen zu hübsch«, sagte »Großmutter« Morgan zu Margaret, als im nächsten Jahr die Mädchen an Stelle der jungen Männer nach Cardiff kamen und Margaret sich auf Pauls Anraten bei Mrs. Morgan einquartiert hatte. »Ich fürchte, er wird viel Schwierigkeiten mit Frauen in seinem Leben haben.« Margaret lachte.

»Vielleicht! Alle meine Kommilitoninnen waren in ihn verliebt.«

Mrs. Morgans kleine helle Vogelaugen sahen sie listig an. Sie hielt Margaret ihr Hörrohr hin und sagte:

»Du bist gar nicht in ihn verliebt, mein Kind?«

Diesmal klang Margarets Lachen etwas gezwungen.

»Ich – ich war es wohl einmal. Aber ich bin dankbar, daß es vorüber ist. Wir sind gute Freunde.«

»Hm!« war Mrs. Morgans einziger Kommentar.

Es war nicht ihre Schuld, daß Pauls Interesse an Glaubensdingen jetzt geringer war als vorher. Sie hielt jeden Morgen in ihrem Zimmer eine Andacht und erwartete, daß jedes Mitglied der Gruppe daran teilnahm.

Als Paul im Juni 1940 wieder in London war, begann er mit der klinischen Arbeit in einer chirurgischen Abteilung. Aber das war keine Ausbildung mehr. Der »Sitzkrieg« war zu Ende. Frankreich war besiegt, und es folgte die zermürbende Zeit des Luftkriegs um England. Die Studenten waren kaum zurückgekommen, als die deutschen Luftangriffe auf London begannen. Der Osten Londons ging in Flammen auf. Die Docks wurden völlig demoliert. Fast jede Nacht fielen Bomben rings um das Krankenhausgelände.

Schnell wurde das Krankenhaus in ein Unfall-Lazarett verwandelt. Die Hauptabteilungen wurden evakuiert und die Operationssäle ins Untergeschoß verlegt. Jeden Tag brachten Busse die Verunglückten des vorhergehenden Tages aufs Land, um Raum zu schaffen für die Opfer der nächsten Nacht. Die Medizinstudenten waren bald voll eingesetzt und hatten jede Nacht Dienst. Nach ihrer regelmäßigen Tagesarbeit in den Kranken- und Operationssälen versuchten sie zwischen Tee und Abendbrot ein wenig zu schlafen, um dann die Patienten nach ihren Verletzungen einzuteilen, Knochenbrüche zu versorgen und Bluttransfusionen zu machen. Manchmal fingen sie vor Mitternacht an bei Operationen zu assistieren, die von schichtweise sich abwechselnden Chirurgen an vier Operationstischen bis in die frühen Morgenstunden vorgenommen wurden. Dann legten sie sich bis zum Frühstück eine Stunde hin. Die meisten Verwundeten waren durch einstürzende Häuser oder Glasscherben verletzt. Paul verbrachte viele Stunden damit, kleine Glassplitter aus Brustkästen, Eingeweiden, Armen, Beinen, Füßen und Händen zu entfernen. Dabei galt sein Interesse immer wieder ganz besonders der menschlichen Hand. Wie schön und vollkommen, welch ein auserlesenes Werkzeug war sie! Und doch so furchtbar leicht verwundbar!

Das Krankenhaus wurde nicht verschont. Eines Nachts brannte die University-College-Bibliothek, die drittbeste in England, völlig aus. In einer anderen wurde die große Halle zerstört. Eine Bombe ging neben dem Heim der Ärzte nieder und machte es unbewohnbar.

»Es ist seltsam, wie man sich an all das gewöhnt«, schrieb Paul kurz nach Weihnachten 1940 an seine Mutter. »Wir kümmern uns gar nicht darum, und die Unterhaltung wird von dem Brüllen der Flugzeuge oder dem Krachen der Abwehrgeschütze, von dem die ganze Einrichtung rasselt, kaum unterbrochen.«

Aber nach einem ganz besonders schweren Angriff auf das Krankenhaus wurden sämtliche Studenten wieder evakuiert. Paul war unter denen, die in das Stanborough-Hospital in Watford geschickt wurden. Hier blieb er fast zwei Jahre und machte seine klinischen und chirurgischen Semester. Obwohl der Lehrkörper reduziert und die Möglichkeit, Bücher in einer Bibliothek einzusehen, gering war, wurde die Ausbildung durch den Krieg nur wenig beeinträchtigt.

Es war eine Zeit intensiven Lernens. Sir Thomas Lewis, der große Physiologe und Herzspezialist, und Dr. Kellgrin, der später wegen seiner Forschungen über Ursache und Empfindung des Schmerzes berühmt wurde, lehrten und arbeiteten dort, und durch sie wurde Paul zum erstenmal aufmerksam auf ein Gebiet, das ihn später leidenschaftlich interessieren sollte: Physiologie und Mechanismus, Natur und Kontrolle des Schmerzes.

Aber sein Leben bestand nicht nur aus akademischer Arbeit. In seiner Freizeit betätigte er sich auch manchmal als Koch. Was er im Krieg sehr entbehrte, war Marmelade, von der jeder monatlich nur ein Glas bekam. Paul zerschnitt Apfelsinenschalen, gab Äpfel und seine ganze Zuckerration dazu und kochte eine annehmbare Mischung, mit der er dann auch seine Kommilitonen beglückte.

Wirklich gute Freunde hatte er nur wenige. Nur einigen Menschen hatte er jede Seite seines Wesens zeigen können. Einer davon war seine Kusine Nancy Robbins, ein anderer Laurie Kurht. Und es sollte viele Jahre dauern, bis John Webb als dritter hinzukam.

Vielleicht war dieses Gefühl der Isolation der Grund gewesen, warum er sich scheute, ein engeres Verhältnis mit einem Mädchen anzuknüpfen; das und die Erinnerung daran, was das völlige Sich-Verlieren in einen anderen Menschen bei seiner Mutter angerichtet hatte. Aber jetzt fühlte er ein wachsendes Bedürfnis nach solch einem Sich-Verlieren. Es war ein Teil des Lebens, unausweichbar. Und er wurde bald dreißig.

Margarets und seine Wege hatten sich getrennt. Von ihrem ehrgeizigen Vater angespornt, hatte sie sich innerhalb von sechs Monaten auf das F.R.C.S.-Examen (F.R.C.S. = Fellow of the Royal College of Surgeons) vorbereitet, es aber nicht bestanden. Dann kehrte sie wieder in die klinische Ausbildung zurück, und so trafen sie sich nur selten.

Mrs. Morgan bildete das stärkste Bindeglied zwischen ihnen, und sie war entschlossen, es noch fester zu schweißen. Selbst die Liebe zu ihrem eigenen Sohn, der Margaret liebte, ließ sie in ihrer Überzeugung nicht wankend werden, daß Margaret und Paul füreinander geschaffen waren.

»Er braucht jemand, der sich um ihn kümmert«, sagte sie zu Margaret. »Und Sie sind die einzige, die das tun kann.«

»Sie ist das richtige Mädchen für Sie«, sagte sie zu Paul. »Sie sollten sie heiraten.«

Beide lachten nur. Aber Mrs. Morgan sorgte dafür, daß die Verbindung nicht abbrach.

Wieder liefen ihre Wege zusammen. Es war Anfang 1942.

Beide arbeiteten im Krankenhaus, Paul in der Gynäkologischen Abteilung, Margaret in der Unfall-Station.

Eines Abends leitete sie eine Versammlung der Christian Medical Student's Association und forderte Paul während der Diskussion impulsiv zum Sprechen auf. Nach der Versammlung ging er mit ihr nach Hause, und auf dem Heimweg entdeckte er, daß sie beide nicht nur viele gleiche Probleme und Interessen hatten, sondern daß sie eine Frau war, und eine sehr liebenswerte Frau. In der kalten nebligen Nacht im verdunkelten London fühlten sie sich eingehüllt in die Wärme einer neuen Vertraulichkeit.

Aber noch immer band sich Paul nicht. Ganz sachlich versuchte er sich darüber klarzuwerden, was er vom Leben erwartete, wen er sich in sein Heim, und vor allem, wen er sich als Mutter seiner Kinder wünschte. Immer deutlicher spürte er, daß nur ein Mensch in Frage kam: Margaret.

Auch sie war vorsichtig geworden, nachdem sie es schon einmal bereut hatte, sich Hoffnung gemacht zu haben. Aber in den folgenden Wochen nahmen beide jede Gelegenheit wahr, zusammen zu sein.

Es war Mai, der heißeste Monat in Indien, als ein Brief seinen Weg in die Kolaryans nahm, wo Evelyn Brand ihre Ferien verbrachte.

»Das einzige, was sich geändert hat«, schrieb Paul mit dem Übermut des kleinen Jungen, der einst auf dem benachbarten Berg herumgetollt hatte, »ist, daß ich Margaret gewonnen habe! Es passierte eines Tages, als ich nach Northwood gefahren war, um einen Abend bei den Berrys zu verbringen. Margaret und ich machten einen Spaziergang und setzten uns auf einen Zauntritt und redeten und redeten. Und dann fragte ich: ›Willst du?‹, und sie sagte: ›Ja‹. – Ich bin nie vorher so wirklich glücklich gewesen wie seit diesem Augenblick.«

Bei einer kleinen Sturmlaterne las Evelyn Brand die Zeilen wieder und wieder und versuchte sich ein geliebtes Gesicht vorzustellen, das sie seit sieben Jahren nicht gesehen hatte, und ein anderes, blauäugig und jung und lieblich, das sie noch nie gesehen hatte, – und weinte ein wenig, während sie Worte des Dankes zu Gott emporschickte.

7

Wie konnte es nur so viel heitere Ruhe in einer wahnsinnig gewordenen Welt geben! In dem friedlichen Wye Valley dachte man selbst beim Dröhnen nahender Flugzeuge nicht an Instrumente des Todes, sondern an beschwingte Träume. London mit seinen Schreckensnächten, seinen Trümmern und seinen verstümmelten Leibern schien in einer anderen Welt zu liegen und nicht nur hundert Meilen entfernt zu sein. Acht herrliche Tage verbrachten Paul und Margaret im Juni 1943 nach ihrer Hochzeit damit, in Sonne, Nebel und Regen – meistens im Regen! – herumzustromern, die wunderbare Umgebung von Wye zu erkunden und die gleich wunderbare, aber unendlich kompliziertere Welt zweier plötzlich ineinander aufgehender Persönlichkeiten.

Sie machten Zukunftspläne, beteten viel und diskutierten viel. Beide hatten gerade acht Tage vor ihrer Hochzeit ihr Staatsexamen gemacht. Sollten sie in den Missionsdienst gehen, und wenn, wohin? Aber diese Entscheidung lag noch in weiter Ferne. Paul mußte jetzt erst einmal mit seiner Einberufung zum Militärdienst rechnen. Sollte er sich um Auslandsdienst bei der Luftwaffe bewerben? Oder eine Arztstelle in England annehmen, was vorläufige Freistellung bedeutete? Und was sollte Margaret tun? Sie mußte entweder irgendeine Arztstelle annehmen, oder sie wurde zum Heeresdienst einberufen. Und wie wollten sie es mit den Finanzen machen, die im Augenblick aus ungefähr zehn Schilling bestanden?

Sie sprachen gerade über dieses Problem, als Margaret eine weniger liebenswerte Neigung ihres Mannes entdeckte.

Sie waren längere Zeit an Eisenbahnschienen entlang gelaufen und konnten plötzlich nicht weiter.

»Ich weiß einen schönen Abkürzungsweg zu unserer Wohnung«, sagte er. »Komm, ich zeige ihn dir.«

Gehorsam folgte ihm Margaret auf einem riesigen Umweg, dessen Schönheiten sie mehr hätte würdigen können, wenn es nicht geregnet und sie nicht ihre besten Ausgehsachen angehabt hätte. Schließlich kamen sie an einen kleinen Fluß, den sie überqueren mußten. Sie hatten zwei Möglichkeiten: entweder hindurchschwimmen oder über einen Baum hinüberklettern.

»Komm!« sagte Paul seelenruhig. »Es ist ganz einfach.«

Er begann sich wie ein Affe von Ast zu Ast zu schwingen und sah sich nur gelegentlich um, ob sie ihm folgte. Nachdem sie erst einmal entsetzt nach Luft geschnappt hatte, tat sie das auch, obwohl sie jeden Augenblick fürchtete, ins Wasser zu fallen.

Es war das erste von vielen Erlebnissen, bei dem sie Pauls geliebte »Abkürzungswege« mitging.

Sie hatten allen Grund, die wenigen Tage friedlichen und ungestörten Zusammenseins zu schätzen. Erst Jahre später, in einem anderen Land, würden sie wieder ein Heim für sich allein bekommen. Paul arbeitete weiter als Chirurg in der Unfallabteilung eines Londoner Krankenhauses, während Margaret in die Arztpraxis ihres Vaters in Northwood eintrat. Nur einmal alle vierzehn Tage konnten sie ein Wochenende miteinander verleben.

Dr. Berry forderte Paul auf, auf das F.R.C.S.-Examen hinzuarbeiten. »Gut!« sagte Paul. »Ich werde es versuchen.«

Das Examen bestand aus zwei Teilen, den Anfangs- und Schlußprüfungen. Die Anfangsprüfungen in Anatomie und Physiologie waren die erste große Hürde. Gewöhnlich endeten hier schon alle Bemühungen.

»Wenn ich sie bestehe, werde ich weitermachen«, sagte sich Paul.

Seine Lehr- und Unfalltätigkeit ließen ihm wenig Zeit zum Studium. Als die Zeit des Examens immer näherrückte, nahm er sich zwei Wochen Urlaub. Eine Woche verbrachte er in der Medical School, die jetzt in ein neues Gebäude im Süden von London evakuiert worden war, und bat einige seiner alten Lehrer, ihm Einzelunterricht zu geben. Er nahm auch Privatstunden bei einem Professor der Physiologie, sezierte, nahm an Sonderseminaren und -vorlesungen teil und arbeitete die ganze Nacht. Dann fuhr er eine Woche nach Hause und studierte morgens, nachmittags und abends, las und las und stopfte sich den Kopf voll mit Tatsachen. Normalerweise verachtete er Büffler, Intellektuelle, die sich in Bücher vergruben und aufgrund ihres guten Gedächtnisses ihr Examen bestanden. Aber für die Anfangsprüfungen des F.R.C.S.-Examens zu büffeln war legitim, da man das Wissen brauchte, um sie zu bestehen. Am Ende der beiden Wochen ging Paul Brand zum Examen mit steifgehaltenem Kopf, vorsichtig, um nicht zu stolpern und sein Gehirn nicht zu erschüttern, damit das angehäufte Wissen nicht herauspurzelte. Er setzte sich an sein Pult, schlug sein Heft auf, — und nun durfte es herauspurzeln. Da es ein Kriegsjahr war, wurden höhere Ansprüche gestellt. Nur elf der mehr als hundert Anwärter bestanden. Und — oh, Wunder! — Paul Brand war einer von ihnen. Nun mußte er noch das Schlußexamen machen!

Aber im folgenden Jahr gab es noch weniger Zeit zum Studieren. Im Frühjahr 1944 wurde er chirurgischer Stationsarzt im Kinderkrankenhaus in der Great Ormond Street, dem alten Findelhaus von London, einem der besten Kinderkrankenhäuser der Welt. Im Frieden wäre es für solch einen blutigen Anfänger schwierig gewesen, dort anzukommen. Aber die Erfahrungen, die er in der Unfallabteilung des University College Hospital gesammelt hatte, sprachen bei seiner Anstellung entscheidend mit. Denn das Untergeschoß des noch nicht ganz fertigen Gebäudes bildete ein ideales Unfallzentrum für diesen Teil Londons. Mit anderen jungen Ärzten in einem Flügel des Hauses wohnend, hatte Paul Brand oft Tag und Nacht zu tun. Unter der Leitung von berühmten Spezialisten hatte er in der Hauptsache Kinder zu operieren, und die Erfahrung, die er in einem Kriegsjahr sammelte, entsprach der von zehn Friedensjahren. Während am Tag meist Routinearbeiten gemacht werden mußten, besonders orthopädische Chirurgie an Klumpfüßen und angeborenen Hüft-Dislokationen, mußten nachts verstümmelte Kinderkörper in grauenhaft endloser Zahl operiert werden. Intermezzos des Schreckens, wenn die ganze Stadt einer Massenvernichtung anheimzufallen schien.

In einer dieser schlimmsten Nächte wurde sein Sohn Christopher geboren. Margaret war im Royal Northern Hospital, ein paar Meilen von der Great Ormond Street entfernt. Paul hatte nachmittags mit ihr Tee getrunken und war dann an seine Arbeit zurückgekehrt. Die Wehen hatten zwar schon eingesetzt, aber die Geburt war wahrscheinlich erst in einigen Stunden zu erwarten. Niemals waren die Bombenangriffe so schwer gewesen! Und die meisten Einschläge, die schlimmsten Explosionen erfolgten gerade in der Gegend des Royal Northern Hospital. Doch Paul hatte keine Zeit, an sein eigenes Kind zu denken. Die zerschmetterten Knochen und zerfetzten Körper von hundert anderen Kindern nahmen seine ganze Aufmerksamkeit in Anspruch.

Kurz vor Morgengrauen fiel er ganz erschöpft in Schlaf. Als er sich ein paar Stunden später wieder ankleidete, bemerkte er einen kleinen Zettel auf seinem Tisch.

Er nahm ihn auf.

»Ich soll Ihnen sagen, daß Sie Vater eines strammen, gesunden Jungen geworden sind.«

Die Nachtschwester hatte die Botschaft entgegengenommen, aber nicht das Herz gehabt, ihn zu wecken.

Paul Brand legte die zwei Meilen in einer Rekordzeit zurück. Bomben waren ganz in der Nähe vom Royal Northern Hospital niedergegangen, aber das Krankenhaus war nicht beschädigt worden.

Voll Freude und tiefer Dankbarkeit Gott gegenüber begrüßte er seine Frau und seinen gesunden kleinen Sohn.

Mit der Geburt des kleinen Christopher änderte sich nicht viel im Arbeitsplan seiner Eltern. Da Großmutter Berry bei seiner Betreuung half, konnte Margaret ihre Tätigkeit in der väterlichen Praxis bald wieder aufnehmen. Paul arbeitete nach wie vor im Kinderkrankenhaus und hatte nur selten ein Wochenende frei, um seine Familie zu besuchen, und auch dann unterstützte er noch seine Frau und seinen Schwiegervater bei der Behandlung von Patienten.

Bis zum Herbst 1944 kannten sie kein geregeltes Familienleben. Dann aber fuhren sie mit Christopher zu einem kurzen Urlaub nach Bromley, wo ihnen Tante Lillie ein kleines Haus vermietet hatte. Es war eine fast friedliche Atempause; denn die Bombenangriffe auf London hatten beinahe ganz aufgehört. Leider war es nur eine Atempause.

Eines Abends, als sie in dem kleinen Garten saßen, hörten

sie plötzlich ein starkes Dröhnen in der Luft. Dann sahen sie zu ihrem Entsetzen winzige flugzeugähnliche Gebilde mit flammenden Schwänzen ganz niedrig über das Haus dahinfliegen.

Sie stürzten ins Haus. Gleich darauf hörten sie, selbst aus dieser Entfernung von London, fürchterliches Krachen und sahen, das der Himmel sich dort, wo die Stadt sein mußte, von wildem Feuerschein rötete: Die ersten V-Bomben hielten furchtbare Ernte.

Die kurze Atempause war zu Ende. Schnell packten sie ihre Koffer und eilten zurück nach London.

Es begann eine Schreckenszeit, wie sie sie schlimmer noch nicht erlebt hatten. Verunglückte wurden zu Hunderten in das Ormond Street Hospital eingeliefert; denn die V-Bomben fielen hageldicht, und im Anfang konnte man sich nicht dagegen wehren. Die Wache auf dem Dach des Krankenhauses sah sie schon meilenweit anfliegen und konnte, da sie immer in gerader Richtung flogen, genau sagen, wohin sie steuerten. Kamen sie direkt auf das Krankenhaus zu, wurde die Alarmglocke geläutet. Sofort suchten alle, die nur irgend konnten, Deckung. Schwestern trugen die Babys aus den Isolierräumen, in denen sie bis zum letzten Augenblick bleiben sollten, in die Korridore und, wenn die Gefahr vorüber war, wieder zurück. Das ging Nacht für Nacht: Fliegeralarm, Beobachten, Alarmglocke läuten, Kinder in die Korridore tragen, Horchen auf den rasselnden Ton, die Spannung, wenn er zu hören war, die furchtbarere Spannung, wenn er plötzlich aussetzte — was bedeutete, daß der Brennstoff der Bombe zu Ende war und jedermann, einschließlich des Wächters auf dem Dach, Deckung suchte —, dann tödliche Stille und weiter warten; denn vor dem Herabfallen zögerte die Bombe einen kurzen Augenblick. Mehr als einmal hörten sie sie auf ihrem Weg nach unten leise schwirren . . .

Alles rundherum wurde getroffen, nur das Krankenhaus nicht.

Während in London die Hölle los war, lebten die Tanten ein paar Meilen entfernt in Carlton Hill ihr ruhiges Leben weiter. Christopher bekam zwei Zähnchen, dann wieder zwei.

Er lernte »winke-winke« machen und, wenn ihn jemand an einer Hand festhielt, mit großen Schritten und jubelndem Geschrei laufen.

Und Connie?

Sie war erstaunt, als David Wilmhurst ihr einen Brief aus seiner neuen Missionsstelle in Nigeria schrieb. Auch Paul war überrascht. Sein Freund hatte bei seinen Besuchen in Nethania nie ein tieferes Interesse gezeigt. Connie, die glaubte, David fühle sich nur einsam, antwortete ihm unbefangen. Aber immer häufiger kamen Briefe, die immer persönlicher wurden. David war, wie es schien, Connies Reizen gegenüber durchaus nicht gleichgültig gewesen, nur zu schüchtern, um seine Gefühle zu zeigen. Sie hatten vieles gemeinsam, waren beide ernste Christen, die sich ganz dem Dienst in der Mission widmeten. Ergebnis: Sie verliebten sich ineinander durch ihren Briefwechsel, und Connie fuhr lachend, weinend und hoffend nach Afrika, um dort zu heiraten und auf dem Missionsfeld zu arbeiten.

Paul wünschte, seine eigene Zukunft könnte so einfach geregelt werden wie die Connies. Sein Jahr in der Great Ormond Street ging jetzt bald zu Ende, und er mußte mit der Einberufung zum Militärdienst rechnen. Die britische Luftwaffe baute eine starke Streitmacht in Indien auf und würde Ärzte brauchen. Sollte er sich bewerben? Oder sollte er ein zweites Jahr in Great Ormond Street bleiben, wo er noch dringend gebraucht wurde? Zudem bedrückte es ihn, daß er die Schlußprüfung für das F.R.C.S.-Examen, zu der er sich auf den Rat eines seiner Chefs hin schon ein Jahr nach der Aufnahmeprüfung gemeldet hatte, nur zum Teil bestand. Es konnte Jahre dauern, bis er so viel Erfahrung sammeln konnte, um es noch einmal zu versuchen.

Er fand eine vorläufige Lösung seines Problems, indem er sich bei der britischen Luftwaffe bewarb und auf Abruf in der Great Ormond Street weiterarbeitete.

Dann kam ein überraschendes Angebot: die Stelle eines Assistenten in der chirurgischen Abteilung seines alten Universitäts-Krankenhauses. Was für eine Gelegenheit! Unter Prof. Pilcher, einem der besten Chirurgen Londons, arbeiten dürfen, noch einmal sein F.R.C.S.-Examen versuchen, noch ein Jahr bei seiner Familie bleiben können! Die Frage war nur, ob das Central Medical War Committee mit seinem Wechsel von einem Krankenhaus ins andere einverstanden war. Er bewarb sich um die Stelle, und das Unerwartete geschah. Vielleicht wurde die Stelle an dem University College Hospital für besonders wichtig angesehen, und man glaubte, daß er mit der Erfahrung, die er in den Unfallstationen gesammelt hatte, in einem Zivilkrankenhaus mehr nützen konnte als in einem Militärkrankenhaus.

»Sie haben mich freigegeben!« sagte Paul seiner Frau fast ehrfürchtig durchs Telefon. »Das Komitee hat dem University College Hospital mitgeteilt, sie könnten mich für ein Jahr haben. Ich kann es noch gar nicht fassen.«

Dieses Jahr als Schüler und Assistent von Professor Pilcher, der wegen seiner hervorragenden Operationstechnik bekannt war, hatte unschätzbaren Wert für Paul Brand. Da es auf der chirurgischen Abteilung nur wenig Ärzte gab, operierte er fast ununterbrochen Schnitt-, Schuß- und Rißwunden von Schwerverletzten, die zum Teil aus Dünkirchen und Bordeaux nach England gebracht wurden. Besonders interessierte ihn dabei die Wiederherstellung zerrissener Nerven und Sehnen, ein Eingriff, der sehr häufig vorgenommen werden mußte, vor allem an Händen und Füßen.

Inzwischen war seine Mutter nach England zurückgekehrt. Sie war fast zehn Jahre in Indien gewesen, und Paul hatte geglaubt, dieses Mal besser auf die Veränderungen vorbereitet zu sein, die diese lange Zeit bewirkt haben mochte. Aber Evelyn Brand war immer unberechenbar. Die zehn Jahre hatten sie nicht altern lassen. Sie hatten sie zeitlos gemacht. Sie sah aus wie damals mit fünfundfünfzig: schmächtiger Körper, hageres Gesicht, kurzes, glattes graues Haar, das aus Nützlichkeitsgründen durch ein Band zurückgehalten war, junge, prüfende Augen. Mit achtzig würde sie bestimmt noch genauso aussehen.

Evelyn Brand machte dem Missionsausschuß Kopfzerbrechen. Da sie das Pensionsalter erreicht hatte, erwartete man natürlich, daß sie sich nun zurückziehen würde. Aber nein!

»Schicken Sie mich nur für ein Jahr zurück!« bettelte sie. »Ich verspreche, keine weiteren Ansprüche an den Ausschuß zu stellen.«

Und da sie seit einigen Jahren auf ihr winziges Gehalt verzichtet hatte und das kleine Erbe von ihrem Vater dazu benutzte, ihre Arbeit zu finanzieren, hielt der Ausschuß seine gewöhnlichen Argumente, daß das ein »Präzedenzfall« sei, daß es »Gesetze« gebe und daß das »noch nie dagewesen« sei, für nicht ganz zutreffend. Denn Evelyn Brand war ein echter Präzedenzfall. Sie hatte ihr ganzes Leben lang Gesetze übertreten, indem sie Dinge tat, die noch nie dagewesen waren. Widerstrebend willigte der Ausschuß ein.

»Dein Vater und ich«, so erklärte sie Paul, »hatten uns vorgenommen, den Leuten auf fünf Gebirgszügen die Frohe Botschaft von Christus zu bringen. Die Kollis waren die ersten, dann kamen die Kolaryans, dann die Patchas. Wenn mir Gott Zeit gibt, werde ich zu ihnen allen gehen. Versuche nicht, mich davon abzuhalten!«

Paul versuchte es nicht. Im Gegensatz zu seinen Tanten, seinem Onkel, einigen Kusinen und den meisten Mitgliedern des Missionsausschusses wußte er genau, wie seine Mutter empfand. Denn er hatte auf den Kollis neben seinem Vater gestanden und mit ihm auf all die Bergketten geschaut. Er beneidete seine Mutter, die genau wußte, was sie wollte und wohin sie gehen wollte, und wünschte sich nur, daß sein eigenes Lebensziel sich auch so klar abzeichnen möchte.

Und dann kam plötzlich aus heiterem Himmel ein Telegramm.

»In Vellore wird dringend ein Chirurg gebraucht. Können Sie sofort auf kurzfristigen Vertrag kommen? Cochrane.«

Sprachlos vor Überraschung gab Paul es seiner Frau.

»Cochrane?« sagte sie stirnrunzelnd.

Paul dachte angestrengt nach.

»Der Name klingt mir vertraut. Ah, ich weiß: Livingstone! Dr. Robert Cochrane war einer unserer Professoren. Experte auf dem Gebiet der Tropenkrankheiten.«

»Und Vellore?« fragte Margaret weiter.

»Ich glaube, es ist ein großes medizinisches Zentrum in

Süd-Indien, das von verschiedenen Missionen unterstützt wird. Aber wie kommt es, daß er mich herauspickt?«

Er würde es besser verstanden haben, wenn er eine Unterhaltung gehört hätte, die einige Monate vorher in Indien zwischen seiner Mutter und Dr. Cochrane stattgefunden hatte.

»Würden Sie Interesse daran haben, daß mein Sohn nach Vellore käme?«

»Nur wenn er sein F.R.C.S. hat!« hatte Dr. Cochrane geantwortet.

»Das hat er!« hatte Evelyn triumphierend erwidert.

»Indien verändert sich wahrscheinlich so schnell«, fuhr Paul fort, »daß die medizinischen Schulen der Mission in einer schlimmen Lage sind. Die Unabhängigkeitserklärung steht vor der Tür, und die Ansprüche wachsen. Sicherlich werden dringend Ärzte gebraucht.«

Margaret beobachtete ihn, wie er auf und ab lief und seine Worte dadurch unterstrich, daß er die Fäuste nachdrücklich in die Taschen stieß. »Dringend!« wiederholte er mit noch größerer Betonung.

Als er sich zu ihr umwandte, sah sie seine Augen. Sie hatten nicht das gewohnte leuchtende Grau, sie waren dunkel, fern, als ob sie sich auf Räume tief innen oder weit weg konzentrierten.

»Du willst gehen, nicht wahr?« fragte sie leise.

Sein Blick kam zurück. Er lachte fast verschämt.

»Es ist unmöglich.«

»Warum?«

»Aus vielen Gründen. Zum Beispiel erwarten wir ein Kind.«

»Ich erwarte ein Kind«, verbesserte sie. »Und ich werde es wahrscheinlich bekommen, ob du nun in London, im Fernen Osten oder in Indien bist.«

»Trotzdem, es kommt gar nicht in Frage«, sagte Paul kurz. »Es ist nicht ausführbar.«

»Es sei denn, Gott will es!« erwiderte Margaret ruhig.

Paul schrieb an Dr. Cochrane, postwendend bekam er einen Brief, in dem stand: »Ich möchte mich um die und die Zeit mit Ihnen unter der Uhr am Victoria-Bahnhof treffen.« Paul ging aus Höflichkeit hin. Ein junger Arzt, auf dessen Diplom die Tinte noch nicht trocken war, ließ Ärzte vom Rufe eines Robert Cochrane nicht unter einer Uhr warten.

»Das muß ja ein sehr entschiedener Herr sein«, dachte Paul, der sich nur ganz vage an ihn erinnerte.

Dr. Cochrane war mehr als entschieden. Er war aggressiv, dynamisch. Und da er die Aufgabe übernommen hatte, das Christian Medical College und das Krankenhaus in Vellore auf den Standard zu bringen, der von der indischen Regierung verlangt wurde, mußte er so sein! Die Gründerin des Werkes, Dr. Ida Scudder, hatte ein Übermaß dieser Eigenschaften besitzen müssen, um das alles aus einem knapp zwölf Quadratmeter großen Sprechzimmer im Jahre 1900 zu einem Zentrum mit zweihundert Studenten und über dreihundert Lehrbetten aufzubauen, dazu Schulen für Schwestern, Apothekerinnen, Hebammen und Ambulanzen, die auf die Dörfer fuhren, um jährlich über hunderttausend Patienten zu versorgen.

»Jetzt«, so erklärte Dr. Cochrane lebhaft, »muß die medizinische Schule zum College erhoben werden. College und Krankenhaus sind für Männer geöffnet. Neue Gebäude für nahezu eine Million Dollar müssen errichtet, die Zahl der Lehrbetten verdoppelt und wenigstens vier neue Abteilungen eröffnet werden. Und mein besonderes Problem als Leiter des Ganzen ist es, wie ich zumindest zwölf qualifizierte Professoren zum Stab hinzubekomme. Ich habe vorübergehend meine Arbeit als Leiter eines großen Aussätzigen-Sanatoriums aufgegeben, um diese wichtige Aufgabe zu übernehmen.«

»Das ist es!« erinnerte sich Paul plötzlich. »Aussatz! Natürlich, Dr. Robert Cochrane, berühmtester Aussatz-Spezialist der Welt!«

»Und wir brauchen Sie dort«, fuhr Dr. Cochrane energisch fort. »Sofort! Macpherson, einer unserer beiden Chirurgen, mußte wegen Krankheit entlassen werden. Wir brauchen Sie.«

Paul Brand zählte wieder die Gründe auf, warum er unmöglich kommen konnte. Sein Hauptargument war natürlich der Militärdienst.

»Überlassen Sie das mir!« fegte es Dr. Cochrane beiseite, als wäre es eine Fliege.

Paul starrte ihn an. Der Mann hatte Mut, daß er gegen John

Bull angehen und siegen wollte! Aber wenn man ihn so sah –, zuzutrauen war es ihm!

»Sind Sie sich im klaren«, führte er sein zweites Argument an, »daß Sie einem jungen Gelbschnabel, der erst vor zwei Jahren das F.R.C.S.-Examen gemacht hat, ein Lehramt anbieten, zu dem mindestens sechs bis acht Jahre Erfahrung gehören?«

»Das lassen Sie mich beurteilen!« sagte Dr. Cochrane brüsk. »Ich kenne Ihr Zeugnis.«

»Und meine Frau bekommt ihr zweites Kind –«

»Vellore ist ein herrlicher Ort für Frauen und Kinder«, meinte der andere jetzt sanft. »Aber Sie brauchen Ihre Familie auch nicht gleich mitzubringen. Sie wären beim Heer mindestens zwei Jahre von ihr getrennt gewesen. Kommen Sie ein Jahr zu uns! Wenn Ihnen dann die Arbeit gefällt, lassen Sie sie nachkommen. Wenn nicht, geben wir Sie frei. Wir befinden uns in einer Krise. Wir versuchen, das größte medizinische Zentrum in ganz Asien vor der Vernichtung zu bewahren. Und wir brauchen *Sie*.«

Das Kriegsministerium beugte sich vor einem stärkeren Willen, sei es vor dem Willen Gottes (wie Margaret glaubte) oder vor dem Robert Cochranes (wie Paul heimlich annahm) oder vor dem Willen beider, was wahrscheinlicher war, da beide vermutlich zusammenarbeiteten. Margaret sorgte dafür, daß Paul nichts von dem Mißfallen ihrer Eltern hörte, und versuchte ihn vor den geringschätzigen Blicken und den etwas bissigen Bemerkungen ihrer Schwäger zu schützen. Zur Entbindung ging sie wieder ins Royal Northern Hospital, diesmal ohne begleitendes Feuerwerk. Als ihr zweites Kind, Jean, geboren wurde, war Paul gerade dabei, seine Koffer für Indien zu packen.

8

Es war eine Reise in die Vergangenheit wie auch in die Zukunft.

Als Paul nach 23 Jahren zum ersten Male wieder die Luft

seines Heimatlandes atmete, war er erstaunt, wie vertraut sie ihm war. Die Gerüche Indiens, diese Mischung von Staub, Rauch von verbranntem Kuhdung, Schweiß, Sandelholz, Jasminblüten, heißen Gewürzen, Armut, Menschen, ändern sich kaum! Das Wasser lief ihm im Munde zusammen, als er den köstlichen Duft von Curry roch. Der Rhythmus einer »tabla« ließ seine Pulse höher schlagen. Das Klappern der Ochsenwagen, das nasale Schreien der Straßenhändler, die Farben und der Lärm der Basare, das Hupen der Autos, die sich scheinbar unmögliche Wege zwischen Handwagen, Rikschas, Lastwagen, beladenen Maultieren, Fahrrädern, Bussen, Fußgängern und spazierengehenden Kühen bahnten; das Grau der Lendentücher, das leuchtende Weiß der dhotis, das Rot und Grün und Gelb der Saris, Blusen und Turbane — all das war ebenso ein Teil seines Erbes wie die »bobbies« und die polternden Trams von London und die Lichter von Picadilly. Und als er am ersten Morgen von dem heiseren, mißtönenden Geschrei der Krähen erwachte, wußte er ganz sicher, daß er zu Hause war.

Indien befand sich im Dezember 1946 in einer Zeit des Übergangs, der Unruhen und Schwierigkeiten. England hatte sich zwar nun eindeutig mit der Unabhängigkeit Indiens einverstanden erklärt, aber zwischen der Kongreß-Partei und der Moslemliga waren heftige Konflikte ausgebrochen. Am 16. August hatten die Moslems den »Direct Action Day« gefeiert und zum Generalstreik gegen England und die Kongreßpartei aufgerufen. Blutige Aufstände in Kalkutta hatten sich schnell auch auf weite Gebiete Nordindiens ausgebreitet.

Am 9. Dezember erklärte die konstituierende Versammlung in Neu-Delhi, daß eine neue verfassungsmäßige Regierung gebildet werden sollte. Aber die Moslemliga schickte keine Vertreter. Als Paul Brand in Indien ankam, stand das Land an der Schwelle der Unabhängigkeit, aber auch am Rande des Bürgerkriegs. In Südindien gab es jedoch wenig Anzeichen von Unruhe. Die stürmische Zeit der Herbstmonsune war vorüber, die Erde hatte ihren Durst gestillt. Ihre vertrocknete Haut war wieder frisch geworden, ihre Blöße verschwenderisch in grüne und goldene Kleider gehüllt.

In Neu-Delhi war zwar der 9. Dezember der Vorbote eines tragischen Konfliktes, aber tausend Meilen südlich davon in Vellore, war er ein Tag der Freude und großer Hoffnung. Denn es war der Geburtstag Dr. Idas, der Gründerin und geistlichen Führerin des Medizinischen Zentrums. Obwohl Dr. Ida vier Monate vorher in den Ruhestand getreten war, war sie noch mit Leib und Seele mit dem Werk verbunden, das sie in fast fünfzigjähriger mühevoller Arbeit aufgebaut hatte. Paul Brand blickte mit ehrfürchtigem Staunen auf die blauäugige, weißhaarige Frau, die in dem üppig mit Blumen geschmückten Geburtstagsstuhl saß. Es war kaum zu glauben, daß diese energiegeladene Frau schon 76 Jahre alt war!

Der Erfolg ihrer Lebensarbeit war noch in der Schwebe. Im Jahre 1918 als Frauen-College gegründet, das nach fünfjährigem Studium nur ein Diplom in Medizin und Chirurgie gab, mußte es jetzt seinen Standard erhöhen, um als Teil der Universität von Madras anerkannt zu werden, oder es mußte seine Tore schließen. Obwohl das College im Oktober 1945 provisorisch von der Inspektions-Kommission qualifiziert worden war und die ersten Studenten (M.B.B.S. = Bachelor of Medicine, Bachelor of Surgery) jetzt klinisch ausgebildet wurden, war das Ziel noch lange nicht erreicht. Trotz der unermüdlichen Energie des Leiters, Dr. Cochrane, und des Quästors, MacGilvray, war der Stab noch erbärmlich klein, die Gebäude längst nicht ausreichend und die Kassen ständig leer. Aber das Ziel war abzusehen.

Das Krankenhaus, eine große Gruppe von gelbgetünchten Gebäuden, die hineingepreßt waren in den überfüllten Basar-Sektor der weithin sich ausbreitenden Stadt, war ein riesiges Herz von pulsierender Tätigkeit. Jeden Tag ergossen sich Hunderte durch die Adern ihrer Tore, schwärmten in die Polikliniken hinter dem eisernen Tor, in die vollgestopften Veranden, Wartezimmer und Korridore, hockten geduldig in Massen vor den Türen jeder Abteilung.

Zuerst wunderte sich Paul nicht nur über ihre Zahl, sondern auch über die unglaubliche Verschiedenartigkeit: Männer in Schneider-Anzügen, fließenden Gewändern, weißen dhotis, schmucken Uniformen und schmutzigen Lendentüchern. Frauen mit glatter Haut, seidenen Saris und Juwelen, das dunkle, glänzende Haar mit Blumen durchflochten; Frauen in schmutzigen Baumwollfetzen, das Haar von der Sonne gebleicht, die von der Arbeit hart gewordenen Körper von Staub gefärbt und zäh wie Leder; und Kinder – überall Kinder. Paul hätte nicht sagen können, was ihm mehr ans Herz griff: die dicken lächelnden Knirpse, die ihn an Christopher und Jean erinnerten, oder die rachitischen Häufchen Elend mit ihren aufgeblähten kleinen Bäuchen, ihren grindigen Köpfen und verklebten Augen, ihrer furchtbaren stummen Geduld.

Sein Tätigkeitsfeld war sehr groß. Haupt-Chirurg – in Wirklichkeit außer Paul der einzige Spezialist auf diesem Gebiet – war Dr. Carman, ein amerikanischer Missionsarzt mit fast zwanzigjähriger Erfahrung in Indien, der 1945 nach Vellore gekommen war, um die Abteilung einzurichten. Groß, hager, unermüdlich, etwas wortkarg, ein Mann in der Vollkraft seiner Jahre, als Organisator ebenso geschickt wie als Chirurg.

»Wir müssen uns etwas spezialisieren«, sagte er zu Paul Brand, als sie das erste Mal über ihre gemeinsame Arbeit sprachen. »Wie ich höre, haben Sie in London viel orthopädisch gearbeitet. Wenn Sie die orthopädischen Fälle übernehmen wollen, übernehme ich die urologischen.« Als stellvertretender Chirurg in einem Krankenhaus mit nahezu vierhundert Betten, mit einem kleinen Mitarbeiterstab und – wie es damals noch war – unzulänglicher Einrichtung stand er vor ärztlichen Problemen, die schon an die Geschicklichkeit eines doppelt so erfahrenen Arztes hohe Ansprüche gestellt hätten. Viele größere Operationen waren noch nie in Vellore durchgeführt worden. Aber gleich in den ersten Tagen stand er vor einer ganzen Reihe solcher Fälle.

»Ich habe noch nie einen herrlicheren Ort mit so wunderbaren, bis aufs äußerste opferwilligen und freundlichen Menschen kennengelernt«, schrieb er mit jungenhafter Begeisterung an Margaret. In seinen Beschreibungen benutzte er nur Superlative: Er liebte das College, das in einem der schönsten Täler außerhalb der Stadt lag. Die Gebäude, ganz aus Stein, waren in einem gewaltigen Rechteck um den lieblichsten aller

Gärten mit einem Lilienteich in der Mitte gebaut. Seine Gruppe von sieben Studentinnen der Chirurgie im zehnten Semester war sehr intelligent und die Arbeit mit ihnen äußerst interessant. Und es war eine Freude zu wissen, wie furchtbar nötig er auch am Krankenhaus gebraucht wurde. Zwei Jahre würden zu kurz sein, um bei einem Werk wie diesem einen wirklich nützlichen Beitrag zu leisten, und so wäre es das beste, sie, Margaret, käme so bald wie möglich.

»Was hat er vor?« sagte Dr. Berry wütend. »Will er uns etwa vormachen, Indien sei Utopien, wo es einem doch aus allen Zeitungen, die man in die Hand nimmt, geradezu entgegenschreit, daß es nichts als ein einziges Blutbad ist?«

Bekümmert las Margaret die Briefe wieder und wieder.

»Er erwähnt aber überhaupt nichts von Kämpfen. Ich möchte wissen, warum nicht.«

»Weil er will, daß du kommst«, schnaubte ihr Vater.

»O nein!« verteidigte ihn Margaret. »Das glaubst du doch selber nicht, daß er seine Frau und seine Kinder in Gefahr bringen will!«

»Dann schreib ihm, er solle mir dieses hier erklären!« Gereizt warf ihr Vater ein halbes Dutzend Zeitungen mit schwarzen Schlagzeilen hin. »Frag ihn, wie er es sich vorstellt, daß eine Frau mit zwei kleinen Kindern an einen solchen Ort gehen soll!«

In ihren Antwortbriefen zitierte Margaret als gehorsame Tochter die Schlagzeilen und stellte die Fragen, die ihr Vater ihr aufgetragen hatte, während sie gleichzeitig als treue Frau Pläne machte, um – wie ihr Mann sie gebeten hatte – möglichst bald nach Indien zu fahren.

Paul schrieb weiter voll überströmender Begeisterung und ging auf ihre Fragen und die Zitate überhaupt nicht ein. Denn, so tragisch die Geburtswehen der neuen Nation für jeden, der Indien liebte, waren, für sein und Margarets Leben waren sie relativ unwichtig. Die Aufstände, die tausend Meilen nördlich von Vellore stattfanden, schienen ihm von dort ebenso weit entfernt wie von England; sogar noch weiter; denn die indische Presse, die die Erregung nicht noch schüren wollte, war viel zurückhaltender als die englische.

Der Chirurgie-Unterricht machte ihm großen Spaß, und die sieben Studentinnen, die ersten Kandidaten für den neuen M.B.B.S.-Grad, fanden, daß er ein einzigartiger und interessanter Lehrer war. Durch seinen Sinn für Humor, seinen Blick für das Wesentliche und seine schauspielerische Begabung machte er das Lernen nicht nur zur Freude, sondern zu einem unvergeßlichen Erlebnis.

»Was fehlt mir?« fragte er zum Beispiel, indem er, wie eine Ente watschelnd, in das Unterrichtszimmer kam.

»Hüftverrenkung?« sagte dann wohl jemand unsicher.

»R-r-richtig!«

Er sorgte dafür, daß sich seine Studentinnen auch im Operationssaal unbefangen bewegten und möglichst viel zum Operieren herangezogen wurden. Bei seiner hervorragend geschickten Arbeit mit dem Skalpell schien er nie zu ermüden, niemals verkrampft oder gehetzt zu sein. Die Chirurgie wurde für seine Studentinnen kein finsteres, grausames Geschäft, sondern ein zwangloses, faszinierendes Abenteuer.

»Ramabai, du mußt dich jetzt vom Morgen bis zum Abend an dieser Klemme festhalten!« konnte er, statt scharf zu kritisieren, aufgeräumt zu einer Studentin sagen; oder zu einer anderen, die zu viel Narkosemittel gab: »Was ist denn das? Sehe ich alles blau und unseren Patienten mit?«

Wenn sie ihn aber in die Krankensäle begleiteten, fanden sie ihn völlig verwandelt, und sie lernten von seinem Verhalten am Krankenbett weit mehr als von seinen Vorlesungen. Er war offensichtlich besorgt um jeden Patienten.

Wenn er in der College- oder Krankenhauskapelle predigte, waren die Matten, die auf dem polierten Marmorfußboden lagen, dicht besetzt mit Studenten. Er sprach ihre Sprache, benutzte ihre Lehrbücher als Text, indem er sich in seinen Predigten oft mit den alltäglichen Begriffen der Anatomie und Physik beschäftigte: mit Fettzellen, Nerven, Knochen und Muskeln. Seine erste Predigt in Vellore hielt er über das Blut und seine Aufgabe, zu reinigen, Energie zu liefern, gegen Krankheiten zu schützen und Kraft zu spenden, Krankheiten zu überwinden. »Vergangene Woche lag ein Patient schwerkrank an Masern«, erinnerte er die Studenten. »Es wurde jemand, der von den Masern genesen war, zum Blutspenden gesucht. Warum? Weil ein solcher Mensch gelitten und überwunden hat. Ebenso litt Christus, um anderen überwinden zu helfen.«

Im April konnte Paul Brand vor der unerträglich werdenden Hitze nach Kodaikanal fliehen, in ein Gebirgsparadies, das etwa dreihundert Meilen südlich lag und wohin seit der Jahrhundertwende Missionare in Urlaub fuhren. Der erste Hauch der erfrischenden Luft war wie ein Atem des Himmels. Jetzt — das spürte er — war er wirklich heimgekehrt.

Er war auch häufiger Besucher in Hill Top, Dr. Idas Stein-Horst am Rande eines 2300 m hohen Bergvorsprungs, von dem aus man hundert Meilen herrlichen Himmel und wundervolle Ebene überschauen konnte. Er entdeckte, daß er mit dieser unermüdlichen, im Dienst ergrauten Frau mehr gemeinsam hatte als eine besonders starke Energie, eine tiefe Liebe zu Gott und eine große, heiße Sorge um die Menschen. Sie hatten beide eine Passion für Uhren. »Tante Ida« besaß eine Unmenge davon, aber die meisten waren kaputt. Eine alte Standuhr wollte nicht mehr gehen, und eine reizende kleine französische Uhr nicht mehr schlagen. Paul reparierte alle, und Tante Ida war entzückt.

Mit Lord Mountbattans Ernennung zum Vizekönig, der mit der Ablösung der britischen Herrschaft beauftragt war, trieb der politische Kampf schnell seinem Höhepunkt zu. Das Verhältnis zwischen den religiösen Parteien wurde immer gespannter. Aber in Vellore lebten Hindus und Moslems wie seit Generationen friedlich nebeneinander. Da Paul Brand in einer Umgebung arbeitete, die von der politischen Lage kaum berührt war, ignorierte er auch weiterhin Margarets Anspielungen auf die Schlagzeilen in den englischen Zeitungen und auf die Sorgen ihrer Eltern. Zeitungen übertrieben immer, und ihre Eltern suchten natürlich nach Entschuldigungen, um sie zu Hause zu halten. Es kam ihm gar nicht in den Sinn, Margaret könnte ihre Sorge ernst nehmen. Er freute sich, daß sie nun im Juni nach Indien fahren wollte, und seine Briefe, die immer noch vor Begeisterung überströmten, waren jetzt voll freudiger Erwartung.

Sogar die furchtbare Hitze dämpfte seinen Arbeitseifer nicht. Dr. Carman war zwar jetzt auf Urlaub in den Bergen, aber ein paar tüchtige indische Assistenten standen ihm zur Seite, unter ihnen Dr. Venkatachelam, ein junger Brahmane, der ausgezeichnet diagnostizieren konnte, und die begabten Ärzte Roy und Chatterji. Trotzdem hatte Paul Brand immer viel zu tun. Fast jeden Tag, und manchmal den ganzen Tag lang, stand er in den glühend heißen Operationssälen, so in Schweiß gebadet, daß er die Operationskittel manchmal hätte auswringen können. Als er reichlich Wasser trank, um den Verlust auszugleichen, machte er zwei erschreckende Entdekkungen. Das erste Mal merkte er plötzlich, daß er von Kopf bis Fuß von Hitzblattern bedeckt war. Dann, eines Tages nach einer Operation, bekam er auf einmal so heftige Schmerzen, daß er nicht mehr laufen konnte. Er wußte sofort, warum. Sobald er sich wieder bewegen konnte, schleppte er sich in die Krankenhaus-Apotheke.

»Salz! Geben Sie mir Salz!« krächzte er.

»Salz? Was für Salz denn?« fragte der diensthabende Apotheker erstaunt.

»Irgendwelches! Tafelsalz — Kochsalz — nur Salz!«

Der Apotheker warf eine Handvoll in ein Wasserglas, und Paul goß es hinunter. Noch nie hatte ihm ein Getränk so geschmeckt. In Zukunft durfte er also weder zu viel trinken,um keine Hitzblattern, noch zu wenig, um keine Nierensteine zu bekommen. Es würde wenigstens ein Jahr dauern, bis er sich völlig an die sengende Hitze von 55 bis 60 Grad Celsius gewöhnt hatte.

Um Margarets Brief ungestört lesen zu können, nahm ihn Paul mit in sein Zimmer in Dr. Carmans Bungalow. Es war wahrscheinlich der letzte, ehe sie aus England fortfuhr. Schnell riß er ihn auf — und erstarrte. Es war ein völlig verzweifelter Brief. Margaret fragte, was sie tun solle. Jeder behauptete, daß es bei den in Indien herrschenden Verhältnissen ein Wahnsinn sei, wenn sie führe, und daß er, Paul, mehr als verrückt sei, sie dazu zu ermutigen. Es gehe ihr nicht um sie selbst, sondern um die beiden kleinen Kinder. Er habe nichts geschrieben, um sie zu beruhigen, habe nicht einmal ihre Fragen beantwortet. »Was soll ich von all dem denken?« fragte sie am Schluß verzweifelt. »Wenn Du, nachdem Du diesen Brief gelesen hast, glaubst, ich solle lieber nicht kommen, telegraphiere mir bitte sofort.« Mechanisch schob Paul den Brief in den Umschlag. Der Wind raschelte in den Wedeln der Palmyrapalmen, als ob es regnete. Aber es regnete nicht. Er fühlte, wie heißer, trockener Staub seine Lippen ausdörrte und ihm in die Augen stach.

Er war zuerst wie betäubt. Dann packte ihn kalter Schrecken. Was hatte er getan? Oder vielmehr nicht getan? Nur ein paar erklärende Worte hätten wahrscheinlich genügt! Er hatte blind auf Margarets Entschlußkraft vertraut, und jetzt war es zu spät. Er konnte sie nicht mehr zu überreden versuchen.

Das Telegramm lautete:

»Halte es für besser, daß Du jetzt nicht kommst. Ich fahre im März zurück.«

Aber auch das war keine Lösung. Ihr Vater, der sich vielleicht ein bißchen schuldig fühlte, zeigte sich gar nicht besonders erfreut und übte auch keinen Druck mehr auf sie aus.

»Wir wissen, es ist eine furchtbare Entscheidung für dich, mein Kind! Du weißt, was Paul meint, und du kennst unsere Meinung. Die letzte Entscheidung mußt du selber treffen.«

In London, in der Wohnung von Pauls Tanten, traf Margaret ihre Entscheidung.

»Wir wollen Gott um Rat fragen«, sagte Tante Hope ruhig.

Kaum waren sie niedergekniet, um zu beten, da erhob sich Margaret schon wieder.

»Tante, es ist alles in Ordnung«, sagte sie.

Von diesem Augenblick an hatte sie keine Bedenken mehr. Sie war sich so sicher, als habe sie in einer Vision Christus mit dem Finger nach dem Osten deuten sehen.

Es war neun Uhr morgens. Vorsichtig traf sie die letzten Vorbereitungen, um am nächsten Morgen abzufahren. Am Abend dieses 3. Juni gab Lord Mountbattan bekannt, daß die Bestimmungen des Unabhängigkeitsvertrages, verbunden mit einer Teilung des Landes, von beiden Parteien angenommen seien. Sofort änderte die britische Presse ihren Ton. Als Margaret am nächsten Tag mit dem Schiff abfuhr, verkündeten die Schlagzeilen bereits den friedlichen und geordneten Eintritt Indiens in die große Familie des Commonwealth.

Ihre Reise auf der »Strathmore« war nicht leicht. Das Schiff, das während des Krieges als Truppentransporter benutzt worden war, war überbelegt. In Margarets Doppelkabine waren acht Passagiere untergebracht. Es herrschte eine furchtbare, drückende Hitze. Als sie auf den Spuren des Monsuns durch den Indischen Ozean fuhren, bekamen die Kinder Hitzpocken und schmerzhafte Blasen. Aber Margaret bereute ihren Entschluß nicht einen einzigen Augenblick. Der nach Osten weisende Finger stand immer vor ihr.

»Sei dankbar dafür!« sagte Ruth Harris zu ihr. »Denn es werden Tage kommen, wo du dich fragen wirst, ob es Gottes Wille für dich war, nach Indien zu gehen. Wenn Schwierigkeiten kommen, wirst du sie in der Kraft dieser Erfahrung überwinden.«

Was Margaret jetzt Kummer machte, war der Gedanke, daß Paul ihr böse sein konnte. Als das Schiff in Aden anlegte, war kein Telegramm von ihm da. Aber sie telegraphierte ihm von dort aus. Später erfuhr sie, daß dies die erste Nachricht war, die er von ihr bekommen hatte, seit sie unterwegs war.

Je mehr sie sich Bombay näherte, um so mehr schämte sie sich. Wie sollte sie Paul nur ihre törichte Vertrauenslosigkeit erklären?

Aber sie brauchte ihm gar nichts zu erklären. Als Paul in Bombay an Bord kam, sagte ihr ein Blick in sein Gesicht, daß er sie völlig verstand. Wie so oft, wenn sie beieinander waren, schien er ganz genau zu wissen, was sie dachte. Es war, als seien die Monate der Trennung gar nicht gewesen. Sie waren wieder eins.

»Und was ist das hier? Ein paar arme kleine Flüchtlinge?«

Paul schloß seinen kläglich aussehenden Nachwuchs mitsamt den Hitzblattern, dem Schmutz und dem jämmerlichen Weinen tröstend in seine Arme. »Ja, ja, das war eine schreckliche Reise! Und euch ist furchtbar heiß und ungemütlich. Wir werden euch in die Berge bringen, wo es kühl ist.«

Aber bei all seinem zärtlichen Verstehen konnte er doch auch schrecklich unüberlegt sein. Kurz darauf fand sich Margaret in Arkonum Junction, einem Bahnhof in der Nähe von Vellore, von Koffern umgeben auf dem Bahnsteig sitzen, während die kleine Jean, von der sie die Fliegen abzuwehren suchte, laut in ihrem Kinderwagen schrie. Obwohl es noch früh am Morgen war, war die feuchte, sengende Sommerhitze schon auf 55 Grad angestiegen. Interessierte Zuschauer drängten sich bald um sie herum, und Margaret, todmüde und in Schweiß gebadet, kam sich vor wie in einer Falle. Paul, der Christopher bei guter Laune erhalten wollte, war mit ihm zur Lokomotive gegangen, um ihm die komplizierte Maschine zu erklären, und hatte sie mit dem Gepäck, dem schreienden Kind und der immer zudringlicher werdenden Menge alleingelassen. Ihr wurde übel. Während sie jeden Augenblick dachte, sie müsse sich erbrechen, versuchte sie Jean zu beruhigen und, ohne ein Wort ihrer Sprache zu kennen, die neugierigen oder mitleidigen Zuschauer abzuwehren. Da kam zu ihrer großen Erleichterung Monica Harris, die in einem anderen Abteil des vollbesetzten Zuges gesessen hatte. Ein freundliches Lächeln auf dem lieblichen, von Zöpfen umrahmten Gesicht, sagte sie in ihrem schönen Tamil ruhig der Menge der Herumstehenden:

»Bitte, meine lieben Freunde, diese Dame ist eine Fremde. Sie fühlt sich nicht wohl und ihr Baby auch nicht. Sie dankt euch für euer Mitgefühl. Aber bitte, tretet ein bißchen zurück! So! Danke! Vielen, vielen Dank!«

Wie durch ein Zauberwort löste sich die enge Umklammerung. Monica wusch das Gesicht der kleinen Jean mit ihrem Taschentuch, das sie mit Wasser aus einer Thermosflasche angefeuchtet hatte, und das Baby hörte auf zu schreien. Paul kam zurück, den fröhlich krähenden Christopher auf der Schulter. Dankbar lächelte Margaret in den Kreis der dunklen, freundlichen Gesichter. Sie fühlte sich mit einem Mal in Indien zu Hause.

9

Im Frühjahr 1947 machte Paul Brand eine kurze Reise, die sein ganzes Leben verändern sollte. Sie führte ihn zu Dr. Cochrane nach Chingleput, einige Meilen südlich von Madras.

Dr. Cochrane hatte die Leitung des Christian Medical College in Vellore nur vorübergehend übernommen, um es über die kritische Zeit hinwegzubringen. Aber er hatte niemals seine Verantwortung als Leiter des Lady Willington Leprosy Sanatorium in Chingleput völlig aufgegeben, einer staatlichen Einrichtung unter kirchlicher Verwaltung, die von der britischen Aussätzigen-Mission finanziell unterstützt wurde. Als einer der bedeutendsten Autoritäten auf dem Gebiet des Aussatzes hatte er mehr als irgendein anderer Mensch getan, um den Opfern der Lepra im Staate Madras nicht nur ihre Lage zu erleichtern, sondern durch Vorträge die falsche Vorstellung vom Aussatz zu korrigieren. Immer wieder betonte er, daß er eine durch einen Bazillus verursachte Krankheit sei und nicht eine Strafe, durch die seit uralten Zeiten Menschen sozial gebrandmarkt wurden.

Dank seiner Bemühungen war Vellore ein Forschungszentrum geworden, in dem statt der bisher üblichen Chaulmoograöl-Injektionen die neuen Sulfonamide gegeben wurden, die sich bei der Behandlung der Lepra schon erstaunlich bewährt hatten. Aber diese Arzneimittel waren zu teuer für Indien. Erst im vergangenen Jahr hatte das Christian Medical College zusammen mit anderen indischen Stellen ein intensives Forschungsprogramm begonnen, um eine billigere Droge zu entdecken, die nicht nur für die zwei Millionen indischer Aussätziger, sondern auch für die mehr als zwölf Millionen Opfer dieser Krankheit in der ganzen Welt erschwinglich war.

Paul Brand hatte von all dem wohl gehört, aber an dem Tag, als er Chingleput zum ersten Male besuchte, war sein Interesse am Aussatz noch sehr oberflächlich. Im Krankenhaus von Vellore oder in anderen indischen Krankenhäusern gab es keine Aussätzigen. Diese wurden in sogenannten Leprosarien untergebracht, und seine Arbeit als Chirurg hatte ihn noch nicht in ein solches Lepraheim geführt.

»Du bist nun schon einige Zeit in Indien«, sagte Dr. Cochrane zu seinem Gast, »aber ich glaube nicht, daß du schon viele Leprafälle gesehen hast. Komm, sieh dir unser Sanatorium an.«

Paul Brand besichtigte interessiert das ganze Grundstück, die Gärten, die Werkstätten und die Krankenhausgebäude und staunte, wie die Patienten alle zusammen gleichsam ihr Krankenhaus selbst verwalteten, einander ein gut Teil der 100 000 Injektionen gaben, die etwa jährlich verabreicht wurden, ihr Gemüse selbst anbauten, ihre Kleider und Verbandartikel selbst webten und sogar ihre Schulbücher einbanden.

»Das gefällt mir, Bob«, sagte er. »Es ist zweckmäßig und human; nicht so, wie ich mir ein Aussätzigen-Heim vorgestellt hatte.«

Dr. Cochrane drehte sich fast heftig zu ihm um.

»Sag mir doch mal, was du dir dabei denkst, wenn du das Wort ›Aussätziger‹ hörst!«

Paul Brand fuhr zusammen. Plötzlich war er wieder der kleine Junge, der seine Schwester entsetzt von der Stelle wegzerrte, wo die drei seltsam aussehenden Fremden gehockt hatten.

»So habe ich es mir gedacht!« sagte Dr. Cochrane grimmig. »Du brauchst mir gar nicht zu antworten. Ich kann es dir vom Gesicht ablesen.«

Die Patienten waren überall. Sie schlenderten umher, hockten auf der Erde, humpelten auf verbundenen Füßen, starrten mit leeren, blinden Augen, hoben entstellte Gesichter, deren Lächeln zur Grimasse wurde, oder — was häufig vorkam — trugen keine äußeren Zeichen ihrer Krankheit, es sei denn eine kleine kahle Stelle oder einen weißlichen Hautfleck.

Paul Brands erster, natürlicher Schock und Widerwille wich tiefem Mitleid und gleichzeitig einer rein beruflichen Wißbegierde. Er wußte, daß die alte Angst, daß man sich die Krankheit durch zufällige Berührung zuziehen könne, unbegründet war. Aussatz war zwar ansteckend, besonders für Kinder, die lange Zeit mit einem Aussätzigen eng zusammenlebten. Es war aber weniger ansteckend als Tuberkulose, und Erwachsene waren relativ wenig empfänglich. Wenigstens 90 Prozent der

Erwachsenen waren völlig immun. Außerdem waren die Patienten, die die offensichtlichen Merkmale an sich trugen: haarlose Augenbrauen, Klauenhände, abgeplattete Nasen, verstümmelte Finger und Zehen – häufig »ausgebrannte« Fälle.

»Sieh dir dies an!«

Dr. Cochrane machte ihn immer wieder auf Symptome aufmerksam, die ihn selbst als Dermatologen besonders interessierten: ein auffälliger Fleck auf der Haut, ein Knötchen, eine Verfärbung.

Paul Brand interessierte sich nicht so sehr für die Hautschäden, und er merkte, daß seine Aufmerksamkeit wanderte. Es gab etwas, was ihn brennend interessierte: Hände! Immer wieder wurden seine Augen zu ihnen hingezogen wie die eines Porträtmalers zu Gesichtern. Er liebte menschliche Hände, hatte sie immer geliebt; besonders seit er ihren wunderbaren Mechanismus verstand, der sie zu dem geschicktesten und auserlesensten Werkzeug machte, das Gott geschaffen hat – außer vielleicht dem Gehirn. Jetzt sah er sie plötzlich überall: in der indischen Art des Grußes, Handfläche an Handfläche gelegt; winkend erhoben; entstellte Hände, Gesichter verbergend; ein Stück Brot, eine Zigarette umklammernd. Überall Hände! Aber keine menschlichen Hände! Einige waren wie Klauen, mit nach innen verkrallten Fingern. Bei einigen fehlten zwei oder drei Finger, oder sie waren verkürzt. Andere hatten nicht einmal Stümpfe. Schließlich konnte es Paul nicht länger aushalten.

»Sieh einmal her, Bob!« unterbrach er Dr. Cochranes Vortrag über Hautflecke und Knötchen. »Haut interessiert mich nicht so sehr. Sag mir etwas über diese Hände hier! Was ist das damit? Wie konnten sie sich so verändern? Was tut ihr für sie?«

Ob er nun alle Fragen auf einmal stellte oder jede einzeln, tut nichts zur Sache. Die Antwort auf alle drei war die gleiche:

»Tut mir leid, Paul, ich kann es dir nicht sagen. Ich weiß es nicht.«

»Du weißt es nicht?« Paul Brand brachte die Worte kaum heraus, so bestürzt war er. »Du bist seit Jahren Lepra-Spezialist und sagst, du – du wüßtest es nicht?«

Dr. Cochrane wurde fast böse.

»Und wessen Schuld ist es, daß ich es nicht weiß, deine oder meine? Ich bin Haut-Mann. Ich kann dir alles über die Hautschäden von Leprapatienten sagen. Ich weiß auch, wie man Lepra behandeln muß. Aber du bist der Knochen-Mann, der orthopädische Chirurg — nicht ich!«

Etwas ruhiger fuhr er fort: »Ich bin gespannt, ob du mir erklären kannst, warum nicht ein, ich wiederhole, nicht ein orthopädischer Chirurg jemals die Deformierungen durch Aussatz studiert hat, wo es doch mehr als zehn Millionen Aussätzige in der Welt gibt und vielleicht fünfzehn Prozent verkrüppelte Hände haben.«

Paul Brand starrte ihn an. Das war doch unmöglich! Unmöglich, daß es so viele deformierte Hände auf der Welt geben sollte, mehr als all die, die von Polio, viel mehr als die, die von Nervenverletzungen durch Unfälle herrührten. Unmöglich, daß sich von den Tausenden von orthopädischen Chirurgen, die Hände mit anderen Verletzungen operierten, nicht einer für Handschäden interessiert haben sollte, die fünfzehn Millionen Menschen befielen!

»Du siehst, sogar Ärzte haben den Aussatz niemals als wirkliche Krankheit angesehen«, sagte der ältere Mann, und seine Stimme klang jetzt müde. »Sie haben ihn in eine andere Kategorie eingeordnet. Sie machen sich Gedanken über Grippe, Tuberkulose und all die anderen Krankheiten, mit denen sie gewöhnlich zu tun haben. Aber Aussatz ist etwas ganz anderes. Er wird als etwas Übernatürliches angesehen, als wären seine Opfer irgendwie Verfluchte, aus der menschlichen Rasse Ausgestoßene. Priester und Missionare mögen sich mit ihnen abgeben, Spinner, Idealisten; sehr lieb und nett von ihnen, aber das ist doch nichts für Ärzte!«

Sie gingen schweigend weiter, Paul Brand immer aufmerksam um sich schauend. Plötzlich blieb er stehen und blickte gespannt zu einem jungen Patienten hinüber, der auf der Erde saß und seine Sandale auszuziehen versuchte. Er mühte sich, den Lederriemen zwischen Daumen und seitlicher Handfläche festzuhalten, um ihn aus der Schnalle zu ziehen, aber er hüpfte ihm immer wieder aus der Hand.

Dr. Cochranes Blick folgte dem Paul Brands.

»Nervenschädigung und Lähmung der inneren Muskeln«, sagte er. »Dazu völlige Empfindungslosigkeit. Du weißt ja, wenn der Aussatz so weit fortgeschritten ist, hat der Patient in den Händen und Füßen keinerlei Gefühl mehr.«

Nein, das wußte Paul Brand nicht! Oder wenn er es je gewußt hatte, hatte es keinen Eindruck auf ihn gemacht. Jetzt traf ihn diese Erkenntnis wie ein Schlag. Die Hände eines anderen Menschen halten, einen Gegenstand berühren und nichts fühlen! Laufen und nichts spüren von dem weichen Gras oder dem harten Lehm oder den scharfen Steinen!

Er ging auf den jungen Mann zu.

»Darf ich einmal ihre Hände sehen?« fragte er in gebrochenem Tamil. Mit jener Seitwärtsbewegung des Kopfes, die »ja« bedeutet, erhob sich der junge Mann von der Erde und streckte lächelnd seine Hände aus. Paul Brand nahm sie in seine Hände und verfolgte die verstümmelten Konturen mit seinen sensiblen, geschmeidigen Fingern. Dann bog er die steifen Finger auf und legte seine rechte Hand in die des Patienten.

»Drücken Sie bitte meine Hand!« sagte er. »Drücken Sie sie, so fest Sie können!«

Zu seiner Überraschung fuhr ein schneidender Schmerz durch seine Handfläche. Der Griff des jungen Mannes war wie Eisen. Es war natürlich kein normaler Handgriff, da die Finger gekrümmt waren und die Nägel sich in sein Fleisch eingruben. Aber keine normale Hand hätte mehr Kraft entwickeln können. Paul hätte vor Schmerz fast aufgeschrien. Doch größer als der physische Schmerz war die Erregung, die ihn plötzlich packte.

»Diese Hand ist nicht ganz gelähmt!« rief er, indem er seine gequetschten Finger rieb. »Sie hat noch einige gesunde Muskeln, einige sehr gesunde sogar.«

Während sie in Dr. Cochranes Wohnung gingen, überschüttete Paul den älteren Kollegen mit Fragen. Warum faulten die Finger und Zehen Aussätziger langsam ab? War Lähmung bei dieser Krankheit Zufall, oder gab es eine gewisse Gesetzmäßigkeit? Bestand die Möglichkeit, daß man durch einen chirurgischen Eingriff eine Klauenhand wieder brauchbar machen konnte, und wenn ja, warum hatte man das noch nie versucht?

Dr. Cochrane gab immer wieder die gleiche Antwort: »Das sollst du mir beantworten!«

Das war genau das, was Paul Brand vorhatte!

Denn an diesem Abend wurde die Saat gesät. Wie bei den meisten Samenkörnern war ihr Wachstum nicht plötzlich, nicht sensationell. Es kam nicht wie ein blendender Blitz über ihn: »Dies ist der Ruf Gottes für mich! Deshalb mußte ich nach Indien gehen! Das ist der Weg, zu dem mich all diese Umwege der vergangenen Jahre geführt haben!« Er wußte nur, daß er ganz starken Anteil an diesen Menschen nahm, die er gerade gesehen hatte, an ihrer Seele wie an ihrem Körper, die ja beide untrennbar waren. Und wenn von ganzem Herzen Anteilnehmen gleichzusetzen war mit Berufensein, dann hatte er an diesem Abend, als er mit schmerzender Hand auf dem Gelände von Chingleput stand, einen Ruf bekommen; so sicher, wie ihn sein Namensvetter vor langer, langer Zeit auf dem Wege nach Damaskus bekommen hatte.

Als Paul Brand dann im Jahre 1947 mit seinen Lepra-Forschungen begann, hatte er jedoch nicht das Gefühl, sich auf einen Kreuzzug zu begeben. Er hatte für seine Studien nur dann und wann einmal ein paar Stunden Zeit – und seine freien Wochenenden.

Dank der Freundlichkeit von Kollegen wie Dr. Carman, der oft sein eigenes freies Wochenende opferte und Paul Brand im Krankenhaus vertrat, fand er zusätzlich Zeit für seine Forschungsarbeit. Zunächst durchsuchte er die Krankenhausbibliothek nach Büchern und Zeitschriftenartikeln über rekonstruktive Chirurgie und über Paralyse im Zusammenhang mit Aussatz, fand aber nichts. Nach wochenlangem Suchen hatte er nicht einen einzigen Anhaltspunkt gefunden, um Dr. Cochranes Behauptung widerlegen zu können, daß unter Tausenden von orthopädischen Chirurgen, die an der Wiederherstellung arbeitsunfähig gewordener Hände arbeiteten, nicht einer über die Möglichkeit nachgedacht, geschweige denn den Versuch gemacht hatte, Schäden wieder gut zu machen, die eine Krankheit an Händen und Füßen von Millionen Menschen verursachte. Unglaublich in diesem Zeitalter der Spezialisierung der Wissenschaften – aber wahr!

Ein Dr. Milroy Paul in Ceylon hatte Gipsverbände bei tropischen Geschwüren angewendet. Viele Amputationen waren vorgenommen worden. Einige Ärzte hatten den Nerv durchtrennt, um der Paralyse vorzubeugen, und Dr. Cochrane selbst hatte versucht, erkrankte Mittelfußknochen herauszuoperieren. Aber das war auch alles.

In der Pathologie konnte Paul Brand ebenfalls nicht viel Aufschluß darüber finden, inwieweit die Krankheit selbst für die Verstümmelung verantwortlich zu machen war. Seit Ende des 19. Jahrhunderts, als Woit und Dehio einige konstruktive Beschreibungen über die Art des Fortschreitens der Paralyse gemacht hatten, war wenig Neues entdeckt worden. Nein, so unglaublich es war, es gab keine zuverlässigen schriftlichen Angaben, aus denen er sich Antwort auf seine Fragen holen konnte.

War das Fortschreiten der Lähmung beim Aussatz so zufällig, wie es aussah, oder gab es eine gewisse Gesetzmäßigkeit? War das Fleisch eines Aussätzigen »schlechtes Fleisch«, wie jedermann behauptete, oder würde es auf operative Eingriffe wie normales Gewebe reagieren? Und die ihm wichtigste Frage: Verfaulten diese Finger und Zehen tatsächlich und fielen ab? Und wenn ja, warum?

Nun gut! Wenn er die Antworten selbst finden mußte, wo dann besser als in Vellore, wo es unter hundert Einwohnern durchschnittlich zwei bis drei Aussätzige gab? In Vellore, wo sich Fachärzte und Wissenschaftler sammelten, von denen jeder einzelne seinen speziellen Beitrag zu der Lösung des Problems leisten konnte?

»Gib mir nur ein paar Betten!« bat er Dr. Norman Macpherson, den medizinischen Berater der Krankenhausverwaltung. »Fünf oder sechs, vielleicht auch nur vier, wo ich ein paar von diesen Patienten unterbringen, sie beobachten und vielleicht einige Operationen an ihnen vornehmen kann!«

Dr. Macpherson zog die Augenbrauen zusammen. Er war ein äußerst begabter, aufopfernder Arzt, der seine angeborene Güte gewöhnlich unter einer harten Schale verbarg.

»Ich werde es mit dem Verwaltungsausschuß und den Stationsärzten besprechen, Paul. Aber ich fürchte —«

Als er ihre Entscheidung überbrachte, gab er sich nicht die Mühe, seine Freundlichkeit zu verbergen. »Es tut mir leid, Paul! Ich hoffe, ich kann dir begreiflich machen, warum es unmöglich ist!«

Paul Brand konnte sich in die Lage der leitenden Männer versetzen. Das Krankenhaus hatte noch jämmerlich wenig Lehrbetten, und jedes Bett, das zur Verfügung stand, mußte für das Ausbildungsprogramm benutzt werden. Es würde auch eine zusätzliche finanzielle Belastung sein; denn fast alle Aussätzigen waren mittellos, die meisten von ihnen Bettler, die nichts für ihre Behandlung bezahlen konnten. Und die Institution befand sich sowieso in einem finanziellen Engpaß.

Es gab auch noch andere, ebenso überzeugende Einwände.

»Wenn wir Aussätzige ins Krankenhaus aufnehmen, laufen uns die anderen Patienten vor Angst davon. Warum nicht Leprapatienten in den Lepra-Zentren behandeln, wo sie hingehören?«

»Weil das ja die Ursache des ganzen Unglücks ist«, erwiderte Paul Brand. »Wir halten dadurch die Patienten von den Spezialisten fern, die bei den Problemen helfen könnten.«

Aber auf den vierten und letzten Einwand hatte er keine Antwort.

»Jeder weiß, daß Aussätzige ›schlechtes‹ Fleisch haben. Du machst den Vorschlag, diese Hände zu operieren und wiederherzustellen. Aber wenn das Fleisch verfault, würden die Inzisionen gar nicht heilen. Was hätte dann alles für einen Zweck?«

Wenn man noch eine Zeitlang wartete und sich dann etwas Mühe gab, waren die drei ersten Einwände nicht unüberwindlich. Wenn es aber stimmte, daß die Patienten ›schlechtes‹ Fleisch hatten und daß die Finger deshalb abfaulten, dann brauchte er mit dem ganzen Experiment gar nicht erst anzufangen. Aber er mußte erst sicher sein, daß es stimmte.

Wieder machte er sich an die Arbeit.

Er sammelte ein kleines Team von Helfern um sich, besuchte die Dorf-Leprosarien in erreichbarer Entfernung von Vellore, beobachtete und untersuchte eine große Anzahl von Patienten. Freitags nach dem Tee fuhr er mit dem Zug oder einer

Jutka nach Chingleput und blieb dann übers Wochenende dort, um Sprechstunden für Patienten mit verkrüppelten Händen abzuhalten. Er besprach sich mit den Spezialisten, machte einen Versuch nach dem anderen, legte eine Liste nach der anderen an. Dr. Ida B. Scudder, die Nichte von Dr. Ida und Leiterin des Röntgen-Instituts, stellte Paul ihre Abteilung zur Verfügung, machte Hunderte von Röntgenaufnahmen, da seine Studien immer mehr Untersuchungen von Knochenveränderungen an den Händen und Fingern Aussätziger nötig machten. Mit seiner kleinen Helferschar zusammen untersuchte Dr. Brand in diesen Monaten jeden nur erreichbaren Patienten — im ganzen etwa zweitausend. Ein Fürsorger begleitete das Team auf seinen Ausflügen und schrieb die Krankengeschichten. Es wurde getestet, ob und wieviel Gefühl der Patient in Händen und Füßen hatte. Die Beweglichkeit der Daumen, der Finger und der Füße wurde gemessen und festgestellt, welche Muskeln gelähmt, welche Finger befallen, welche Sehnen verdickt waren. Während dieser Versuche entdeckte Paul Brand ein auffallendes Phänomen: Die Lähmung war absolut einheitlich und ging nach einer bestimmten Gesetzmäßigkeit vor sich. Obwohl der Grad der Lähmung bei vielen Patienten verschieden war, waren es doch immer die gleichen Muskeln, die gelähmt waren. Und die Muskeln, die gesund blieben, waren ebenfalls immer die gleichen. Wie unberechenbar die Lähmung beim Aussatz in mancher Hinsicht auch zu sein schien, ob sie schnell fortschritt oder völlig zum Stillstand kam, man konnte mit Bestimmtheit sagen, daß sie in irgendeinem Stadium der Krankheit auftrat, und, was noch wichtiger war, man konnte vorhersagen, welche Muskeln niemals gelähmt werden würden.

Das war ein großer Fortschritt; denn damit war die Möglichkeit eines chirurgischen Eingriffs nähergerückt. Paul Brand wußte jetzt, daß sehr »gute« Muskeln die Stelle der gelähmten einnehmen konnten.

Aber war auch »gutes« Fleisch da? Er hatte das Hauptproblem noch nicht gelöst: Warum faulten die Finger ab?

Wie ein Detektiv setzte er sich auf die Spur des »Verbrechers«.

»Haben Sie schon jemals einen Finger abfallen sehen?« fragte er einen Leprologen nach dem anderen.

Nun – nein! Natürlich hatten sie es nicht gerade gesehen, wie einer abfiel.

Aber wenn Finger fehlten, mußten sie doch verschwunden sein!

Und es fehlten eine Menge! Es ist wie das Fallen der Blätter im Herbst, dachte Paul Brand. Wenn man im Herbst eine Allee entlang geht, sieht man Blätter auf der Erde liegen und auch noch einige an den Bäumen hängen. Und wenn man wartet, kann man auch welche fallen sehen. Sicherlich kann man auch einmal den Augenblick erwischen, in dem ein Finger abfällt!

Sein Team und er selbst beobachteten eine Anzahl Patienten ganz genau. Sie sahen sich ihre Hände jeden Tag um die gleiche Zeit an. Sie ließen sie arbeiten, schreinern, gärtnern, pflügen, und untersuchten ihre Finger am Ende des Tages, maßen ihre Länge, fotografierten sie, ließen den Patienten die Hand auf ein Papier legen und zeichneten die Finger nach, um feststellen zu können, ob sie kürzer wurden. Aber ohne Erfolg. Paul Brand untersuchte auch kleine Gewebestücke. Ein Patient zeigte ihm seinen verkürzten Mittelfinger, der vor zwei Jahren normal lang gewesen sei. Er nahm eine Gewebeprobe von diesem Finger, ein bißchen Haut und Faszie (den Muskel umhüllende Haut), und schickte sie Dr. Edward Gault, dem australischen Leiter der Pathologie.

»Ted, ich möchte wissen, was mit diesen Geweben nicht in Ordnung ist. Sind sie krank? Sind sie gangränös?«

Ted Gault legte sie unters Mikroskop.

»Diese Gewebe sind nicht krank. Es ist keine Entzündung daran festzustellen«, sagte er.

»Gut«, erwiderte Paul. »Wir werden dich noch ein paarmal zu Rate ziehen.«

Nachdem das fünf oder sechs Mal geschehen war, stellte ihn Paul Brand.

»Ted, hier stimmt etwas nicht! Ich schickte dir Proben von Fingern, die wahrscheinlich abfaulen. Du weißt sehr gut, daß das bei normalen Fingern nicht vorkommt. Sieh dir bitte diese Gewebe noch einmal an!«

Dr. Gault, ein peinlich genauer Wissenschaftler, ging noch einmal an sein Mikroskop. Als er zurückkam, kratzte er sich den Kopf.

»Diese Gewebestücke sehen aus und verhalten sich wie normales Gewebe, Paul«, sagte er. »Abgesehen von einer Überfülle von Bindegewebe, von enorm wenig Blutgefäßen und — natürlich — dem Fehlen von Nervenendigungen, sind sie wie alle anderen. Ich kann keinerlei Zeichen von Lepra an ihnen entdecken.«

Seine Feststellung schien Dr. Cochranes wiederholte Behauptung zu bestätigen, daß trotz der zerstörenden Tätigkeit der Lepra die Gewebe der Aussätzigen die Fähigkeit hatten, normal zu heilen, was er ja selbst bei Amputationen und bei der Entfernung von Mittelfußknochen festgestellt hatte. Paul nahm die Berichte des Pathologen mit einer Mischung von Betroffenheit und Genugtuung entgegen. Wenn es ihm auch nicht gelungen war, den »Verbrecher« aufzuspüren, so kannte er doch nun einige seiner Eigenarten. Er merkte, daß er jetzt fast bereit war für den nächsten Schritt, einen Versuch mit dem Skalpell.

Inzwischen stellte auch Margaret Fragen, auf die sie ebenfalls Antworten bekam. Wie gewöhnt sich eine Mutter mit kleinen Kindern möglichst schnell an dieses Übermaß von Hitze, Menschen und Bazillen? Wie und wo kann sie selbst am besten als Ärztin helfen? Sie sah so viel Not, daß es ihr wie ein Unrecht vorkam, in die Berge zu fahren. Aber Paul bestand darauf, und um der Kinder willen gab sie nach.

Sie verlebten eine herrliche Woche in dem kühlen Paradies von Kotagiri. Dann kehrte Paul nach Vellore zurück. Margaret verbrachte die nächsten drei Monate damit, sich zu erholen und in der Medical Fellowship von Kotagiri zu helfen, einer Missionsstation mit einer Ambulanz und einem kleinen Krankenhaus, von der aus viele Sommerkolonien, Teeplantagen und Gebirgsdörfer betreut wurden. Da sie aber die Landessprache nicht beherrschte und die meisten der fremden Krankheiten nicht einmal dem Namen nach kannte, war sie eher Studentin als Ärztin.

Am meisten faszinierte sie die Arbeit von Dr. Pauline Jeffery, einer amerikanischen Augenspezialistin. Da Margaret während des Krieges ausgebildet worden war, hatte sie sich auf ihre eigenen Fächer spezialisieren müssen und nur sehr wenig in Ophthalmologie gelernt. Als sie jetzt sah, wie Pauline Jeffery mit den mannigfaltigen Augenkrankheiten Indiens fertig wurde, und sich fragte, ob sie selbst auch nur eine Diagnose stellen, geschweige denn die schwierige Operation ausführen oder die genaue Behandlung beschreiben könnte, merkte sie erst richtig, wie abgrundtief ihre Unwissenheit war. Aber so unnütz sie sich oft vorkam, der Sommer war eine ideale Einführung in das Land und seine Nöte.

Im Herbst kam sie nach Vellore zurück und wurde am Bahnhof Katpadi von einem sehr mager gewordenen, aber vergnügten Paul abgeholt, der sie und die Kinder nur schnell nach Hause bringen konnte und dann sofort ins Krankenhaus fahren mußte, um einen Patienten mit durchgebrochenem, fieberhaftem Geschwür zu operieren.

»Er sieht alt und müde aus«, schrieb Margaret ihrer Mutter. »Er arbeitet fast pausenlos den ganzen Tag und oft auch nachts. Wenn er nicht unterrichtet, muß er operieren, ambulante Patienten behandeln und Visite machen. Aber ich fürchte, es hat keinen Zweck, ihn zum Langsamtreten überreden zu wollen. Er und Jack Carman sind die Leiter ihrer Abteilungen, die einzigen Chirurgen im Krankenhaus, die Studenten ausbilden. Entweder sie tun die Arbeit, oder sie wird eben nicht getan.«

Paul Brand wohnte noch mit Frau und Kindern bei den Carmans in Katpadi, aber auf dem College-Gelände war schon ein Doppelhaus für die beiden Familien im Bau.

Margaret arbeitete jetzt in der Kinderabteilung des Krankenhauses, und obwohl ihr der mitleiderregende Zustand der Kinder wehtat, interessierte sie sich doch auch brennend für die Fülle ihr unbekannter Krankheiten. Wenn nicht die Sorge um ihre eigenen Kinder gewesen wäre, hätte sie das neue Leben ideal gefunden.

Aber hier stand sie vor dem Problem, vor dem so viele Missionarsfrauen standen: Wie konnte sie ihre Mutterpflichten mit den Aufgaben verbinden, die der Beruf an sie stellte? In

England war es in dieser Beziehung einfach gewesen; denn Großmutter Berry hatte die Kinder immer gern betreut. Aber sich an Dienstboten und Kinderfrauen gewöhnen, war nicht leicht.

In all diesen Problemen der Anpassung war Naomi Carman eine kluge, wertvolle Ratgeberin. Lebhaft, aber immer ausgeglichen, erfahren in den Lebensgewohnheiten der Inder, die sie liebte, immer bereit, den Neuankömmlingen mit ihren eigenen reichen Erfahrungen zu helfen, ohne sich einmischen zu wollen, führte sie Margaret freundlich und geduldig in die Kunst, eine Missionarsfamilie großzuziehen, ein. Ihr erster praktischer Beitrag dazu war die Vermittlung einer Kinderfrau, Martha mit Namen, die von ihren eigenen Kindern nicht mehr gebraucht wurde.

Aber Marthas Erziehungsgrundsätze entsprachen nicht immer denen der sehr weichen Margaret oder denen Paul Brands, der mit Vernunftgründen überzeugen wollte. Als sie den dreijährigen Christopher eines Tages in den dunklen Keller zu stecken drohte, weil er besonders ungezogen gewesen war, nahm er stillschweigend das alte leere Portemonnaie seiner Mutter an sich und machte sich auf den Weg zu dem zwei Meilen entfernten Krankenhaus, in dem sie arbeitete. Er wußte, welchen Bus er benutzen mußte. Aber obwohl er immerzu sein Portemonnaie schwenkte, nahm ihn der Fahrer nicht mit. So ging er zu Fuß, ein kleiner, aber entschlossener Tropfen in dem drängenden Strom von Bussen, Lastwagen, hupenden Autos, Ochsenwagen, Kühen, Radfahrern und Fußgängern, der sich — wie das Rote Meer — vor ihm teilte, und kam schließlich im Krankenhaus an. Eine völlig verdutzte Schwester lief zu Margaret.

»Draußen steht ein kleiner Junge. Ich weiß nicht, ob es Ihr Sohn ist, aber er sagt, er will zu Mami.«

Ebenso verdutzt lief Margaret hinaus und wurde stürmisch begrüßt von einem schmutzigen kleinen Stromer, der sie weinend umklammerte.

»Mami, Mami, schick mich nicht nach Hause! Ich — ich habe so eine Menge hier zu tun!«

Das Problem wurde nie ganz gelöst, obwohl sich die zu Tode

erschrockene Martha an geeignetere Erziehungsmethoden zu gewöhnen lernte. Aber die kleine Episode war auch für Margaret ein großer Schritt vorwärts auf dem Weg der Anpassung, nicht nur an die Anforderungen, die Indien an sie stellte, sondern an die tolerante Philosophie, die ihr Mann – wie einstmals sein Vater – bei der Erziehung seiner Kinder anwendete. Sie begriff, daß ein Kind von Paul Brand, was es auch sonst sein mochte, niemals ein Feigling, ein Auf-der-Stelle-Treter oder eine Kopie sein würde. Und mochte sich diese Philosophie als noch so nervenaufreibend erweisen, sie würde sich viele Male bezahlt machen – wie hier! Denn schon hatte zumindest eins der Kinder bewiesen, daß es mit Schwierigkeiten fertig wurde.

10

Etwa ein Jahr nach seinem ersten Besuch in Chingleput hatte Paul Brand seine vorbereitenden Untersuchungen so weit abgeschlossen, daß er das große Experiment wagen wollte.

»Bitte schicke mir einen Patienten, dessen Hände so verkrüppelt sind, daß sie durch eine Operation nicht schlimmer werden könnten«, sagte er zu Dr. Cochrane. »Ich möchte versuchen, was damit zu machen ist.«

Der junge Hindu Krishnamurti, den ihm Dr. Cochrane brachte, hatte so entstellte Hände und Füße, wie es bei einem Aussätzigen nur möglich war. An den Sohlen beider Füße waren große, übelriechende Geschwüre, die so tief eiterten, daß die Knochen bloß lagen. Die Hände waren völlig unbrauchbar, da die Finger so stark nach innen gekrümmt waren, daß es dem Patienten nicht gelang, irgendeinen Gegenstand festzuhalten, es sei denn, er versuchte ihn zwischen den Daumen und die Seite des Zeigefingerknöchels zu klemmen. Aber was Paul am meisten erschütterte, waren die müden, teilnahmslosen Augen dieses jungen Menschen. Dieses Menschen? Nein, dieser armseligen Kreatur, die nur noch die primitivsten Instinkte des Überlebenwollens kannte; die am Boden kroch wie ein

Hund, der ständig getreten und weggejagt wird; die flehentlich winselte wie ein Bettler. Was man hier Gutes bot, war Nahrung und für einige Zeit Obdach, nicht Hoffnung auf Besserung.

Das junge Gesicht sah jedoch durchaus nicht unintelligent aus. Wie Paul erfuhr, stammte Krishnamurti aus guter Familie und hatte eine ungewöhnlich gute Ausbildung gehabt. Er sprach sieben Sprachen und hatte an verantwortlicher Stelle gearbeitet. Dann hatten sich die verräterischen Flecken gezeigt. Seine Familie hatte ihn fortgeschickt, er hatte seinen Arbeitsplatz verloren und nie wieder einen neuen gefunden. Allmählich war sein Geist gefühllos geworden wie seine Hände und Füße. Was nützte ein guter Verstand, wenn man nicht sein tägliches Brot damit verdienen konnte? Was nützte es, diesen Verstand lebendig zu erhalten, wenn sich die Menschen vor Abscheu von einem abwandten? Lieber verblöden, lieber aufhören zu denken, aufhören sich zu erinnern, am liebsten ganz und gar aufhören zu empfinden! Nur irgend etwas zu essen zu bekommen, irgendwie weiterzuleben suchen! Paul Brand war nicht nur erschüttert, sondern auch zutiefst erschrocken. Das machte also der Aussatz aus einem Menschen, der Gottes Ebenbild war! Nein, nicht der Aussatz, die Mitmenschen! Denn die Unwissenheit und Gedankenlosigkeit von Menschen, die aus einem Herdeninstinkt des Selbstschutzes handelten, hatten diesen jungen Mann verdammt, zu leben wie in einer Hölle. Und die Ironie daran war, daß er während der längsten Zeit seiner Verbannung – wie die Mehrzahl der am stärksten verstümmelten Aussätzigen – gar nicht ansteckend gewesen war. Seine Angehörigen hätten ihn aufnehmen, ihn umarmen können ohne die geringste Gefahr.

»Hat das ganze Experiment einen Sinn?« fragte sich Paul. »Was hat es für einen Zweck, einen Körper wieder zurechtzuflicken, der für immer durch die Mentalität eines Bettlers entstellt sein wird?«

Für immer? Er schalt sich selbst. Spricht so ein Christ? Kann Gott nicht den Geist eines jeden Menschen ändern, wiederherstellen?

»Wären Sie damit einverstanden, wenn ich ein paar Operationen an Ihren Händen und Füßen vornehmen würde?«

Krishnamurti zuckte die Achseln. Fast verächtlich streckte er seine Hände aus. »Diese?« schien die Geste zu sagen. »Tun Sie damit, was Sie wollen! Sie nützen mir doch nichts mehr.«

So begannen lange Wochen und Monate des Testens, der Vorbereitung, chirurgischer Eingriffe, gespannter Erwartung.

Paul Brands Interesse galt zunächst einmal Krishnamurtis Füßen. Die Geschwüre waren zwar durch Bettruhe und Salbenverbände allmählich abgeheilt, aber sie würden wieder aufbrechen, sobald der Patient wieder anfing zu laufen. Denn der junge Mann knickte mit seinen Füßen beim Laufen immer etwas um und ließ sie wie viele Aussätzige schleifen. Warum sollte es nicht möglich sein, durch eine Sehnenoperation, wie sie manchmal bei ähnlichen, durch Polio verursachten Fällen vorgenommen wurde, dafür zu sorgen, daß er wieder richtig auftreten und sich nicht mehr so leicht verletzen konnte? Paul Brand führte das Experiment durch. Er nahm eine Sehne, in diesem Fall von einem gelähmten Muskel, und fixierte das eine Ende am Außenrand des Fußes und das andere am Wadenbein, dem äußeren der beiden Unterschenkelknochen, so daß sie das Stück zwischen dem Fuß und dem Bein überbrückte und den vorher nach außen fallenden Fuß hochhielt.

Glücklicherweise war die Operation ein voller Erfolg. Krishnamurti konnte nach einiger Zeit gerade auftreten und laufen, und die vernarbten Geschwüre brachen nicht mehr auf. Das verbesserte natürlich auch seinen Gang ganz erheblich. Und das war gut.

Denn gerade diese Operation erwies sich später in vielen Fällen als nicht erfolgreich. Auch in der allgemeinen orthopädischen Chirurgie operiert man selten nach dieser Methode, weil die Sehne bis zum äußersten gedehnt wird und nachgibt. Aber damals hatte Paul die Muskeln des Beines noch nicht so sorgfältig beobachtet wie die der Hand und wußte nicht, daß es da auch noch völlig gesunde Muskeln gab, mit denen man die Fehlstellung korrigieren konnte.

Auch aus einem anderen Grunde war es ein Glück, daß dieser erste Versuch eines chirurgischen Eingriffs bei einem Aussätzigen erfolgreich war: Wenn er fehlgeschlagen wäre, hätte

Paul Brand vielleicht nicht den Mut gehabt, weitere Experimente zu machen.

Nun kamen die Hände an die Reihe.

Die monatelangen Untersuchungen hatten zwei Tatsachen bewiesen, die einen chirurgischen Eingriff rechtfertigten: daß es bestimmte gesunde Muskeln gab, die von der Krankheit niemals befallen wurden, und daß das Gewebe eines Leprakranken nicht »schlecht«, sondern den gleichen Heilungsgesetzen unterworfen ist wie normales Gewebe.

Es war die Lähmung der von dem Ulnarnerv versorgten Muskeln der Hand, die die Klauenhand verursachte. Bei Ausfall der Fingerinnenmuskeln bewirkte die Überfunktion der Beugemuskulatur die verstärkte Beugestellung der Finger, die Krallen- oder Klauenhand.

Aber wie Paul Brand bei jenem ersten schraubstockartigen Handgriff eines Aussätzigen gemerkt hatte, gab es noch sehr viele gute Muskeln. Warum sollte er nicht einen davon, der entbehrlich war, vielleicht den oberflächlichen Fingerbeuger, der das zweite Glied eines jeden Fingers beugt, nehmen und die gelähmten inneren Muskeln dadurch ersetzen? Diese Operation wurde häufig vorgenommen, um ähnliche, durch Unfälle oder Polio verursachte Verkrümmungen zu korrigieren. Mit anderen Worten: Warum sollte man bei Lepra nicht die gleiche Technik anwenden wie bei Lähmungen anderen Ursprungs?

»Gut, alles fertig machen!« sagte Paul Brand zu seinem Assistenzarzt, Dr. Sarveshvary Roy. »Und wir müssen auf alles vorbereitet sein. Das schlägt entweder ein wie der Blitz, oder es wird nur ein Schlag ins Wasser. Gott allein weiß es. Möge er uns helfen!«

Er blickte auf das unförmige, leblose Etwas auf dem Handtisch, die groteske Entstellung einer der wunderbarsten Schöpfungen Gottes. Er nahm die Hand hoch und tastete mit seinen sensiblen Fingern sacht ihre Umrisse ab. Dann griff er nach dem Skalpell.

Paul Brand operierte dieses erste Mal nur zwei Finger, indem er sorgfältig nach Bunnels Methode der Strecksehnen-Transplantation arbeitete. Er machte an beiden Seiten jedes

Fingers in der Mitte einen Einschnitt, legte den gelähmten Wurmmuskel frei und identifizierte den Kanal. Dann löste er die nicht gelähmte Sehne aus ihrem Ansatz, spaltete sie in zwei Teile und führte sie durch die Handfläche zu den Fingern hindurch, um den gelähmten inneren Muskel zu ersetzen. Er prüfte immer wieder die Spannung, die über Erfolg oder Mißerfolg entschied. Nun noch nähen, die Wunden schließen, einen Verband und eine kleine Gipsschiene anlegen, und dann konnte man nur warten und beten.

Paul Brand mußte seine ersten Lepra-Patienten buchstäblich ins Krankenhaus einschmuggeln, um nicht andere, ängstliche Kranke zu vertreiben. Außerdem herrschte noch großer Mangel an Lehrbetten und an den nötigen Geldern, und Krishnamurti sowie zwei andere Aussätzige, an denen Paul Brand erste Probe-Operationen vornahm, beanspruchten lange Zeit ein kostbares Einzelzimmer für sich. Zwar unterstützten Dr. Carman und ein paar Kollegen die Arbeit an den Leprakranken so gut sie konnten, aber es gab auch Ärzte in Vellore, die sie für Zeit- und Raumvergeudung hielten.

Krishnamurtis erste Handoperation schien vielversprechend zu sein, obwohl Paul Brand weder sich selbst noch seinem Team erlaubte, sich vorzeitig Hoffnung auf Erfolg zu machen. Die beiden Finger heilten gut in ihrer neuen Stellung. Aber es würden noch Operationen an den anderen Fingern und eine wochen- oder monatelange physiko-mechanische Behandlung nötig sein, bis man mit Sicherheit sagen konnte, ob das Ganze ein Erfolg oder ein Mißerfolg war.

Aber im Lauf der Wochen und Monate sickerte es doch bei den Ärzten, Schwestern und Studenten durch, was das Team geleistet hatte.

»Habt ihr's schon gehört? So etwas ist noch nicht dagewesen!«

»Eine einfache Sehnentransplantation — fabelhaft!«

»Das könnte für die Lepra ebenso bahnbrechend sein wie das neue DDS!«

»Abwarten!« beschwichtigte Paul Brand seine überschwenglichen Kollegen. »Wir haben noch nichts getan. Wir wissen fast noch nichts. Das ist nur der erste Schritt eines Babys, das laufen lernt. Nächstes Mal fallen wir vielleicht auf die Nase.«

Aber es war ein Schritt! Dankbar und demütig, aber auch mit dem gespannten Interesse des Arztes beobachtete er das Wunder der Umgestaltung. Aus einer Klaue wurde wieder eine menschliche Hand! Zwar dauerte es, selbst als der Erfolg des chirurgischen Eingriffs feststand, noch geraume Zeit, bis die steifgewordenen Gelenke wieder gebrauchsfähig, die Impulse des Gehirns so weit umgeschult waren, daß die früheren volaren Beugemuskeln des Fingers jetzt an der dorsalen Seite der Hand die Finger streckten, ein unendlich schwieriger Prozeß, da die Hand gefühllos war. Manchmal war ein Fortschritt von einer Woche zur anderen kaum zu erkennen.

Aber dann war es auf einmal so weit. Die Hand öffnete und schloß sich fast normal, ergriff Gegenstände verschiedener Größe und Gestalt, um ihre Geschicklichkeit progressiv zu verbessern: Holzstücke, Gummibälle, kleine Flaschen, Bleistifte, bis —

»Sehen Sie her!« begrüßte Krishnamurti eines Tages triumphierend Paul Brand. Stolz wölbte er seine drei ersten Finger, formte aus Reis und Curry eine große Kugel auf seinem Teller, hob sie, indem er noch den Daumen zu Hilfe nahm, hoch, und schob sie in den Mund.

Krishnamurti war ein neuer Mensch geworden. Seine Augen strahlten. Er konnte wieder lachen, las viel und unterhielt sich interessiert mit Ärzten und Schwestern. Er fragte sich, was sie wohl getrieben haben mochte, sich so um ihn zu kümmern, und er lauschte eifrig der Botschaft von der Liebe Christi. Als er getauft wurde, nahm er einen neuen Namen an: John. Nach etwa einem Jahr wurde er aus dem Krankenhaus entlassen, mit zwei brauchbaren Händen, zwei geheilten Füßen und neuem, überströmendem Lebensmut.

Um bei seinen Forschungen weiterzukommen, mußte Paul Brand Nerven testen. Die bereits gelähmten Nerven von Patienten konnte er natürlich nicht dazu gebrauchen. Und wenn er die wertvollen gesunden Nerven für Forschungszwecke benutzt hätte, so wäre das Verschwendung gewesen. Er mußte Sektionen machen können.

Er wendete sich an alle Leprosarien im Umkreis bis hinauf nach Haidarabad und Bombay.

»Bitte, benachrichtigen Sie mich sofort, wenn ein Leprakranker stirbt, an dem ich eine Sektion vornehmen könnte. Sie können zu jeder Tages- oder Nachtzeit telegraphieren oder anrufen.«

Einige, unter ihnen auch die leitenden Männer des Regierungskrankenhauses in Vellore, das nur eine sehr kleine Aussätzigenabteilung hatte, waren bereit, ihn zu rufen, wenn ein Patient starb, obwohl sie sonst keine Autopsien vornehmen ließen. Aber Lepra ist keine tödliche Krankheit, und Todesfälle unter den Patienten sind nicht häufig. Auch erlaubten die Verwandten gewöhnlich keine Leichenöffnung. Paul Brand mußte monatelang warten.

Eines Abends kurz vor dem Abendbrot kam die Botschaft von Harry Paul, dem Direktor in Chingleput. Ohne erst noch zu essen, holte sich Paul Brand zwei Mitglieder des Teams, seine ceylonesische Assistentin Dr. Gusta Buultgens und seinen Techniker Jayaraj, packte eine Menge Instrumente und Flaschen mit Formaldehyd ein, und fuhr mit ihnen auf dem kürzesten Weg die etwa fünfundsiebzig Meilen nach Chingleput auf Straßen, die damals lebensgefährlich schlecht waren.

Todmüde kamen sie dort an. Die Sektion mußte sofort vorgenommen werden, weil die Leiche am Morgen abgeholt werden sollte.

Paul Brand arbeitete an einem Arm, Gusta Buultgens am anderen, während Jayaraj beim Licht einer kleinen Öllampe die Befunde niederschrieb. Er beschriftete jeden Nerv, den sie entfernten, und legte ihn in eine kleine Flasche. Innerhalb weniger Minuten war alle Müdigkeit vergessen, Erregung packte das kleine Team. Denn als die Nerven von den Fingerspitzen durch den Handrücken und die Vorderarme bis zu den Schultern hinauf bloßgelegt waren, war eine Gesetzmäßigkeit deutlich zu erkennen.

»Seht euch einmal diese Nervenverdickungen an!« sagte Paul Brand. »An beiden Armen an den gleichen Stellen. Andere Stellen sind völlig normal. Und auch hier wieder deutliche Gesetzmäßigkeit! Wo der Nerv tief in den Muskel hineinführt, ist er normal. Nur in den oberflächlichen Partien, dicht unter der Haut, sind die Verdickungen festzustellen.«

Er erklärte, daß Dehio und andere Experten behauptet hätten, die Lepra beginne in der Haut und befalle dann die Nerven, die bei fortschreitendem Leiden in ganzer Länge erkrankten. Aber hier zeigte sich, daß die Nerven, obwohl sie ganz und gar infiziert sein mochten, nur an den Stellen beschädigt waren, wo sie an die Oberfläche kamen. Mit anderen Worten: Nicht die Bazillen allein verursachten die Schädigung.

»Und das ist wichtig?« fragte Gusta Buultgens.

»Es könnte sehr wichtig sein«, erwiderte Paul. »Es könnte vor allem unsern Eindruck bestätigen, daß die Gesetzmäßigkeit der Lähmung nicht durch ein allmähliches Fortschreiten der Krankheit bedingt ist. Es könnte bedeuten, daß nicht die Lepra bestimmt, wo ein Patient gelähmt sein wird, sondern daß irgendwelche mechanischen Faktoren dabei eine Rolle spielen. Und wenn das der Fall wäre, wer weiß, ob wir dann nicht durch einen operativen Eingriff helfen könnten.«

Sie fanden die gleiche Gesetzmäßigkeit auch an den Nerven beider Beine. Während das ganze eindrucksvolle kleine Drama seinem Höhepunkt entgegentrieb, fühlte Paul Brand neben der großen, erregenden Freude über diese wunderbare Entdeckung eine tiefe Ehrfurcht und heilige Scheu. Hier lag dieser unbekannte Aussätzige, von seinen Mitmenschen vernachlässigt, von den Lebenden ausgestoßen, und offenbarte in seinem Tode Naturgesetze, die für andere zu neuem Leben führen konnten.

Als sie mit ihrer Untersuchung zu Ende waren, vernähten sie alle Hautschnitte. Der Tag brach schon an, als sie ihre Instrumente und Flaschen einsammelten.

Aber mit einer einzigen Autopsie war noch kein wissenschaftlicher Nachweis erbracht. In den folgenden Wochen und Monaten führte das Team sieben weitere Sektionen durch. Dann aber hatten sie die Gewißheit, daß eine ganz bestimmte Gesetzmäßigkeit bestand. In mehreren Fällen untersuchten sie sogar die Gehirnnerven. Im Fazialis fanden sie eine kleine Verdickung an der Stelle, wo er den Schädel verließ und an die Oberfläche trat, und die offenbar schwerste Schädigung an der Stelle, wo er auf dem Weg zu den Augenlidern über die Gesichtsknochen hinweglief. Diese Entdeckung sollte später bei der Bekämpfung der Blindheit nützlich werden, die durch Lähmung der Augenlider verursacht wird.

Während Paul Brand die Hauptrolle in diesem langen, spannenden Drama spielte, das mindestens drei Jahre dauerte, verrichteten andere Mitglieder des Teams, besonders Gusta Buultgens, die ermüdenden Arbeiten hinter der Bühne. Der wertvollste Beitrag, den sie zur Arbeit des Teams leistete, war eine peinlich genaue Buchführung über die Hunderte von Leichen-Präparaten; über die ermüdenden immer wiederkehrenden Untersuchungen von Patienten, deren Finger gemessen und deren Empfindungsvermögen getestet werden mußte; über die unendlich kleinen und zahlreichen Veränderungen an Händen und Füßen. Auch die leitenden Männer des Krankenhauses unterstützten ihn in seiner Forschungsarbeit, so gut sie konnten. In einem Seitenflügel bekam er zwei Betten für Leprakranke zugewiesen, allerdings unter der Bedingung, daß die Patienten nicht mehr ansteckend waren. Trotzdem gab es jedoch Zeiten, in denen Paul Brand den Mut fast verlor.

Als er etwa ein halbes Dutzend Operationen durchgeführt hatte — mit mäßigem Erfolg —, entdeckte er, daß mit der Wiederherstellung der Hände die Schwierigkeiten erst anfingen. Es empfahl sich, die meisten Experimente an den elendesten Bettlern vorzunehmen; nicht nur, weil sie am leichtesten zu bekommen waren, sondern weil an ihren Händen kaum noch etwas zu verderben war. Aber diese Art Patienten, deren Geschäftskapital gerade die Verkrüppelung war, wollten nicht gesund werden. Sie hatten es ja viel besser, wenn sie im Krankenhaus blieben, gefüttert, gebettet, verbunden und sogar gewaschen wurden, als wenn sie — selbst mit einem Paar wiederhergestellten Händen — in eine Welt zurückkehrten, in der man sie mied und herumstieß. Statt die Heilmaßnahmen zu unterstützen, die nach der Operation vorgenommen wurden, versuchten sie daher manchmal noch, ihre Wunden wieder aufzukratzen, wie das Paul Brand selbst bei einem Patienten beobachtete. Diese Entdeckung erschütterte und enttäuschte ihn tief.

Dr. Sarreshvary Roy, sein Assistent bei der ersten Handoperation, war es, der seine Gedanken in Worte faßte.

»Dr. Brand«, sagte er eines Tages ernst, »glauben Sie wirklich, daß die Mühe sich lohnt?«

»Nein!« hätte Paul Brand beinahe gesagt. Aber irgend etwas hinderte ihn daran. Vielleicht war es die Erinnerung an den neuen Lebensmut in den Augen Krishnamurtis. Oder eine ältere Erinnerung an drei Gestalten, die sich hoffnungslos umdrehten und den steilen Berg wieder hinuntergingen. Oder überhaupt keine Erinnerung, sondern jener seltsame Befehl, der einige Menschen zwingt, einsame und ungewöhnliche Pfade zu gehen, die die Landstraßen von morgen sein werden.

»Ja!« erwiderte er fest.

11

Paul Brands drittes Kind, Mary, wurde im Oktober 1948 geboren. Sie sollte einmal ebenso abenteuerlustig und ebenso furchtlos wie ihre Eltern werden. Als Margaret Brand im September von ihrem zweiten Sommerurlaub aus Kotagiri zurückkam, wohnte ihr Mann schon in einem der neuen Zweifamilienhäuser. Nun hatten sie zum ersten Male in ihrer fünfjährigen Ehe ein eigenes Heim, das ihnen unglaublich groß vorkam, obwohl es nur aus drei Zimmern bestand.

»Sie möchten hier gern wissen, auf welcher Abteilung Du helfen könntest«, hatte Paul ihr nach Kotagiri geschrieben.

»Es ist ganz gleich, in welche Abteilung sie mich stecken, wenn es nur nicht die Augenklinik ist.«

Zwei Wochen nach Marys Geburtstag erhielt sie nun einen kurzen Brief von Dr. Carol Jameson, die damals stellvertretende Leiterin des medizinischen Zentrums war, da Dr. Hilda Lazarus im Interesse des Instituts nach England und Amerika gereist war.

»Ich will Sie nicht drängen«, schrieb sie. »Aber wir brauchen Hilfe in Schell, und wir würden uns freuen, wenn Sie jeden Tag ein paar Stunden herschauen und nur ein bißchen auf alles achtgeben würden.« Schell, Dr. Idas erstes kleines Krankenhaus, war jetzt die Augenstation von Vellore.

Erschrocken antwortete ihr Margaret, daß sie so gut wie nichts von Augenkrankheiten verstehe. Aber Dr. Jameson beunruhigte das gar nicht. Da sie selbst vor einem Vierteljahrhundert als Ärztin und Chemikerin nach Vellore gekommen und von Dr. Ida liebenswürdig angewiesen worden war, das klinische Laboratorium zu übernehmen, hatte sie etwas von deren kühnem Vertrauen auf die Entwicklungsmöglichkeiten des Menschen geerbt. Jetzt gab sie die gleiche gelassene Antwort, die sie damals erhalten hatte: »Macht nichts, meine Liebe! Das werden Sie schon lernen!« Und Margaret Brand lernte es. In Dr. Roy, dem leitenden Arzt der Augenabteilung, bekam sie einen geduldigen und fachkundigen Lehrer, der zu seiner Schülerin ebenso höflich und freundlich war wie zu seinen Patienten. Als dann Dr. Victor Rambo, der amerikanische Leiter der Abteilung, nach seinem Urlaub nach Schell zurückkam und ihre weitere Ausbildung in die Hand nahm, wurde sie sehr schnell eine tüchtige Operateurin, und je sicherer sie wurde, um so mehr Freude hatte sie an ihrer Arbeit. Sie half Dr. Rambo bei der Verwirklichung seines Planes, sogenannte »Augen-Lager« einzuführen, um das erschreckende Überhandnehmen von Augenkrankheiten, besonders von Star, auf den Dörfern einzudämmen. Alle paar Wochen fuhr er mit einem Team von Ärzten, Schwestern und technischen Assistenten in ein ländliches Zentrum, untersuchte alle, die aus den Dörfern in einem Umkreis von etwa fünfzig Meilen dorthin kamen, und führte manchmal hundert Operationen an einem Tag durch. Daß sie dabei helfen durfte, Hunderten von den schätzungsweise fünfhunderttausend durch Star erblindeten Männern, Frauen, Kindern und Säuglingen das Augenlicht wiederzugeben, war für Margaret Brand eine Freude, die sie für keine andere Genugtuung in der Welt eingetauscht hätte.

Eine Meile vom Schell-Krankenhaus entfernt mußte sich inzwischen Paul Brand mit Indiens ungeheuren chirurgischen Problemen befassen. Oft mit einem Minimum an Apparaten und Instrumenten und einem Maximum von Enttäuschung.

Ehe man das College-Niveau zu heben versuchte und um die Mitte der vierziger Jahre auch männliche Patienten im Krankenhaus aufnahm, hatte es wenig allgemeine Chirurgie in Vellore gegeben, und die Abteilung steckte noch in den Kinderschuhen. Da es an Geld fehlte, würde es noch lange dauern, bis sie mit den notwendigsten neuen Apparaten ausgestattet war. Vieles, was in Gebrauch war, war hoffnungslos veraltet, zum Beispiel der chirurgische Diathermie-Apparat, eine unter Glas befindliche Maschine mit großen Kupferspiralen und imponierenden Zündfunken, die einem den nötigen Respekt für ihre Leistungsfähigkeit einflößten. Da man mit dieser Maschine Blutungen leichter unter Kontrolle bringen konnte, wagte es Paul Brand auch, die Operation eines spastischen Schiefhalses vorzunehmen.

Der Patient war ein britischer Ingenieur, der in Madras arbeitete, ein Mann mit der angeborenen Würde eines Engländers und einer großen Liebe für Geselligkeit, die ihn zu übermäßigem Genuß von gutem Essen und Alkohol geführt hatte. Er hatte erst kürzlich geheiratet, und es war für ihn eine demütigende Qual, immer wieder Anfälle zu bekommen, bei denen er diese schrecklichen Dreh- und Schleuderbewegungen mit dem Kopf machen mußte. Der Psychiater, der ihn untersucht hatte, war der Ansicht, daß hier nur eine Operation helfen könne. Der Ingenieur bat Paul Brand, sie durchzuführen. Dieser weigerte sich.

»Nein, fahren Sie nach England!« sagte er. »Ich habe bereits Sir Hugh Cairnes, dem bekannten Professor für Nervenchirurgie in Oxford, über Ihren Fall berichtet.«

Der Ingenieur lehnte es prompt ab. Er sagte, er werde eher Selbstmord begehen, als sich seinen Freunden in England in solch einem Zustand zeigen. Wenn Paul Brand ihm nicht helfen wolle, sei das das Ende. Seine Frau schloß sich seiner Bitte an.

»Sie sind ein Lehr-Krankenhaus«, sagte der Ingenieur. »Ich möchte mich hier operieren lassen.«

Paul Brand hatte bisher noch wenig Erfahrung in Nerven-Chirurgie. Er informierte sich in einem Lehrbuch über die Technik der Schiefhals-Operation. Nach Durchtrennung der oberen vier Halsnerven, der Bewegungs- und Gefühlsnerven, mußte man durch das große Loch in der Schädelbasis gehen, und einen der Kopfnerven spalten. Da er schon viele Male Rückgratoperationen gemacht hatte, glaubte er, diese eine auch durchführen zu können, zumal ihm ein Diathermie-Apparat zur Verfügung stand, um eventuelle Blutungen zum Stehen zu bringen. Außerdem blieb ihm ja keine andere Wahl. Das Wohl eines Menschen, möglicherweise sein seelisches Gleichgewicht, stand auf dem Spiel. Nach Rücksprache mit anderen Mitgliedern des Ärztestabes, die wie er um Gottes Führung gebetet hatten, erklärte er sich bereit zu der Operation.

Die erste Schwierigkeit bestand darin, daß eine Haltevorrichtung fehlte, auf der der Kopf des Patienten, das Gesicht nach unten, über das Tischende hinaus in ruhender Stellung gehalten werden konnte. Paul Brand ließ sich von einem Schmied ein paar Eisenstützen anfertigen, die in das Kopfende des Operationstisches paßten. Da es keine Blutbank gab, suchte er sich zwei Blutspender und bereitete einen Liter Blut vor.

Dr. Gwenda Lewis, eine junge Anästhesistin aus Wales, übernahm die Narkose. Mit sterilen Händen und in frischem Operationskittel wartete Paul Brand auf das Zeichen, daß er mit der Operation beginnen konnte. Aber das Zeichen kam nicht. Eine halbe, eine Dreiviertelstunde verging. Der Patient atmete eine Unmenge Äther ein, aber ohne Erfolg. Durch übermäßigen Alkoholgenuß war er offenbar immun gegen Äther. Es dauerte eine volle Stunde, bis er in Narkose lag. Die improvisierte Kopfstütze funktionierte soweit gut. Da der Patient aber klein und dick und das Eisen schwer war, kippte der Operationstisch in dem Augenblick, als Paul Brand den ersten Einschnitt machte, und der Kopf des Patienten rutschte auf Gwenda Lewis' Schoß.

»Ein böser Anfang«, murmelte Paul Brand, nicht ganz so gleichmütig wie sonst. Er faßte sich aber schnell und stemmte einen Stock unter das Tischende, den er, da er nicht lang genug war, auf ein dickes Anatomiebuch gestellt hatte. Aber es sollte noch schlimmer kommen. Wahrscheinlich hatte sich während des Hinunterrutschens die Inhalationstube in der Luftröhre des Patienten verschoben, so daß Atemschwierigkeiten auftraten. Auch blutete der Patient stark. Nach einer Bluttransfusion operierte Paul Brand weiter. Der Hals war abnorm dick, und die Wirbelsäule schien meilenweit entfernt zu sein. Nachdem er tiefer und tiefer geschnitten und viele Blutgefäße abgebunden hatte, verlangte er den Diathermie-Apparat. Aber als dieser, so schwach wie möglich eingestellt, die erste blutende Stelle berührte, krampften sich alle Muskeln zusammen, und es entstand eine Dampfwolke.

»Holen Sie den Elektriker, Schwester!« sagte Paul Brand zu einer Helferin. Daß er diese förmliche Anrede gebrauchte, war das einzige äußere Zeichen seiner inneren Erregung.

Während der Apparat in einem Nebenraum repariert wurde, arbeitete Paul weiter. Als er die Wirbelsäule erreicht hatte, war auch der Diathermie-Apparat wieder revidiert. Paul Brand atmete erleichtert auf, denn jetzt war die Wunde so gespickt mit Arterienklemmen an tiefliegenden Blutgefäßen, daß sie kaum richtig abgebunden werden konnten. Aber schon bei der nächsten Berührung mit dem Koagulator verkrampfte sich der ganze Hals und ein Teil des Körpers, und Funken sprühten.

»Eins, zwei, drei, vier, fünf«, zählte Paul Brand gelassen bis »zehn«, was er immer dann tat, wenn er am liebsten einen Kraftausdruck gebraucht hätte.

Die Maschine mußte wieder zum Reparieren hinausgebracht werden. Da der Patient schon sehr viel Blut verloren hatte, sank der Blutdruck, und die Atmung wurde schwach. Gwenda Lewis wußte sich fast nicht mehr zu helfen.

»Nur Mut! Gleich ist alles vorüber!« sagte Paul Brand so ruhig wie möglich, um sie nicht merken zu lassen, wie verzweifelt er selbst war. Er wagte es kaum, den Rückenmarkkanal ohne Diathermie zu öffnen. Aber es mußte etwas geschehen, und so arbeitete er weiter. Er trug die Bogen der oberen Halswirbel ab, dann die Rückseite des großen Schädelbasisloches und legte das Knochenmark bloß. Jetzt trat eine ernste Blutung ein, und er bat um den Diathermie-Apparat. Der Elektriker schwor, daß er nun völlig in Ordnung sei. Er habe es mit einem Stück Fleisch ausprobiert. Paul Brand führte den Koagulator an eine Arterienklemme heran, die eine große Ader tief unten in der Wunde abklemmte. Wieder der Krampf, diesmal nur noch schlimmer, und da der Strom in unmittelbarer Nähe des Rückenmarks war, bäumte sich der Patient auf: Ein blauer Blitz, und das Licht verlöschte im ganzen Krankenhaus.

Paul Brand stand da mit einer zu Tode erschrockenen Anästhesistin; ohne weiteren Blutvorrat, um die Transfusion fortzusetzen; mit einer großen blutenden Ader an der Rückseite der Wirbelsäule; einer Menge Klemmen an Adern, die schwierig abzubinden waren; einer unvollendeten Operation und in völliger Dunkelheit. Es war einer der kritischsten Augenblicke, die er während seiner ganzen bisherigen chirurgischen Tätigkeit erlebt hatte. Aber wieder blieb ihm nichts übrig, als weiterzumachen. Eine Taschenlampe wurde gebracht und über den Operationstisch gehalten. Paul Brand wußte, daß er schnell zu einem Ende kommen mußte. Was sollte er tun? Die Wunde zunähen, ohne auch nur die Nervendurchschneidung zu versuchen? Nein, der Erfolg der Operation war seinem Patienten mehr wert als das Leben. Er mußte sie zu Ende führen.

Er tupfte die Wunde trocken und begann schnell die Rükkenmarksnerven zu spalten. Bei dem düsteren Licht war es schwierig festzustellen, welche es waren. Einige waren fast zu sehen. Er konnte nur hoffen und beten, daß er die richtigen spaltete. Dann band er die Adern ab, die er abbinden konnte, und schob, nachdem er die Rückenmarkshaut geschlossen hatte, eine Tamponade in die Wunde in der Hoffnung, daß durch den Druckverband die anderen Adern blockiert würden. Das Ende des Verbandpäckchens ließ er heraushängen, während er die Schnittwunde darüber zunähte. Nachdem der Patient fünf und eine halbe Stunde unter dem Messer gewesen war, brachte man ihn ins Krankenzimmer zurück. Am nächsten Tag wurde das Mullpäckchen entfernt, und die Wunde heilte ohne Zwischenfälle.

Die Operation war ein großer Erfolg. Der Patient hatte nie wieder Krämpfe, und das Genick war nicht übermäßig geschwächt. Ein oder zwei Jahre später fuhr er zurück nach England, suchte Sir Hugh Cairnes auf und übergab ihm einen Brief von Paul Brand, in dem ihn dieser bat, den Ingenieur neurologisch zu untersuchen. Den Antwortbrief des Professors bewahrte sich Paul Brand auf wie ein Heiligtum. »Ich gratuliere Ihnen zu einer einzigartigen Operation«, schrieb der bedeutende Chirurg. »Wissen Sie, daß dieser Eingriff in Großbritannien und Irland erst ein paar Mal gemacht worden ist? Ich bin erstaunt, daß es in Asien ein Krankenhaus gibt, in dem man für eine solch schwierige Operation die notwendigen Apparate besitzt.«

Nachdem Evelyn Brand, die Mutter Pauls, im Jahre 1947, genau einen Monat nach Paul, nach Indien zurückgekehrt war, hatte sie ein volles Jahr in Sendamangalam gearbeitet. Als sie dann das vorgeschriebene Pensionsalter erreicht hatte, hatte sie ihre direkten Beziehungen zur Mission abgebrochen. Aber – sich zurückziehen? Kaum! Sie begrüßte das als Anfang und nicht als Ende ihrer missionarischen Laufbahn. Jetzt, mit achtundsechzig Jahren, konnte sie die Pläne weiterführen, die durch Jesses Tod vereitelt worden waren. Zwölf von den nahezu zwanzig Jahren, die seitdem vergangen waren, hatte sie in der eintönigen Ebene auf der Stelle getreten und ungeduldig und sehnsüchtig zu den Bergen hinaufgeschaut. Nicht, daß sie sie gänzlich vernachlässigt hatte! Seit Jahren hatte sie, in einem winzigen zerlegbaren Zelt wohnend, ihre Ferien in den Kolar-yans, dem zweiten der fünf Höhenzüge verbracht, deren Bewohner Jesse und sie für Christus gewinnen wollten. Sie fuhr dann jedesmal mit dem Zug nach Atur, wo ein paar von den Mädchen, die sie in den Kollis aufgezogen hatte, sie abholten, anschließend mit einem Ochsenwagen bis zum Fuß der Berge und ließ sich dann in einem Tragsessel hinauftragen. Hier in diesem von der Zivilisation völlig unberührten Gebiet reiste sie während der kurzen Urlaubswochen von Siedlung zu Siedlung, befreundete sich mit den Menschen, indem sie ihre Kranken mit einfachen Heilmitteln behandelte und ihnen mit brennendem Herzen und nie versiegender Geduld das Evangelium von Christus und seiner Liebe verkündigte. Aber das war nur ein Ferien-Zeitvertreib gewesen. Jetzt konnte sie ihr Lebenswerk wieder mit vollem Ernst aufnehmen.

Das kleine Haus, das ihr Hauptsitz sein sollte, war schon fast fertig. Es bestand aus einem Bambusgeflecht, das mit Lehm verkleidet und weiß getüncht war, und hatte ein hohes spitzes Strohdach wie die Hütten der Eingeborenen in den umliegenden Dörfern. Später, als zwei pensionierte Indien-Missionarinnen zu ihr zogen, ließ sie noch ein Zimmer anbauen. Aber zunächst wohnte nur Elisabeth, eine Bibelfrau, bei ihr, die mit ihr in Sendamangalam gearbeitet hatte; und ganz am Anfang für kurze Zeit ihre adoptierte indische Tochter Ruth, die jetzt mit einem christlichen Lehrer verheiratet ist.

Während der folgenden fünfzehn Jahre legte Großmutter Brand Hunderte von Meilen auf den steilen Felsenpfaden zu Pferd zurück. Sie übernachtete in ihrem kleinen Zelt, in dem sie sich oft, um nicht vom Monsunregen völlig durchnäßt zu werden, im Gummimantel, einen Regenschirm über sich aufgehängt, schlafen legte. Sie brach sich die Hüfte, den Arm, machte mehrmals gefährliche Stürze von ihrem Pferd, nahm aber nach ganz kurzer Ruhepause ihr rauhes, mühsames Wanderleben immer wieder auf. Eine allmählich fortschreitende Lähmung der Beine erschwerte ihr das Gehen, störte sie aber glücklicherweise nicht beim Reiten. Sie richtete Schulen ein – darunter auch ein Internat – und lehrte Dorfkinder lesen, schreiben und beten. Sie ließ Dschungelland roden, Obstbäume pflanzen, Gemüsegärten anlegen und Brunnen graben und versuchte unaufhörlich, dem Typhus, der Malaria, der Tuberkulose und der Unterernährung – mit der Zeit auch dem Aussatz – zu Leibe zu gehen. Sie rettete das Leben unerwünschter kleiner Kinder, führte Erziehungsprogramme durch und leitete Arbeitslager. Ganz allmählich konnte sie ein paar Menschen zu der Liebe hinführen, die sie lehrte und vorlebte. Und als sie fünfundachtzig Jahre alt war, stieg sie von den Kolaryans hinunter, wo sie eine kleine Schar christlicher Arbeiter zur Fortsetzung ihres Werkes zurückließ, und kletterte auf einen anderen Höhenzug hinauf, um den gleichen Prozeß von vorn anzufangen.

Es waren vielleicht zwei Monate vergangen, seit John, früher Krishnamurti, voller Hoffnung und Zuversicht aus dem Krankenhaus entlassen worden war. Da kam er eines Tages zurück. Er sah jämmerlich mager aus. Sein Lächeln war müde und traurig.

»Die Hände, die Sie mir gegeben haben, sind keine guten Hände, Doktor Sahib«, sagte er bitter zu Dr. Brand. »Es sind schlechte Hände.«

»Schlechte Hände?« Der Arzt starrte ihn entgeistert an. »Wie meinst du das?«

»Schlechte Bettelhände!« erklärte der junge Mann traurig.

Da er noch andere Merkmale der Lepra trug — Hautflecken und fehlende Augenbrauen —, wollte ihn niemand beschäftigen oder bei sich wohnen lassen. Vorher hatten die Menschen seine verkrüppelten Hände gesehen und ihm mitleidig Geld zugeworfen. Aber jetzt, als seine Hände heil waren, hatten sie kein Erbarmen mehr mit ihm.

Paul Brand war entsetzt. Was tat er? Er stellte die Menschen körperlich wieder her, nur um sie geistig noch untauglicher zu machen, als sie vorher waren? Schuf er nur Bettler, die sich nun weniger zum Betteln eigneten?

Johns Problem konnte gelöst werden. Man nahm ihn wieder ins Krankenhaus auf, und seine Gesundheit war bald wieder hergestellt. Vor seiner Erkrankung konnte er maschineschreiben, und Paul Brand ermunterte ihn, es mit seinen neuen Händen wieder zu lernen. Bald konnte er sich Geld verdienen, indem er für begüterte Patienten Schreibarbeiten erledigte.

Aber damit war das größere Problem nicht gelöst. Kurz darauf kam von einem anderen früheren Patienten die gleiche Anklage: »Dr. Sahib, wissen Sie, was Sie mir für Schaden zugefügt haben?«

»Ihnen Schaden zugefügt?«

»Ja, vor meiner Operation habe ich immer gebettelt. Ich saß in Ambur unter einem Feigenbaum, auf einem ganz bestimmten Stein, und streckte meine armen unbrauchbaren Hände aus, und manchmal gaben mir die Leute bis zu zwei Rupien am

Tag. Dann machten Sie meine Hände wieder gesund, und ich war so glücklich, weil ich nun nicht mehr zu betteln brauchte. Ich fragte nach Arbeit wie andere Leute, aber die Geschäftsleute und die Händler sahen die Leprazeichen an mir und jagten mich fluchend davon. Ich ging zu meinem alten Stein unter dem Feigenbaum zurück und streckte meine Hände aus. Aber die Vorübergehenden warfen mir nur ein paar Münzen hinein, nicht genug, um mir das notwendigste Essen zu kaufen. Was soll ich tun, Dr. Sahib?«

Die Antwort war klar: Man mußte diesen Männern Gelegenheit geben, zu arbeiten und sich zu ernähren. Sie mußten Handwerke lernen, die sie ausüben konnten, ohne von einer Anstellung abhängig zu sein. Aber wie? Sie mußten ja während ihrer Lehrzeit irgendwo wohnen, mußten tüchtige Lehrer haben, und schließlich mußte man jedem Mann in seinem Dorf mit seiner eigenen Heimarbeit zum Start verhelfen.

Aber dazu gehörte Geld, und es war kein Geld da. Zwar hatte Pastor Warwick, Paul Brands alter Lehrer und Arbeitgeber in England, als er von der neuen Arbeit hörte, unaufgefordert seine Freunde um Spenden gebeten und Beträge geschickt, die Krishnamurtis Behandlung und die ersten Unkosten des Forschungsteams völlig gedeckt hatten. Aber diese Mittel reichten bei weitem nicht aus für die wachsenden Ansprüche.

Eines Morgens sprach Paul Brand mit einer verständnisvollen Patientin, »Mutter« Eaton, über dieses Problem.

Mutter Eaton, eine vierundachtzigjährige Missionarin aus Pasadena, Kalifornien, war nach Vellore gekommen, um Hilfe für eine schwere rheumatische Arthritis zu suchen. Leider konnte man nicht mehr für sie tun, als ihr durch Tabletten und Injektionen Linderung verschaffen. Aber sie war nicht hart oder verbittert geworden.

»Ich habe etwas Geld auf der Bank«, sagte sie zu Paul Brand, »ungefähr fünfhundert Pfund. Ich werde nicht mehr lange hier leben, und ich habe mich schon oft gefragt, was wohl der Herr sagen würde, wenn ich zu ihm käme und das Geld läge noch ungenutzt da.«

»Ja, und?« fragte Paul Brand leise.

»Ich möchte, daß Sie es nehmen und gebrauchen. Lassen Sie eine Lehrwerkstatt und ein paar Hütten bauen, wie Ihnen das vorschwebt, und lassen Sie Ihre geheilten Patienten dort lernen und wohnen!«

So entstand »Nava Jiva Nilayam«, die »Stätte neuen Lebens«.

Zunächst stieß Paul Brand mit seinem neuen Plan auf Schwierigkeiten. Sogar Dr. Cochrane war nicht für eine sofortige Durchführung.

»Von der britischen und der amerikanischen Aussätzigen-Mission soll gerade zu diesem Zweck ›Karigiri‹ gebaut werden«, sagte er. »Warum wollen wir das nicht abwarten?«

Paul Brand wollte nicht warten. Zwei Jahre waren vergangen, seit der Plan für das »Schiefflin Leprosy Research Sanatorium« entworfen und der Bauplatz dafür gekauft worden war, und noch immer war auf dem öden Stück Land, das acht Meilen vom Krankenhaus entfernt lag, nichts von Bautätigkeit zu sehen. Außerdem wollte und brauchte er für seine Zwecke nicht eine moderne, fortschrittliche Institution, sondern ein kleines, einfaches Dorf, wie es die meisten Patienten gewöhnt waren. Und er wußte auch schon, wohin er es bauen wollte: in eine entlegene Ecke des zweihundert Morgen großen Grundstückes, das Dr. Ida vor vielen Jahren trotz großen Widerstandes für ihr medizinisches College bestimmt hatte.

Auch jetzt gab es Widerstand. Einige der älteren Ärzte hielten es nicht für gut, wenn Leprakranke mit den Medizinstudenten auf dem gleichen Gelände lebten. Sie erlaubten es nur unter der Bedingung, daß die neue Siedlung von einem Drahtzaun umgeben wurde, daß keiner der Insassen das Collegegrundstück betrat und daß die Patienten nicht ansteckend waren. — Bezeichnenderweise waren es in den folgenden Jahren die Studenten, die, durch ihr Studium aufgeklärt, ihr Vorurteil fallen ließen. Zuerst überkletterten sie noch den Zaun, um die Leprakranken zu besuchen, ihnen zu helfen, mit ihnen zu plaudern und Andacht zu halten, und dann beseitigten sie ihn ganz. —

Dank Mutter Eaton nahm Paul Brands Plan Gestalt an: Es entstand eine kleine Gruppe sauberer Lehmhütten, weiß getüncht und mit Grasdächern. Und dank dem guten Beispiel von Dr. Ida, die das Nützliche immer mit dem Angenehmen zu verbinden suchte, und der tatkräftigen Unterstützung ihrer Nachfolgerin, Dr. Lazarus, waren die schmalen Wege bald eingefaßt von flammendroten Poinsettias, und Dr. Idas geliebte blaue Winden kletterten die Wände hinauf und über die Dächer hin.

Das Jahr 1950 war ein Jahr des Fortschritts in Krankenhaus und College. Im Januar, ein paar Tage, ehe Indien Republik wurde, feierte ganz Vellore Dr. Idas Jubiläum, die 50. Wiederkehr des Tages, an dem sie als Ärztin in Indien angekommen war. Die Madras-Universität krönte das Ereignis, indem sie das College voll anerkannte: das Ziel zehnjähriger, unermüdlicher Arbeit. Auf Vorschlag von Dr. Lazarus bestimmte Dr. Ida 20 000 Dollar, die sie an Ehrengeschenken aus aller Welt bekommen hatte, für den Bau eines dringend nötigen Studentenheims für männliche Studenten. Und da sie ein ebenso ungeduldiger Aktivist war wie Paul Brand, tat sie den ersten Spatenstich am Nachmittag des Tages, an dem sie morgens die Entscheidung getroffen hatte. Unter der Leitung von Ted Gault, dem Direktor des Studentenheims, wurde der Feldzug zur Finanzierung des neuen Gebäudes erfolgreich abgeschlossen.

Dr. Ida war fasziniert von der neuen Hand-Chirurgie. Da sie, wenn sie in Vellore war, auch täglich das Krankenhaus besuchte, wurde sie oft von ängstlichen Patienten gebeten, während der Operation ihre Hände zu halten. Die Aussätzigen machten dabei keine Ausnahme.

»Darf ich?« fragte sie dann Paul Brand besorgt. »Störe ich Sie auch nicht?« Nachdem er das verneint hatte, setzte sie sich neben den Patienten, der entweder örtlich oder gar nicht betäubt war, hielt seine freie Hand und flüsterte ihm ermunternde Worte zu. Sie erzählte ihm, was für Wunder in diesen Tagen getan würden, welch ein tüchtiger Arzt seine Hände operiere und wie die Kraft Gottes durch ihn wirke.

In diesen Tagen wurde Paul und Margaret Brand das vierte Kind geschenkt, das dritte Mädchen. Estelle war ein verträumtes kleines Ding, von seiner nächstälteren Schwester ebenso verschieden wie ein Veilchen von einer Kletterrose.

Im Lauf des Jahres ereignete sich noch manches, was für Paul Brands Forschungsarbeit von Bedeutung war. In Madras wurde die Zweigstelle des britischen Aussätzigen-Hilfswerks neu organisiert, die die Aufgaben der Lepra-Forschung und der Behandlung und Ausbildung der Leprakranken übernahm und als unschätzbarer Koordinator freiwilliger Unternehmen wie der Gandhi-Memorial-Leprosy-Stiftung dienen sollte. Dabei wirkte Dr. T. N. Jagadisan mit, der Organisator der 1947 zum ersten Male stattfindenden allindischen Lepra-Arbeiter-Konferenz und langjährige Kollege von Dr. Cochrane im Britischen Aussätzigen Hilfswerk. Dieser ausgezeichnete Gelehrte – er war Professor der englischen Sprache – und indische Patriot litt selbst an tuberkulider Lepra, die nicht ansteckend war, aber zu Nervenlähmung führte. Wie er auf Dr. Cochranes Anraten das Steifwerden seiner Finger durch ständige Massagen und Bewegungstherapie aufhielt, interessierte Paul Brand bei seinen physiotherapeutischen Studien sehr.

In der chirurgischen Abteilung hatte Paul Brand glücklicherweise jetzt fachmännische Hilfe durch Dr. Howard Somervell, einen bekannten Chirurgen, der zuerst nach Indien gekommen war, um mit der Mallory-Expedition den Mt. Everest zu besteigen, dann fünfundzwanzig Jahre als Missionsarzt in Trawangur gearbeitet, Vellore besucht, die Not dort gesehen und für ein Jahr seine Dienste angeboten hatte. Seine Anwesenheit gab der Abteilung sowohl Farbe als auch Ansehen. Da er ebenso Künstler wie Arzt war, illustrierte er seine Operationsberichte. Samstagnachmittags kletterte er gern in den Bergen umher. Er trug auch oft indische Kleidung, wenn er nicht im Dienst war. Die Patienten, besonders die Kinder, liebten ihn und nannten ihn »Ta Ta«, Großvater.

»Wenn sie anfangen, einen Großvater zu nennen, dann ist es Zeit, daß man sich pensionieren läßt«, meinte er kläglich. Glücklicherweise tat er das jedoch nicht, sondern kam nach seinem Urlaub für weitere fünf Jahre in den missionsärztlichen Dienst zurück.

Das ermutigte Paul Brand, die Aussätzigenarbeit zu erweitern. Da er sich in England keine finanziellen Hilfen holen konnte, wandte er sich in Indien an Einzelpersonen sowie an karitative Verbände. In Bombay besuchte er Professor Choksi, den Vorsitzenden der Tata-Stiftungen, die von der großen indischen Industrie-Familie Tata gegründet worden waren, und zeigte ihm die Fotos seiner ersten Handoperationen. Mit dem Wadia-Hilfswerk zusammen spendeten die Tata-Stiftungen so viel Geld, daß er im folgenden Jahr ein kleines Krankenhaus mit fünfzehn Betten für Leprakranke bauen konnte.

Während dieser ersten Jahre seiner Aussätzigenarbeit hatte Paul Brand fast keine Zeit mehr für etwas anderes. Als die erste Gruppe junger Leute in der »Stätte neuen Lebens« eingezogen war, verbrachte er jede freie Minute bei ihnen. Da er aber tagsüber im Krankenhaus zu tun hatte und die Wochenenden meist seinen Lepraforschungen in Chingleput gehörten, mußte er für seine Arbeit in der kleinen Aussätzigen-Kolonie irgendwie die kurzen Stunden zwischen Teezeit und Dunkelheit benutzen.

Zuerst unterrichtete Paul Brand die Patienten mit den wiederhergestellten Händen meist selbst. Er lehrte sie Handgriffe, die er bei seiner eigenen Tischlerausbildung gelernt hatte, und zeigte ihnen, wie man mit dem Werkzeug umging. Unter seiner Anleitung lernten sie dann Spielzeug herstellen. Er sorgte dafür, daß die Holztiere, Eisenbahnen, Autos und Puzzlespiele gut gearbeitet und schön poliert wurden, und sie fanden auch Abnehmer. In der ersten Zeit wurden sie alle sterilisiert und entsprechend markiert, obwohl das eine unnötige Vorsicht war, da Lepra nur durch persönliche Berührung übertragen werden kann. Aber als immer mehr Leute diese Spielsachen kauften, trug schon diese Tatsache dazu bei, daß die Vorurteile allmählich verschwanden.

Die jungen Leute in der Kolonie lernten auch Gemüsegärten anlegen und Obstbäume pflanzen, um selbst zu ihrer Ernährung beizutragen. Da die Lepra kein Ansehen der Person kennt, mußten Menschen aus hohen und niedrigen Kasten, Arme und Reiche, Gebildete und Ungebildete zusammen leben. Zur ersten Gruppe gehörten ein Ingenieur, ein Wirtschaftsprüfer, ein Student der Naturwissenschaften und ein früherer Brahmane, der Christ geworden war, sowie ein paar ungebildete Dorfbewohner. Einer wie der andere mußte, wenn die Reihe an ihn kam, die niedrigen Dienste des Reinemachens und Wassertragens übernehmen.

Neben der Ausbildung war die Forschung ein Hauptzweck der Kolonie. Paul Brand mußte die wiederhergestellten Hände studieren, um seine chirurgische Technik auszuwerten. Was war durch die Operation erreicht worden? Mußten die Methoden geändert werden, um sich den besonderen Gebrechen der Leprapatienten anzupassen? Und die brennendste Frage: Warum wurden die Finger und Zehen der Aussätzigen kürzer? Häufig waren offensichtlich Infektionen und Unfälle daran schuld. In der ersten Zeit seiner Forschungsarbeit hatte Paul Brand Dr. Cochrane und andere Experten gefragt: »Woher weiß man, ob ein Finger durch Unfall oder Infektion zerstört ist oder durch Lepra?«

Dr. Cochrane hatte ihm erklärt, wenn an einer Hand alle Finger verkürzt seien, könne man annehmen, daß die Lepra selbst daran schuld sei. Wenn aber eine gute Hand einige normale und einige sehr verkürzte Finger habe, dann sei anzunehmen, daß die Verkürzung von einem Unfall oder von einer Sepsis herrühre.

Paul Brand war von diesen Vermutungen der Spezialisten, nach denen die Mehrzahl der Verkürzungen auf direkte Einwirkung der Krankheit zurückzuführen waren, nicht ganz überzeugt. Ein Erlebnis, das er in seinen ersten Jahren in Chingleput gehabt hatte, bestärkte ihn in seinem Zweifel.

Er hatte eines Tages die Krankengeschichte eines Patienten gelesen, der schon seit Jahren negativ und in Wirklichkeit nie eindeutig positiv gewesen war. Dieser Patient versicherte Paul Brand, daß seine Finger in den letzten zwei bis drei Jahren um die Hälfte kürzer geworden seien.

»Können Sie sich erinnern, daß irgend etwas damit passiert ist?« fragte Paul Brand.

O ja, es waren einige kleine Unfälle passiert! Verbrennungen und ähnliches.

»Wie lang waren Ihre Finger, als Sie einwandfrei negativ wurden?«

Der Patient überlegte. Er war ein intelligenter Mann und hatte ein gutes Gedächtnis.

»Ich hatte ungefähr eineinviertel Zentimeter von diesem einen und knapp zwei Zentimeter von dem anderen verloren.«

Jetzt waren beide ungefähr noch zweieinhalb Zentimeter lang.

Paul Brand war zu Harry Paul, dem Anstaltsleiter, gegangen.

»Sind Sie sicher, daß der Mann negativ ist?«

»Ja, natürlich! Es sind verschiedene Tests gemacht worden.«

»Seine Finger sind in den letzten fünf Jahren kürzer geworden, aber er ist seit sieben Jahren negativ. Wie kann das sein?«

Der Leprologe hatte darauf keine Antwort gewußt und Paul Brand auch nicht. Aber er hatte sich vorgenommen, nicht zu ruhen, bis er die Wahrheit fand!

Eines Tages machte er in der »Stätte neuen Lebens« eine alarmierende Entdeckung. Er versuchte die Tür des kleinen Lagerraumes zu öffnen, aber das Schloß war rostig, und der Schlüssel wollte nicht schließen. Einer der Patienten, ein kleiner unterernährter Junge von etwa zehn Jahren, kam lächelnd auf ihn zu und sagte:

»Lassen Sie es mich versuchen! Wetten, daß ich es kann!«

Er legte Daumen und Zeigefinger um den winzigen Griff des Schlüssels und drehte ihn mit einer schnellen Handbewegung im Schloß um.

»Sehen Sie?« sagte er mit einem lausbübischen Grinsen, als ob er sagen wollte: »Und was sind Sie? Ein Schwächling!«

Pauls Augen wurden plötzlich schmal. War da nicht ein Tropfen Blut auf die Erde gefallen?

»Zeig mir mal deine Hand!« sagte er.

Als er die Finger des Jungen untersuchte, sah er, daß beim Herumdrehen des Schlüssels ein Stück Haut, Fettgewebe und Gelenkkapsel so tief losgerissen war, daß der Knochen bloß lag. Der Junge hatte nichts davon gemerkt, weil er kein Gefühl in der Hand hatte. Aber wie hatte der Zehnjährige einen solchen Druck ausüben können, daß er nicht nur den Schlüssel herumdrehte, sondern auch noch seinen Finger bis auf den Knochen zerschnitt?

Mit diesem Erlebnis begann eine neue Phase in Paul Brands Überlegungen. Dieser Junge hatte etwas getan, was gewöhnliche Menschen ständig tun, ohne sich Schaden zuzufügen; aber er verletzte sich ernstlich, weil er nicht merkte, welchen Druck seine gefühllosen Finger ausübten. Und wenn das bei ihm so war, warum sollte es dann nicht auch bei andern so sein? Wurden die Finger bei Leprakranken vielleicht durch scheinbar harmlose alltägliche Aufgaben so übermäßig beansprucht, daß sie dadurch Schaden litten und daß sich allmählich Narbengewebe unter der Haut bildete, das einen Schrumpfprozeß bewirkte, durch den die Finger nach und nach verkürzt wurden? Und wenn das der Fall war, konnte man diesen Prozeß dann nicht aufhalten, indem man dafür sorgte, daß die durch die Finger des Patienten aufgewendete Kraft genau so groß war wie die von normalen Händen? Das mußte doch möglich sein!

Paul Brand setzte sich Abend für Abend in die Werkstatt der kleinen Kolonie, in der erst sechs, dann zehn, dann zwölf junge Leute arbeiteten. Für ihn war das der interessanteste Teil des ganzen Tages.

»Macht eure Arbeit ruhig weiter!« sagte er zu ihnen. »Tut, als wäre ich gar nicht da.«

Dann beobachtete er wohl ein bis zwei Stunden – nicht ihre Arbeit, nicht ihre Werkzeuge, sondern nur ihre Hände. Am Schluß ließ er sie alle ihre Hände in einer Reihe hinlegen und untersuchte jeden einzelnen Finger. Allmählich kannte er sie so genau, daß ihm jede Narbe, jede winzige Verkrümmung, jede Bewegungseinschränkung vertraut war.

Das Team fotografierte die Finger nicht nur, es zeichnete ihre Umrisse ab, versah die Zettel mit Datum und sammelte sie, so daß leicht festgestellt werden konnte, wenn auch nur ein Millimeter Finger fehlte. Wenn einmal ein Finger abfallen sollte, würde es Paul Brand bestimmt sehen und möglicherweise auch feststellen, aus welchem Grund das geschah. Woche für Woche, Monat für Monat setzte er diese Untersuchungen fort, und Dr. Gusta Buultgens registrierte sie. Und zu seiner Genugtuung fand kaum eine Veränderung an einem Finger statt, die nicht auf eine andere Ursache als auf die Krankheit selbst zurückzuführen war: auf ein zu scharfes Werkzeug, übermäßigen Druck, Splitter, abgebrochene Griffe.

Während Paul Brand die Patienten bei der Arbeit beobachtete, überlegte er, wie ihre Tüchtigkeit sowie ihre Sicherheit verbessert werden könnten. Er stellte fest, wie viele Nägel sie in fünf Minuten einschlagen konnten. Schuld an ihrer Unbeholfenheit – und sie waren schrecklich unbeholfen! – war ihre Empfindungslosigkeit. Wenn sie einen Nagel oder eine Schraube aufnehmen wollten, wußten sie nie, ohne hinzuschauen, wo die Spitze oder wo der Kopf war, und das Aufnehmen dauerte länger als das Hineinschlagen.

Plötzlich hatte Paul Brand eine Idee.

»Versucht, die Nägel mit der Zange festzuhalten!« schlug er vor.

Der Erfolg war verblüffend. Mit der Zange waren sie bald ebenso schnell wie normale Handwerker. Sie waren dann auch weniger in Gefahr, sich versehentlich auf die Finger zu klopfen. Er fertigte nun eine kleine Schachtel an mit schrägen Seiten und einem Schlitz längs des Bodens, die über der Werkbank aufgehängt wurde. Nägel, die in diese Schachtel geworfen wurden, hingen von selbst richtig aus dem Schlitz heraus, so daß sie mit der Zange gefaßt werden konnten. Alles Werkzeug hatte große, runde, glatte Griffe. Als sich herausstellte, wie gefährlich es für die Hände war, in die Nähe des Hobelmessers zu geraten, wurden die Hobel mit besonders großem Griff und zusätzlichen Hilfsgriffen versehen.

Während dieser Periode des Beobachtens, Testens und Experimentierens, die mehr als zwei Jahre dauerte, zeigte es sich, daß Paul Brands Ausbildung als Tischler von großer Bedeutung war. Er konnte den Patienten sagen, wie sie das Werkzeug halten, die Hebelkraft verändern, sich den verschiedenen Verhältnissen anpassen konnten.

Und seine Beobachtungen lehrten ihn, daß es nötig war, die Operationen an den Händen im Hinblick auf die zukünftige Beschäftigung der Patienten durchzuführen. Für Patienten, die später einmal Tischler werden wollten, kam seine Standardoperation nicht in Frage, weil sie ungleichmäßigen Druck auf die Fingerspitzen verursachte. Durch die neue Methode wurde erreicht, daß die Finger in allen Gelenken gleichmäßig geschlossen werden konnten, statt daß die Kraft nur auf das Endglied konzentriert wurde.

Paul Brands Mitarbeiterstab war eine Gruppe selbstloser, opferfreudiger Menschen. Leiterin der »Stätte neuen Lebens« wurde im Jahr 1951 die Frau des im Krankenhaus von Vellore tätigen Schweizer Chirurgen Dr. Ernest Fritschi. Mano Fritschi war die Tochter eines indischen Geistlichen der Church of England und ausgebildete Fürsorgerin und brachte für ihre Arbeit große Fähigkeiten und ein warmes, mitfühlendes Herz mit. Als sie gehen mußte, nahm Chandra Manuel, die Biologie studiert und in Anatomie gearbeitet hatte, ihre Stelle ein und arbeitete neun Jahre lang aufopfernd in der Kolonie. Die wichtige Aufgabe fachmännischer Heilbehandlung übernahm eine erfahrene Physiotherapeutin. Ruth Thomas, die aus China ausgewiesen wurde, hatte gerade in dem Augenblick, als sie von Hongkong in ihre Heimat Wales abreisen wollte, davon gehört, daß in Vellore eine Physiotherapeutin gesucht wurde. Sie war in Colombo ausgestiegen, nach Madras übergesetzt und nach Vellore gefahren, wo sie sich mit Leib und Seele dem Studium und der Arbeit an wiederhergestellten Händen und Füßen verschrieb. Ruhig, gewissenhaft und so schüchtern, daß sie über und über rot wurde, wenn man sie in den Vordergrund schob, leistete sie in der Rehabilitationsarbeit ganz Außerordentliches. Sie sammelte eine kleine Gruppe von Patienten um sich und gab ihnen einen zweijährigen Kursus in Physiotherapie. Die meisten der jungen Kursusteilnehmer besaßen zwar keine College-Ausbildung, waren aber intelligent und lernbegierig. Und manche von ihnen wußten am Schluß über den Bau der Hand, ihre Muskeln und Nerven besser Bescheid als viele Chirurgen.

Verletzungen nachzuweisen, die bei den täglichen Arbeiten in der Kolonie vorkamen, wurde eine Art Detektivspiel. Die meisten Patienten machten dabei mit. Aber hin und wieder schämte sich auch einer seiner Wunde und versuchte sie zunächst zu verbergen. So erschien eines Abends bei der Inspektion ein junger Mann mit einer tiefen Wunde an der Mittelfingerspitze, die offensichtlich geblutet hatte.

»Was hast du denn gemacht?« fragte Paul Brand.

»Nur gegraben«, war die Antwort.

»Kann ich deinen Spaten sehen?«

Der junge Mann holte einen Spaten mit einem guten, glatten Griff herbei und behauptete hartnäckig, daß er damit den ganzen Tag gegraben habe. Aber als Paul Brand ungläubig den Kopf schüttelte und in den Geräteschuppen ging, fand er dort einen Spaten mit einem zerbrochenen Griff, der mit einem Stück Draht zusammengehalten war. An dem Drahtende waren noch Blutspuren zu sehen. Offensichtlich hatte es sich beim Graben in seinen Zeigefinger gebohrt. Er hatte gewußt, daß er nicht damit hätte graben dürfen, aber nicht gedacht, daß der Geräteschuppen besichtigt werden könnte. Doch das war ein seltener Fall. Sobald die jungen Leute merkten, wie wichtig es für sie war, ihre Hände vor Verletzungen zu hüten, waren sie selbst die eifrigsten Detektive.

Sobald sie es merkten! Einige der Patienten, Jungen von 12–14 Jahren, waren meist zunächst noch übermütig und zu Streichen aufgelegt und nahmen keine Rücksicht auf ihre Hände und Füße. Diese »Lausebengel«, wie das Team sie scherzhaft nannte, waren oft am interessantesten. Viele von ihnen waren rechte Angeber, denen es kindische Freude machte, anderen mit ihrer Fähigkeit, Schmerzen zu ertragen, einen Schrekken einzujagen. Sie steckten einen Dorn durch einen Finger oder durch die Handfläche und zogen ihn an der anderen Seite wieder heraus, hoben eine glühende Kohle auf oder steckten ihre Füße ins Feuer und forderten andere auf, das gleiche zu tun. Wenn sie gefragt wurden, wie sie zu einer Wunde an den Händen oder Füßen gekommen waren, zuckten sie die Achseln und erwiderten ausweichend: »Oh, das ist von selbst gekommen.«

Diese Jungen waren das Entzücken und der Schrecken für Paul Brand und sein Team. Oft waren sie geistig die hellsten unter den Patienten. Nachdem es erst wochenlang so ausgesehen hatte, als würden sie niemals vernünftig werden, vollzog sich doch allmählich eine Wandlung. Sie fingen an, vorsichtig zu werden, waren stolz auf ihre Hände und schämten sich, wenn sie sie verletzten.

Einer dieser Jungen war Venkatasen, der mit Klauenhänden kam und die Kolonie so weit wiederhergestellt verließ, daß er einer der geschicktesten und tüchtigsten Arbeiter in der später eingerichteten Werkstatt für orthopädische Schienen wurde, in der er intensiver Hitze ausgesetzt war. Man fand bei ihm niemals die geringste Wunde oder Blase an den Händen, und seine Finger blieben so lang, wie sie nach der Operation gewesen waren.

Nur ausnahmsweise konnte sich ein Patient dem Geist der Kolonie nicht anpassen. Einer davon war Nannu. Obwohl es immer der Grundsatz des Teams war, vorzuleben, statt zu predigen, behauptete Nannu, Mano Fritschi habe ihn zwingen wollen, Christ zu werden. Er behauptete auch, man habe ihm nicht genug zu essen gegeben und Paul Brand habe gedroht, ihn zu erschießen. Er stellte sogar beim Gericht Antrag auf Schadenersatz, natürlich ohne Erfolg. Das Team war erleichtert, als er die »Stätte neuen Lebens« verließ, – und bekümmert, als er kurze Zeit darauf mit einem Geschwür wiederkam.

»Ich will nichts mit ihm zu tun haben«, brauste Dr. Gusta Buultgens auf, als er in der Krankensprechstunde erschien. »Und die anderen Glieder des Teams bestimmt auch nicht.«

Sie hatte sich geirrt. Als Paul Brand hörte, daß Nannu in der Sprechstunde war, brachte er ihn ruhig in das Zimmer eines Seitenflügels, wo er zwei Monate lang Tag für Tag den finsteren, noch immer feindseligen Nannu behandelte und eigenhändig dessen Verbände wechselte.

13

Paul Brand hätte zwar 1951 seinen ersten Urlaub antreten müssen, aber er glaubte, Vellore jetzt nicht verlassen zu können. In der »Stätte neuen Lebens« hatte sich gerade erst alles gut eingelaufen, und die Forschungsarbeit wurde von Woche zu Woche spannender, da sich immer mehr herausstellte, daß nicht die Lepra selbst, sondern Verletzungen die Finger zerstörten, weil sie gefühllos waren.

Um diese Theorie zu beweisen, gingen Paul Brand und seine Mitarbeiter so sorgfältig jeder Verbrennung, jeder Schramme, jeder Schwiele und jeder Blase nach. Einmal waren sie völlig ratlos. Sie konnten zwar stets die Ursache der Wunden an den Fingerspitzen nachweisen, aber einige der Jungen kamen immer wieder mit Blasen an den ersten drei Knöcheln. Obwohl die Ärzte die Patienten mit zu ihrer Werkbank nahmen und fragten: »Wie konnte das passieren?«, fanden sie keine Ursache dafür.

»Vielleicht sollten wir selbst unsere Hände öfter nachsehen«, meinte einer der Jungen. Und dann entdeckten sie morgens mehrmals Blasen, die sie abends nicht gesehen hatten. Sie mußten also in der Nacht entstanden sein. Aber wie? Jetzt waren die Patienten selbst fast noch erregter als die Ärzte und Physiotherapeuten, denn sie wußten, dies war die Gelegenheit, das Schreckbild ihres Lebens, nämlich die Angst, ihre Finger zu verlieren, zu beseitigen. Und wirklich war es ein Patient, der dem »Verbrecher« auf die Spur kam.

Damals gab es noch keinen elektrischen Strom in den Hütten, und die Patienten benutzten bei Dunkelheit Sturmlaternen mit Glaszylindern. Wenn sie schlafen gingen, stellten sie die Lampen neben ihre Matten, legten sich nieder und drehten sie aus. Beim Umdrehen der kleinen Dochtschraube dicht unter dem Zylinder konnte es dann passieren, daß sie mit drei oder sogar vier Knöcheln an das heiße Glas kamen.

Nachdem die Ursache entdeckt war, konnte leicht Abhilfe geschaffen werden. Man befestigte Holzklötzchen an den Schrauben, mit denen der Docht heruntergedreht wurde, und es gab keine Blasen mehr.

Es gab jedoch Zeiten, wo Paul Brand wirklich fürchtete, daß seine Theorie in Gefahr war. Gelegentlich verschwanden Teile von Fingern ohne ersichtlichen Grund; gewöhnlich nachts. Eines Morgens kam ein Junge zu ihm, dem fast ein Drittel eines Zeigefingers fehlte. Paul Brand blickte von dem verstümmelten Finger in das tränenüberströmte Gesicht.

»Was ist passiert, mein Junge?«

»Doktor Sahib, ich weiß es nicht. Gestern war das Stück noch da. Sie wissen es. Sie haben die Finger am Abend noch gemessen.«

»Wo ist das fehlende Stück?« fragte Paul hartnäckig.

»Ich weiß es nicht«, sagte der Junge.

Sie gingen in das Zimmer, in dem er geschlafen hatte, und suchten den Fußboden um die Matte herum ab. Es waren ein paar winzige Blutspuren zu finden, aber weiter nichts. Paul konnte direkt spüren, wie ein Gefühl des Fatalismus von allen Seiten auf ihn eindrang. Es brauchten nur ein bis zwei Finger in der Nacht verlorenzugehen, und in diesen Patienten wachten wieder all die abergläubischen Vorstellungen vom Aussatz auf.

Sie suchten noch einmal, diesmal noch sorgfältiger, und jetzt fanden sie nicht weit von der Matte im Staub des Fußbodens ein paar kleine Fährten, die von den Blutspuren hinwegführten. Ratten! Wie schrecklich einfach! Da der Junge kein Schmerzempfinden besaß, hatte er ruhig weitergeschlafen, während sich das Nagetier an seinem Finger gütlich tat.

Und wie oft mochte das in Dorfhütten geschehen!

Auch diese Gefahr konnte beseitigt werden. Es wurden Katzen angeschafft, und jeder Patient, der die Kolonie verließ, nahm als notwendige Ausrüstung eine Katze mit.

Manchmal wurde der Beweis für die Theorie dadurch erbracht, daß sich ein Patient eine für seine Hände ungeeignete Beschäftigung aussuchte, wie das bei Thangavelu der Fall war. Als er in die Kolonie kam, drohten seine Finger abzusterben. Er wurde in der Tischlerwerkstatt beschäftigt und beobachtet und verlor während des Zeitraums von zwei Jahren nicht einen Millimeter von seinen Fingern. Ihre Beweglichkeit wurde durch nacheinander stattfindende Operationen verbessert. Aber Thangavelu stammte aus einer Bauernfamilie, und er beklagte sich, daß ihm die Tischlerei wenig nütze.

»Gut«, meinte Paul Brand. »Wir werden versuchen, dich bessere landwirtschaftliche Methoden zu lehren. Aber es ist ein Wagnis!«

»Ich übernehme das Risiko«, erwiderte der junge Mann.

Paul Brand konnte ein Paar Ochsen und einen Pflug für ihn auftreiben. Etwa drei Monate lang pflügte Thangavelu das Land um das Medizinische Zentrum herum und verdingte sich bei ortsansässigen Bauern. Aber obwohl er gelernt hatte, seine Hände zu pflegen, begannen seine Fingerspitzen wieder hart zu werden. Da seine Familie damals bereit war, ihn wieder zu Hause aufzunehmen, kehrte er zurück und verdingte sich und seine Ochsen bei einer Baufirma, bei der er sie eine Kalkmühle drehen und Wasser schleppen ließ. Als er einige Monate später wieder ins Krankenhaus kam, waren seine Finger einen halben bis dreiviertel Zentimeter kürzer geworden.

So häuften sich die Beweise für Paul Brands Theorie, und seine wertvollsten Mitarbeiter waren meist die Patienten selbst.

Bei dem täglichen Zusammentreffen der Ärzte, Physiotherapeuten und Patienten der kleinen Kolonie fand ein reger Meinungs- und Erfahrungsaustausch statt.

Eins der geschätztesten Mitglieder des Teams war Namasivayam, der ein tüchtiger Schüler von Ruth Thomas und Pauls Stütze wurde. Namo, wie er gewöhnlich genannt wurde, hatte 1946 sein Mittelschulexamen mit Auszeichnung bestanden. Da entdeckte er eines Tages eine kleine Wunde an seiner Hüfte. Ein Arzt stellte Lepra fest. Namo war entsetzt. Sein Traum, Elektro-Ingenieur zu werden, war zerstört. Seine Mutter überredete ihn, zu einem eingeborenen »Arzt« zu gehen, durch dessen Arznei er große wunde Stellen im Gesicht bekam. Fünf Monate lang in sein Zimmer eingeschlossen, die Hände gelähmt, so daß er nicht einmal mehr schreiben konnte, wurde er fast wahnsinnig vor Angst und Verzweiflung. Eines Tages, als ihm seine Mutter ein Glas Milch brachte, goß er fünf Gramm Arsen hinein und wollte es gerade trinken; da war ihm, als höre er die Stimme seines Collegeleiters in Bangalore, der in einer Vorlesung gesagt hatte: »Selbstmord ist feige.« Von da an hatte er nur noch den einen Gedanken, irgendwie denen nützlich zu sein, die den gleichen Fluch trugen wie er. Nach vielen bitteren Erfahrungen des Zurückgestoßenwerdens hörte er von Dr. Brand und ging zu ihm.

»Ich – ich bin gekommen, um zu dienen«, stotterte er.

Er wurde eins der ersten Mitglieder der Lepra-Kolonie. Psychisch gestört, verbittert über die Herzlosigkeit der Menschen den Aussätzigen gegenüber, zog er sich meist in sich selbst zurück. Eines Abends, Monate nach seiner Ankunft, hatte Paul Brand ein Tonbandgerät in die Kolonie mitgebracht, um die Patienten zu unterhalten. Es herrschte heitere, ja ausgelassene Stimmung, da jeder Patient auf Band sprach und sich dann selbst hören konnte. Plötzlich rief Namo mitten in das übermütige Gelächter: »Ich möchte etwas sagen.«

Er nahm das Mikrophon in seine Klauenhände und sagte mit gepreßter Stimme: »Ich bin geboren worden, ohne gefragt zu werden, ob ich überhaupt auf diese Welt wollte. Ich werde – geschoben und – gestoßen von Kräften, über die ich nicht Herr bin.«

Seine Stimme wurde ein Verzweiflungsschrei. »Ich – weiß nicht, wo ich enden werde!«

Aber nachdem noch einige Monate vergangen waren, wurde Namo anders. Er begann einzusehen, daß Liebe, nicht wie bei ihm Haß, alle die antrieb, die an der »Stätte neuen Lebens« arbeiteten; daß sie sich wirklich um ihn sorgten. Obwohl in der Kolonie konfessionell keinerlei Druck ausgeübt wurde, wurden viele Christen, wenn sie sahen, wie das Christentum sich auswirkte. Zu ihnen gehörte auch Namo. Als er sich in der Kirche von Südindien taufen ließ, nahm er den Namen Paul an. Wenn er, um seinen Leidensgenossen zu helfen, bisher einen verbitterten, rachsüchtigen Kampf gegen die Gesellschaft geführt hatte, so begann er jetzt wirklich zu dienen und sich voll Liebe einzusetzen. Seine Geduld übertraf manchmal die von Paul Brand. Das wurde im Falle Balasundrams deutlich.

Bala war neun oder zehn Jahre alt, als er in die Sprechstunde kam. Seine Hände waren schon zu Klauen geworden, einen Finger hatte er durch Verbrennung verloren, und die anderen waren alle verkürzt. Eine Hand war noch etwas beweglich, die andere völlig steif.

»Diese Hand ist nicht gut«, sagte Paul Brand zu Namo. »Wir sollten die Gelenke in einer für Bala nützlichen Stellung fixieren, da wir niemals in der Lage sein werden, sie beweglich zu machen.«

»Sir, bitte noch nicht!« sagte Namo. »Geben Sie mir drei Monate Zeit!« So wurde Bala in die »Stätte neuen Lebens« gebracht. Jeden Tag massierte Namo die rechte Hand, machte Wachsbäder und übte mit ihr. Nach drei Monaten untersuchte

Paul Brand den kleinen Patienten wieder. Zu seiner Überraschung fand er ein bißchen Bewegung in den Fingern.

»Kann ich noch drei Monate haben?« bat Namo.

»Solange du willst«, erwiderte Paul. »Vorausgesetzt, die Hand bessert sich weiter.«

Bala blieb anderthalb Jahre in der Kolonie. Dann brachte ihn Namo wieder zu Paul Brand. Die Finger konnten jetzt völlig geöffnet werden. Nun nahm Paul Brand noch einige Operationen an den Händen vor, um den Griff wiederherzustellen. Aber es war Namo gewesen, der das Wunder zustande gebracht hatte. Paul Brands Arbeit hatte sich über ein paar Stunden erstreckt, die von Namo über anderthalb Jahre.

Von Ruth Thomas ausgebildet, wurde Namo immer geschickter, bis er einige Jahre später nach ein paar Operationen an seinen eigenen Händen eine gute Stelle als Physiotherapeut am Sanatorium in Chingleput bekam. Als ältester Bruder in der Familie finanzierte er die Ausbildung einer entfernten Verwandten, eines netten, tüchtigen Mädchens, das, nachdem es an der Schwesternschule in Vellore gelernt hatte, seine Frau wurde. So fand dieser verbitterte junge Mensch, der einstmals gedacht hatte, das Leben sei für ihn zu Ende, nicht nur Befriedigung im Dienen, sondern auch persönlich ein reiches Glück.

Besonders in den ersten Jahren war das Problem der Ansteckung eine Sorge für das ganze Team. Nach Dr. Cochranes Theorie war ein Mensch der Krankheit gegenüber entweder immun oder nicht, gewöhnlich das erstere. Aber obwohl er seinen Kollegen versicherte, daß sie bei einiger Vorsicht fast nie in Gefahr waren, rechneten sie doch zumindest in ihrem Unterbewußtsein mit der Möglichkeit.

Wenn sich Paul Brand während der Operation mit einem Instrument verletzte, behandelte Gusta Buultgens die Stelle immer sofort.

»Es wäre gut für unsere Forschung«, sagte er einmal zu ihr, »wenn ich wüßte, wo ich meinen ersten Leprafleck bekommen hätte.«

So legte er eine Karte für beide Hände an, in die er eintrug, wo er sich verletzt hatte, Datum und Namen des operierten

Patienten, ob er positiv oder negativ war und welche Art von Aussatz er hatte.

Er ergänzte diese Karte, bis er allein an seinem linken Zeigefinger so viele Stiche hatte, daß es schwierig gewesen wäre, festzustellen, welcher Stich die Leprastelle verursacht hatte, falls eine aufgetreten wäre.

Als das Team immer mehr Kenntnisse und Erfahrungen sammelte und feststellte, daß Erwachsene sehr wenig zu Ansteckung neigen, dachte es nur noch selten daran.

Auch bei den Studenten verschwand das Vorurteil mehr und mehr. Nicht lange, nachdem die »Stätte neuen Lebens« entstanden war, beschloß eine Anzahl christlicher Studenten, dort eine Kapelle zu bauen. Sie opferten dafür zwei Wochen ihres Urlaubs. Das war in mehr als einer Hinsicht eine soziale Pionierarbeit. Für junge Intellektuelle, die in einer Gesellschaft aufgewachsen waren, in der seit Jahrhunderten niedrige Arbeiten von bestimmten Kasten verrichtet wurden, war es gewiß eine Leistung, sich die Hände schmutzig zu machen und Hacke und Schaufel zu schultern. Dr. Lazarus schloß sich ihnen an, die zierliche Gestalt mit einer derben, weiten Arbeitshose bekleidet; etwas bis dahin nicht Dagewesenes für eine Frau in Indien.

Daß bei den Studenten das letzte Vorurteil verschwunden war, zeigte sich kurz darauf noch darin, daß die Mitglieder der »Christlichen Studentenbewegung«, die gewöhnlich zu ihrer jährlichen Freizeit nach Katpadi gefahren waren, dafür die »Stätte neuen Lebens« wählten und die Kapelle, die sie selbst gebaut hatten, als Versammlungsort benutzten.

Viel schwieriger war es natürlich, bei der übrigen indischen Bevölkerung die Voreingenommenheit zu beseitigen. Das würde viele, viele Jahre dauern.

Paul Brand stand noch vor einem anderen ernsten Problem. Allmählich kamen immer mehr Aussätzige zu ihm ins Krankenhaus, um sich von ihm operieren zu lassen, und er mußte die auswählen, bei denen eine Operation am notwendigsten war. Das bedeutete, daß er viele andere wegschicken mußte, unter ihnen John Partharsaty, einen fast blinden, etwa fünfzigjährigen Patienten aus Chingleput.

Freundlich sagte er zu ihm:

»John, ich würde dir gar zu gern helfen, aber ich kann es nicht. Es wollen so viele junge, noch rüstige Menschen operiert werden. Die Behandlung deiner Hände würde sehr viel Zeit in Anspruch nehmen, da sie schon sehr steif sind. Und sollte es doch gelingen, wie willst du sie benutzen? Du kannst nicht sehen und nicht fühlen —«

»Aber ich möchte doch so gern ein bißchen Freude schenken für all das, was an mir getan worden ist, Doktor Sahib. Ich — ich glaube, ich könnte den Menschen Musik schenken —«

»Was denn für Musik, John?«

»Ich habe früher einmal Orgel gespielt, und ich glaube sicher, daß ich es wieder könnte, wenn Sie mir die Finger gerade machen könnten.« Er legte die verkrüppelten Hände in einer flehenden Gebärde zusammen.

»Ich weiß, was Sie denken, Doktor, aber — bitte, geben Sie mir eine Chance!«

Paul Brand konnte dieser Bitte nicht widerstehen. Voll böser Ahnungen operierte er Johns Hände. Die Operation und das nachfolgende Heilverfahren waren nicht besonders erfolgreich.

»Nun lassen Sie mich Orgel spielen!« bat John.

Ein altes Harmonium wurde ausfindig gemacht und John dort hingeführt. Als er die Hände ausstreckte, konnte er das Instrument nicht einmal fühlen. Aber Paul half ihm, sich davor niederzusetzen. Die Hände des alten Mannes streichelten die Tasten, aus denen ein paar klägliche Töne hervorkamen.

»Es ist wie ein zerbrochener Traum«, dachte Paul Brand, froh, daß die blinden Augen sein heißes Mitleid nicht sehen konnten.

Wieder bewegten sich die Hände suchend — und ein Mißklang zerriß die Stille.

Da, plötzlich schwollen die Töne des Harmoniums an zu den vollen Akkorden des Liedes: »Jesus wird siegen . . .« Und während die Töne aus dem alten kleinen Kasten strömten, breitete sich ein Lächeln unaussprechlichen Friedens und Glücks über das emporgehobene Gesicht. Tränen traten in Paul Brands Augen.

Johns Traum sollte reichlich in Erfüllung gehen. Als Organist an einem Missionskrankenhaus für Aussätzige in Dichpalli durfte er bald nicht nur sonntags zu den Gottesdiensten spielen, sondern auch in der Woche jedem Patienten, der zuhören wollte, Trost und Freude bringen.

Paul Brands immer fester werdende Überzeugung, daß die Hände und Füße Aussätziger durch Verletzungen verstümmelt würden und nicht durch die Lepra selbst, stieß zu seiner Enttäuschung bei den Leprologen auf den gleichen Widerspruch wie bei den leitenden Persönlichkeiten des Krankenhauses sein Versuch, mehr Patienten zur Operation dort aufzunehmen. Sogar der aufgeschlossene und kooperative Dr. Cochrane war den neuen Ideen gegenüber etwas mißtrauisch.

»Aber du bist doch auch der Meinung, daß die meisten Aussätzigen die meisten Finger durch Unfälle und Verletzungen verlieren, weil sie kein Gefühl darin haben?« meinte Paul Brand.

»Ja, das stimmt schon«, erwiderte Cochrane.

»Und du gibst auch zu, daß es etwas ziemlich Einzigartiges ist, daß Menschen überhaupt ihre Finger verlieren, nicht wahr? Gibt es nicht recht wenig Krankheiten, bei denen Finger verloren werden?«

»Ja, das ist auch richtig.«

»Warum sollen wir dann annehmen, daß Leprakranke ihre Finger aus zwei völlig verschiedenen und in keinem Zusammenhang miteinander stehenden Gründen verlieren? Das kann doch kein Zufall sein!« Dr. Cochrane runzelte die Stirn.

Aber als das Team immer mehr und immer eindeutigere Beweise brachte, ließ die Sicherheit bei den Fachleuten nach. Und als Paul Brand bei seinen weiteren Forschungen zeigen konnte, daß negative Patienten die Finger schneller verloren als positive, gaben sie widerwillig zu, daß an seiner Theorie etwas richtig sein mußte.

»Na schön, wir müssen zugeben, daß sie ihre Finger verlieren können, nachdem sie negativ geworden sind«, war ihre Erwiderung. »Aber — wenn vielleicht auch nicht der Aussatz selbst daran schuld ist, so doch wenigstens eine unvermeidliche trophische Veränderung.«

Paul Brand war überzeugt, daß sie nicht unvermeidlich war, denn das bewies ja das Team in der »Stätte neuen Lebens« ständig. Vielleicht war er damals zu dogmatisch in seiner Behauptung, Lepra zerstöre die Finger nicht und man könne den Verlust der Finger verhindern. Seine Kritiker warfen ihm vor, er sage Dinge, die einfach nicht wahr seien. Aber mit der Zeit sollte sich zeigen, daß beide Seiten recht hatten. Denn Lepra zerstört Hände, aber nur bei einem Prozent der Fälle und anders, als man gewöhnlich dachte. In einem ganz kurzen, sehr ansteckenden Stadium bestimmter Fälle können die Knochen porös werden, so daß, zumal kein Gefühl da ist, bei der einfachsten Tätigkeit, sogar beim Packen eines Pakets, ein Finger beschädigt oder sogar gebrochen werden kann. Aber Therapeuten können das verhindern, indem sie während dieser kurzen Periode einfache Schienen anlegen.

Wenn Paul Brand seine Meinung so überlegen vertrat, dann tat er das um der Patienten willen. Man durfte nicht zu ihnen sagen: »Nicht immer ist die Lepra daran schuld, wenn eure Hände zerstört werden. Ihr könnt selbst etwas dazu tun, um sie zu retten.« Dann zuckten sie bestimmt die Achseln und erwiderten: »Pavum – Schicksal! Was sollen wir dagegen tun?« Nein, man mußte zu ihnen sagen: »Ihr braucht eure Finger nicht zu verlieren. Wenn es geschieht, seid ihr selbst daran schuld.«

So waren die Mitglieder des Teams bei ihren Untersuchungen an den Werkbänken kalte Statistiker, langsam, vorsichtig, wissenschaftlich, die nichts als Tatsache hinstellten, ehe es bewiesen und noch einmal bewiesen war, und draußen waren sie leidenschaftliche Verfechter einer neuen Erkenntnis, die Menschen Hoffnung machte, die ihr Leben für hoffnungslos gehalten hatten.

Tatsachen! Wie nötig brauchte Paul Brand Tatsachen über Hände, Füße, Nervenverletzungen, Lähmungen und plastische Operationen! Da geschah im Jahre 1952 etwas Unerwartetes. Die Rockefeller-Stiftung hatte von seiner Arbeit gehört. Diese riesige Organisation, die ihr Zentrum in New York hat, aber in der ganzen Welt Dienststellen besitzt, die ständig Ausschau hielten nach fortschrittlichen Bewegungen, die sie unterstützen könnten, bot ihm ein Stipendium an.

»Sie müssen in verschiedene Teile der Welt fahren und nach Hilfe ausschauen«, sagte ihr Vertreter Dick Anderson zu ihm. »Suchen Sie auf, wen Sie brauchen: Chirurgen, Pathologen, Leprologen, und nehmen Sie sich so viel Zeit, wie Sie brauchen. Wir tragen die Kosten.«

Dieses Vertrauensvotum einer großen Organisation, das zu einer Zeit kam, als Paul Brands Kollegen glaubten, daß er seine Zeit nur vergeude, war für ihn eine Belebungsspritze. Und da er jetzt sowieso in Urlaub gehen wollte, machte er sofort Pläne. Zunächst wollte er natürlich nach England, dann nach Amerika, dann vielleicht in noch andere Länder. Er ließ sich von Pathologen, Chirurgen und Leprologen die Namen aller bekannten Persönlichkeiten nennen, die für seine Probleme von Bedeutung waren, und sah seinem um ein Jahr verspäteten Urlaub eher mit Verlangen nach neuem Wissen als nach Ruhe entgegen.

Margaret machte sich mit gemischten Gefühlen an die Reisevorbereitungen. Die Aussicht, vier in Freiheit aufgewachsene Kinder von zwei bis acht Jahren in eine Welt von Plüschteppichen, Nippsachen, unverheirateten Tanten und englischen Umgangsformen zu bringen, war durchaus nicht verlockend. Auch die Kinder hatten Bedenken.

»Gibt es dort Bäume zum Klettern?« fragte Jean voll böser Ahnungen. »Zumindest werden Mauern dort sein«, versicherte Christopher.

Margaret dachte plötzlich daran, daß sie Geburtsurkunden für Mary und Estelle haben mußte, wenn sie nach England fuhren, und begann eiligst einen Antrag zu stellen, um sich die Dokumente zu sichern. Als sie schließlich Meldebescheinigungen bekam, mußte sie feststellen, daß sie keine Namen enthielten. Sie beklagte sich bei dem zuständigen Beamten.

»Wie alt waren Ihre Kinder, als sie angemeldet wurden?« fragte er.

»Zehn Tage.«

»Oh, darum! Natürlich hat man diese Namen gar nicht für

voll angesehen, weil man wußte, daß Sie sie wahrscheinlich noch ändern würden.«

Margaret erklärte ihm genau, wie sich das englische Anmelde-System von dem indischen unterscheidet. Als sie die Dokumente wieder erhielt, sah sie, daß noch etwas nicht stimmte: Der Name der Mutter der Kinder war mit Margaret Elisabeth Berry eingetragen. Wieder ging sie zur Meldestelle und erklärte, daß dies nicht ihr Name nach der Eheschließung sei.

»Ja, das werde ich sofort in Ordnung bringen«, sagte der Beamte.

Als Margaret die Dokumente wiederbekam, waren sie folgendermaßen korrigiert: »Mutter: Margaret Elisabeth Berry, ledig«.

Halb lachend, halb verzweifelt machte sie sich nochmals auf den Weg.

14

Die Geschichte wiederholte sich.

Eines Morgens stürzte in Carlton Hill, London, der Milchmann an die Tür eines Hauses, das Nethania genannt wurde.

»Miß Harris, Miß Harris, sehen Sie einmal dorthin! Ist das vielleicht jemand von Ihnen?«

Tante Hope lief hinaus. Sie hätte darauf vorbereitet sein sollen. Aber dreißig Jahre löschen viele Erinnerungen aus. Sie traute ihren Augen nicht, als sie Jean, den Kopf nach unten, in den Kniekehlen am Querstück eines Laternenpfahls schaukelnd, in drei Meter Höhe hängen sah.

Es war noch schlimmer, als Margaret erwartet hatte. Da sie keine Tiere zum Spielen hatten und keinen Platz zum Umhertollen außer der Straße, waren die Kinder verzweifelt. Auf was man alles achten mußte in solch einer schönen Wohnung mit weichen Teppichen, zartem Porzellan und polierten Schränken voll unberührter Kuriositäten, war entsetzlich!

Die Tanten, die sich an Paul und Connie noch wie an kleine Engel erinnerten, waren entsetzt, aber hilfsbereit. Sie räumten eines der größten Zimmer im Haus für die Kinder ein, obwohl sie wußten, daß es restlos demoliert werden würde. Aber es war unmöglich, die Kinder in einem Zimmer zu halten.

Paul Brand vertiefte sich sofort in seine Forschungsprobleme. Eins seiner Hauptziele war, in England Chirurgen zu finden, die ihm bessere Operationsmethoden zeigen konnten, um die Versteifung in den Fingern von Leprakranken zu beheben. Da er auch neue Techniken der Hautübertragung an den Fingern kennenlernen wollte, bat er Sir Archibald McIndoc, den berühmten Facharzt für plastische Operationen, ihn in seiner Klinik besuchen zu dürfen. Er zeigte dem großen Mann Fotos von Leprafällen und fragte ihn um Rat. Aber das Resultat war enttäuschend.

»Sie tun meiner Meinung nach schon alles Menschenmögliche«, war die Antwort.

Dann lud Sir Archibald Paul Brand ein, den Plastik-Chirurgen in seiner Klinik über seine Arbeit zu berichten.

Als Paul Brand mit seinem Bericht zu Ende war, war Sir Archibald außer sich vor Bewunderung.

»Da kommen Sie nach East Grinstead, um etwas zu lernen«, rief er, »und unterrichten statt dessen uns! Diese Vorlesung sollte jeder englische Chirurg hören! Würden Sie mir die Erlaubnis erteilen, Sie für die Hunter-Vorlesung vorzuschlagen?«

Paul schnappte nach Luft. Die Hunter-Professur, die jedes Jahr von dem Royal College of Surgeons zum Andenken an John Hunter, den Vater der britischen Chirurgie, verliehen wurde, war eine der höchsten Ehrungen, die einem Chirurgen zuteil werden konnte. Und es ging nicht einmal so sehr um die Ehre! Was für eine Chance, das ganze Aussätzigen-Rehabilitationsproblem vor das Forum der Chirurgischen Welt zu bringen!

Er eilte nach London zurück, schrieb die ganze Vorlesung noch einmal um und sandte sie ein. Sie wurde angenommen.

Die Auszeichnung wurde am 24. Oktober 1952 in London verliehen. Paul Brand ging zunächst zum Royal College, um sich dem Präsidenten, Sir James Paterson Ross, vorzustellen. Nachdem er mit ihm aus dem fabelhaften Silber-Service Tee getrunken hatte, wurde ihm die traditionelle scharlachrote Robe angelegt, die alle Mitglieder des Royal College trugen. Zu seiner großen Freude waren einige seiner alten Lehrer vom University College, unter ihnen sein verehrter Professor Pilcher, unter den Anwesenden. Die Zeremonie, die nun folgte, ging nach alter, feierlicher Tradition vor sich: Niemand außer dem Lektor würde ein Wort sprechen. Dieser würde weder vorgestellt, noch würde man ihm danksagen. Auch er würde kein Wort des Dankes oder der Erklärung sagen, sondern nur seine Abhandlung lesen.

Angeführt von einem Herold, der den goldenen Amtsstab auf einem Kissen trug, traten der Präsident und die Mitglieder des Kollegiums in die Aula und ließen sich der Reihe nach auf den vorderen Plätzen nieder. Paul Brand beschloß den Zug. Als er vorn ankam, ging er auf den Präsidenten zu, der sich schweigend vor ihm verbeugte. Schweigend verneigte sich nun auch Paul Brand und begann dann sofort mit seiner Vorlesung, einer hochwissenschaftlichen Abhandlung über »Die Wiederherstellung der Hand bei Leprakranken«.

Als er zu Ende war, gab er dies zu erkennen, indem er sich wieder vor dem Präsidenten verbeugte, der sich erhob und sich ebenfalls verneigte. Dann stand der Herold auf und ging mit dem goldenen Amtsstab auf dem Kissen den Gang entlang. Hinter ihm ordnete sich wieder die Prozession, nur daß diesmal Paul Brand neben dem Präsidenten an der Spitze ging. Nach einer kurzen Feier in der Aula war alles vorüber, und Paul Brand ging nach Hause, ausgezeichnet mit dem Titel des Hunter-Professors 1952.

Etwa zwölf Jahre später sollte er die seltene Ehre haben, diesen Titel ein zweites Mal verliehen zu bekommen, als er seine Abhandlung über »Die Wiederherstellung der Füße von Leprakranken« verlas. So dankbar er für die Gelegenheit war, der Öffentlichkeit das Lepraproblem zum Bewußtsein zu bringen, so war er doch hauptsächlich deshalb nach England gefahren, um etwas Neues zu lernen und nicht zu lehren. Aber er wurde weiterhin enttäuscht. Er besuchte Pathologen und Neurologen, Berühmtheiten auf ihrem Gebiet, legte ihnen seine mikroskopischen Präparate vor und fragte sie, was die Nervenverdickungen zu bedeuten hätten. Sie machten höflich großes Aufheben davon, sagten, ja, das sei merkwürdig, ja, es sei höchst interessant und zweifellos sehr wichtig, aber keiner konnte etwas über das Wesen der Verdickungen oder über die Ursache ihres Vorhandenseins sagen. Als Paul ihnen erzählte, zu welchen Schlüssen sein Team gekommen war, nickten sie zustimmend. Ja, wahrscheinlich sei das so richtig!

Er konsultierte Pulvertaft, Seddon und andere bekannte Handchirurgen in England, führte anregende Gespräche mit ihnen und lernte auch sehr viel über Handchirurgie im allgemeinen, ein Gebiet, auf dem er sich immer noch als Anfänger betrachtete. Noch wichtiger als das Lernen spezifischer Tatsachen war für ihn die Gelegenheit, Experten auf diesem Gebiet bei der Arbeit zu sehen; zu beobachten, wie sie die Instrumente handhabten, wie peinlich genau ein Mann wie Pulvertaft auf jede Einzelheit achtete, welch eine großartige Technik der Nervenchirurg Seddon besaß. Aber er hatte gehofft, unter anderem zu lernen, wie man steife Finger beweglich machen konnte. Doch nicht ein einziger konnte ihm da helfen. Und er fand auch nur wenige, die so viel über Lähmung der inneren Handmuskeln wußten wie er.

Nach einigen Monaten gemeinsamen Aufenthaltes in England trennte sich die Familie. Paul Brand fuhr nach den Vereinigten Staaten, um dank eines Stipendiums der Rockefeller-Stiftung noch vier Monate lang seinen Forschungen nachzugehen, und Margaret reiste etwas später nach Südafrika, wohin ihre Eltern nach der Pensionierung ihres Vaters zurückgekehrt waren.

Paul Brand verbrachte einen Monat in Boston, wo er bei Spezialisten wie Flynn, Marvel, Barr und Denny-Browne studierte, und einen Monat in Chicago in dem berühmten Pasavant Hand Hospital, wo er unter Koch und Mason arbeitete. Dann fuhr er nach San Franzisko zu Bunnell, dem wohl bedeutendsten Hand-Fachmann der Welt, und zu anderen Experten wie Howard. Weitere Reisen führten ihn zu Boyes in Los Angeles und zu Riordan in New Orleans. Riordan war der einzige, der wirklich an der Wiederherstellung von Händen Leprakranker arbeitete. Er hatte bei Bunnell Handchirurgie gelernt und fuhr jede Woche einmal nach Carville, Louisiana, in das einzige Leprosarium in Amerika. Paul Brand zeigte ihm seine eigenen Operationstechniken und übernahm selbst einige von Riordans Methoden, so daß beide Ärzte sehr befriedigt waren von dem Erfahrungsaustausch.

Nur ein einziger Mensch in Amerika brachte einen winzigen Lichtschimmer in seine grundlegenden Probleme.

»Sehen Sie, hier sind einige Gewebeschnitte von Leprakranken aus Indien«, sagte er zu Dr. Denny-Browne, dem bedeutenden Neurologen von Boston. »Ich möchte gern wissen, warum diese Nerven Verdickungen haben, und niemand kann es mir sagen.«

Der Chirurg lächelte matt.

»Nun, wenn Ihnen die Kapazitäten nicht helfen können, dann habe ich auch für mich nicht viel Hoffnung. Aber lassen Sie mich einmal sehen!«

Da er sich offensichtlich sehr für Pathologie interessierte, studierte er die mikroskopischen Präparate genau. Schließlich sagte er:

»Wissen Sie was? Diese Schnitte erinnern mich an die von meinen Katzen.«

Dann erzählte er von seiner jahrelangen Arbeit an den Nerven von Katzen und Kaninchen, auf die er einen Druck ausgeübt hatte, um die Blutversorgung zu prüfen, und die er dann später unter dem Mikroskop untersucht hatte. Er holte ein paar der alten Schnitte heraus, verglich sie mit denen von Paul Brand und sagte:

»Da haben wir's! Genau so wie Ihre Verdickungen! Da ist eine Entzündung in der Sehnenscheide gewesen, und diese hat einen Druck auf den Nerv und eine Herabsetzung der Blutversorgung verursacht.«

Das war die erste wirkliche Erklärung, die Paul für die Ursache der Lähmung fand. Obwohl sich später herausstellte, daß es nicht ganz so einfach war, wie es zunächst zu sein schien, fanden die beiden Ärzte damals doch, daß die Hauptursache der Nervenschädigung Ischämie, zeitweilige Blutleere im Gewebe, ist.

So lohnte sich also Paul Brands Reise in jeder Beziehung sehr. Außer den Demonstrationen von Handoperationen in

Carville zeigte er im Rahmen eines Fernseh-Programms in New York Bilder von seiner Rehabilitationsarbeit und einige Spielsachen, die in der »Stätte neuen Lebens« hergestellt worden waren.

Er schloß seine Rundreise in New York mit einem Vortrag, zu dem ihn die amerikanische Aussätzigen-Mission aufgefordert hatte. Während der Versammlung fühlte er sich schon nicht wohl, und als er in sein Hotel fuhr, merkte er, daß er Grippe hatte. Obwohl ihm die Rockefeller-Stiftung ein angemessenes Taschengeld zahlte, hatte er sich in einem kleinen, billigen Hotel angemeldet. Als er mit der U-Bahn dorthin zurückfuhr, wurde er so schwindlig, daß er taumelte, fiel und auf dem Fußboden des Wagens liegenblieb. Kein Mensch kam ihm zu Hilfe. Sicher dachten alle, er sei betrunken.

Das billige Hotel besaß kein Zimmertelefon, und Paul Brand hatte auch noch nie ärztliche Hilfe in Amerika in Anspruch genommen und glaubte irrtümlich, daß die Chirurgen, die er hätte anrufen müssen, zu sehr Fachärzte waren, als daß er sie wegen eines Grippefalles bemühen konnte. Außerdem war er zu krank, um einen Arzt anrufen zu können.

Am nächsten Morgen läutete er dem Hoteldiener und ließ sich von ihm Orangensaft, Milch und Aspirin bringen. Sechs Tage lang lag er mit hohem Fieber zu Bett und fühlte sich immer elender und zerschlagener, da er niemand anders als den Hoteldiener sah, der ihm jeden Tag Orangensaft, Milch und Aspirin brachte. Da stand eines Tages plötzlich Dr. Eugene Kellersberger von der Amerikanischen Aussätzigen-Mission in der Tür, ein strahlendes Lächeln auf dem Gesicht, die Arme voll Tüten mit Lebensmitteln.

»Wie – wie haben Sie mich gefunden?« fragte Paul Brand. Noch nie war ihm ein Menschengesicht so engelgleich vorgekommen.

Nach seinem Vortrag hatte Dr. Kellersberger zu einem Kollegen gesagt: »Der Mann sah krank aus. Wo wohnt er?«

Der Kollege wußte es nicht. Da stellte Kellersberger Nachforschungen bei der Rockefeller-Stiftung an und erfuhr, daß Paul Brand wahrscheinlich bei einem Chirurgen, Dr. Littler, wohne, bei dem er aber bisher nicht eingetroffen war.

Daraufhin hatte Dr. Kellersberger weitergeforscht und war immer besorgter geworden. Schließlich hatte er die New Yorker Hotels durchkämmt. Und jetzt war er da.

Paul Brand war indessen so weit genesen, daß er die köstlichen Dinge in den Tüten zu würdigen wußte. Viel dankbarer aber war er für die Sorge und Güte dieses weltbekannten Leprologen.

Er fuhr, wie geplant, am 2. April mit der »Ile de France« nach Plymouth, aber er war durchaus noch nicht völlig gesund, als er in England ankam. Margaret war noch bei ihren Eltern in Capetown, und er wollte nach einigen Tagen mit den Tanten dorthin fliegen. Die Bahnfahrt nach London schien kein Ende nehmen zu wollen. Als er in seinem Zimmer in Nethania ankam, sank er erschöpft in einen Sessel. Und da geschah es. Als er seinen Schuh auszog, machte er eine furchtbare Entdekkung: Er hatte kein Gefühl in der Ferse.

Mechanisch stand er auf, holte sich eine Nadel, setzte sich wieder und stach damit in die kleine Stelle unter seinem Knöchel. Er fühlte keinen Schmerz. Er stach tiefer, bis ein Tropfen Blut kam, aber er fühlte immer noch nichts. Ein paar Augenblicke, die ihm wie eine Ewigkeit vorkamen, blieb er sitzen und tupfte mit dem Taschentuch auf die winzige Wunde, wieder und wieder: die einzige Tätigkeit in einer Welt, in der es plötzlich kein Leben und keine Bewegung mehr zu geben schien. Dann stand er auf und warf sich auf sein Bett.

Nun war es also so weit! Er glaubte – wie viele andere, die an Aussätzigen arbeiteten –, daß er schon immer halb damit gerechnet habe. Wie Bob Cochrane sagte, war man entweder immun, oder man war es nicht. Und er, Paul Brand, war offenbar einer der wenigen Erwachsenen, die es nicht waren. Er stellte fest, daß er diesen Augenblick unbewußt schon immer erwartet hatte. Anfangs war wohl nicht ein einziger Tag vergangen, an dem er nicht seinen Körper automatisch nach dem verräterischen Fleck, nach der gefühllosen Hautstelle abgesucht hatte. Hände, Gesicht, Rücken, Arme – auch jetzt überprüfte er sie wieder flüchtig, ohne daß es ihm richtig bewußt wurde. Aber – die Ferse als die verwundbare Stelle zu finden, wie Achilles! Er lachte laut, heiser.

»Paul?« fragte Tante Hope leise an der Tür. »Hast du alles, was du brauchst? Soll ich dir noch etwas heißen Tee bringen?«

»Nein, Tante, danke schön!« Er versuchte, seiner Stimme einen fröhlichen Klang zu geben. »Ich muß nur einmal eine Nacht richtig schlafen. Die Reise war so ermüdend.«

»Natürlich, mein Junge. Schlaf gut! Morgen früh wirst du wieder ganz auf dem Posten sein.«

Sie ging auf den Zehenspitzen fort, und er lag im Dunkeln und gab sich seiner Verzweiflung hin. Die kleine geordnete Welt von Nethania, die geschäftige Welt draußen mit ihren Straßenbahnen, Lastwagen und Untergrundbahnen, mit den klappernden Absätzen, den lachenden Kindern waren so weit weg wie Planeten im Weltraum. Er würde nie wieder dazu gehören. Ausgestoßen, geächtet, aussätzig! Wie beredt hatten er und andere diese abgedroschenen Phrasen als unrealistisch und altmodisch abgetan! Allein? Nein! Allein war er nicht! Er gehörte zu den mindestens zehn Millionen, die auch solch einen Augenblick erlebt hatten. So war es Namasivayam zumute gewesen, als er die Stelle an seiner Hüfte gefunden hatte. Und Sadagopan mit dem Fleck auf seinem Rücken und Dr. Jagadisan — —

Aber er hatte keine Zeit zum Selbstmitleid. Ehe es Morgen wurde, mußte er wissen, was nun weiter mit seinem Leben werden sollte. Eins war sicher: Er durfte zunächst nicht mehr eng mit seiner Familie zusammenleben. Sollte er nach Indien zurückgehen und, selbst Patient, an den anderen Aussätzigen arbeiten? Oder blieb er besser hier in England? Er konnte sich den Wirbel vorstellen, wenn es bekannt wurde, besonders in England. Und was für ein Schlag für die Aussätzigen-Arbeit! Seinem Team hatte er erzählt, die Krankheit sei nicht ansteckend! Wenige von ihnen würden es noch wagen, zu Leprakranken zu gehen.

Er ballte die Fäuste und öffnete sie wieder und kostete den Schmerz aus, die Fingernägel in seine Handflächen zu graben. Würde die Zeit kommen, wo er sie bis zur Grenze seiner Kraft eingraben und keinen Schmerz mehr empfinden würde? Gut, daß er wenigstens genug gelernt hatte, um Verkrüppelungen vorbeugen zu können!

Aber sollte er nicht lieber einfach verschwinden?

Er hatte schon angefangen, Pläne dafür zu schmieden, als er plötzlich zur Besinnung kam.

»Feigling!« knirschte er zwischen den Zähnen hervor. »Und du hast jedem gesagt, daß Aussatz heilbar sei!«

Er lag immer noch halb schlafend, halb wachend und – bis auf Schuhe und Strümpfe – völlig angezogen da, als es zu dämmern begann. Er stand auf und schleppte sich zum Spiegel. Zu seiner Überraschung sah er, daß sein Gesicht ziemlich normal, sein braunes Haar nicht ein bißchen grau war.

»Schön!« sagte er bitter zu sich. »Weiter im Geschäft!«

Er holte sich eine andere Nadel. Dann straffte er mit ruhigen Fingern die Haut unter seinem Knöchel, stach zu – und schrie auf vor Schmerz.

Das Gefühl der Erleichterung, das dieser Schmerz mit sich brachte, überwältigte ihn.

Er fiel auf die Knie, um Gott zu danken. Dann riß er das Fenster auf und atmete die warme Aprilluft ein, als könne er die Lungen nicht genug damit füllen. Was war er doch für ein Narr gewesen! Die Erklärung seines Irrtums war einfach genug. Da er den ganzen Tag von der Küste her fast ohne sich zu bewegen im Zug gesessen hatte und infolge der Grippe für dieses bewegungslose Sitzen noch zu schwach gewesen war, war dabei ein Nerv durch Druck betäubt worden. Die Schwäche hatte sein Urteilsvermögen vermindert, seine Angst gesteigert. Und natürlich war solch eine unempfindliche Stelle ein Symptom des Aussatzes!

Und – was er noch entdecken sollte – die meisten Leprologen konnten von einer ähnlichen Episode in ihrem Leben berichten. Sie hatten vielleicht den Arm auf die Stuhllehne gelegt, und er war empfindungslos geworden, oder sie hatten einen unschuldigen kleinen Fleck auf der Haut entdeckt und voreilige Schlüsse gezogen. Aber nach zwanzigjähriger Erfahrung sollte er noch von keinem zeitgenössischen Leprologen gehört haben, der sich bei seinen Patienten angesteckt hätte.

Jahrelang erzählte er niemand, nicht einmal Margaret, von dieser Schreckensnacht. Er schämte sich zu sehr. Er wollte sie vergessen. Aber glücklicherweise konnte er das nicht. Denn seitdem hatte er nicht nur Mitleid mit seinen Patienten, sondern er wußte auch genau, wie ihnen in diesem ersten Stadium ihrer Krankheit zumute war. Und mit der Zeit führte dieses Erlebnis zu einer tiefen religiösen Erfahrung. Welch ein herrliches Gefühl war es gewesen, diesen scharfen, schmerzhaften Nadelstich zu spüren! »Herr Gott, ich danke dir für den Schmerz!« sagte er später immer wieder, wenn er sich in den Finger schnitt, wenn er sich den Fuß vertrat, ihn in zu heißes Wasser steckte, ja, sogar dann, als er an einem furchtbaren Erbrechen litt, weil sein Körper heftig auf eine Pilzvergiftung reagierte.

Paul Brands Interesse am Schmerz war zuerst durch seinen Lehrer, Sir Thomas Lewis, geweckt worden. Die Erfahrungen mit Leprakranken, die ihn lehrten, daß die meisten ihrer Verstümmelungen von Verletzungen herrührten, die sie sich infolge ihrer Empfindungslosigkeit selbst zufügten, verstärkten dieses Interesse so sehr, daß seine Gedanken über das Thema »Schmerz« zur Grundlage für seine ganze Lebensanschauung wurden. Einige dieser Gedanken äußerte er später in einem Vortrag, den er auf einer Ärztekonferenz in Oxford hielt. Nachdem er auf die Beobachtung hingewiesen hatte, daß Tiere, die das Schmerzempfinden in ihren Gliedern verloren haben, tatsächlich ihre eigenen Gliedmaßen auffressen, als hielten sie sie gar nicht für einen Teil ihrer selbst, fuhr er fort:

»Es ist also klar, wie wichtig der Schmerz für das Fortleben des lebendigen Organismus ist, der aus vielen Zellen besteht. Sobald kein Schmerz mehr da ist, scheint auch jenes Körperbewußtsein verlorengegangen zu sein, das jedes einzelne Glied am Erfolg oder Versagen des Ganzen teilhaben läßt. Es ist klar, daß verschiedene Teile des Körpers zum Wettkampf miteinander zurückkehren werden, wenn es kein Schmerzgefühl mehr gibt. Daher hängt unser Fortbestehen vom Schmerz ab.«

Während der Hauptteil des Vortrages aus technischen Erörterungen über Zellen, Neurosen, Chromosome und über die Übertragung von Nervenimpulsen bestand, wurde der Schluß ein Zeugnis persönlichen Glaubens und persönlicher Lebensphilosophie. Paul Brand sagte:

»Wie sich das Bild des Atoms mit wirbelnden Elektronen

in der ungeheuren Weite des Universums wiederholt, so wiederholen sich auf der Stufenleiter des Lebens die gleichen biologischen Gesetze in verschiedenen Graden auf allen Ebenen. Mit dem Gesetz des Schmerzes ist es nicht anders. Einzelzellen mußten ihre Selbständigkeit aufgeben und miteinander zu leiden lernen, ehe vielzellige Organismen geschaffen werden und überleben konnten. Derselbe große Baumeister schuf dann die Menschen — für neue, höhere Zwecke. Die Zellen in einem jeden Einzelwesen sollten nicht nur miteinander kooperieren, sondern die Einzelwesen innerhalb der Rassen sollten sich zu einer neuen Stufe gegenseitiger Verantwortung weiterentwikkeln, zu einem neuen Verhältnis zueinander und zu Gott.

Wie beim Körper, so liegt auch bei dieser neuen Wechselbeziehung der Schlüssel zum Erfolg in der Schmerzempfindung. Wir alle freuen uns über die harmonische Zusammenarbeit im menschlichen Körper. Über das Verhältnis der Menschen zueinander können wir nur traurig sein. In der menschlichen Gemeinschaft leiden wir, weil wir selbst nicht genug leiden.

So ist an dem Kummer in der Welt sehr viel die Selbstsucht eines einzelnen lebendigen Organismus schuld, der sich nicht darum kümmert, ob der andere leidet. Wenn im menschlichen Körper eine Zelle oder eine Gruppe von Zellen auf Kosten der anderen wuchert, so nennen wir das Krebs, und wir wissen, daß der Körper zum Tode verurteilt ist, wenn sich diese Wucherung weiter ausbreiten darf. Und doch ist die einzige Alternative die, daß sich alle Zellen dem Körper gegenüber loyal verhalten. Gott ruft uns heute zu, von seiner niederen Schöpfung zu lernen und zu einer höheren Stufe der Entwicklung aufzusteigen und teilzuhaben an der Gemeinschaft, die er für die Erlösung der Welt vorbereitet.

Indem wir also die Zucht des Schmerzes, des Leidens füreinander annehmen, werden wir auch zu dem hohen Glück geteilter Freude und neuen Verständnisses gelangen, das Gott den Menschen zugedacht hat.«

Während dieses Urlaubs im Jahre 1952 schlossen sich Paul und Margaret Brand offiziell der britischen Aussätzigen-Mission an. Dr. Lazarus hatte ihnen geraten, sich eine Missionsgruppe zu suchen, die sie finanziell unterstützte. Sie selbst hatte sich zu diesem Zweck an die methodistische Missionsgesellschaft in den Vereinigten Staaten gewendet, die sich bereit erklärt hatte, Paul Brand zu interviewen und dann – mit großer Wahrscheinlichkeit – die Unterstützung der Familie zu übernehmen. Aber inzwischen hatte der Sekretär der britischen Aussätzigen-Mission vorgeschlagen, die Patenschaft für ihn zu übernehmen und ihn nicht nur bei seiner Arbeit, sondern auch in seiner Eigenschaft als Professor der orthopädischen Chirurgie am Medizinischen College in Vellore zu unterstützen.

Das war der Beginn einer immer fruchtbarer werdenden Gemeinschaft und zugleich einer neuen konstruktiven Phase in der Entwicklung der Organisation selbst. Um 1870 gegründet, um hoffnungslosen, ausgestoßenen Menschen Obdach und geistliche Hilfe zu bieten, war die Mission allmählich dazu übergegangen, den Aussätzigen nicht nur Unterkunft, sondern auch medizinische Behandlung zu gewähren. Jetzt sollte sie sich mehr und mehr mit Forschung und neuen Methoden der Überwachung, Vorbeugung und Wiederherstellung befassen.

Auf dem Weg nach Südafrika, wo Paul Brand wieder mit seiner Frau und den Kindern zusammentreffen wollte, machte er in Johannesburg halt, um dort seine Forschungen fortzusetzen. Dr. Jack Penn, ein sehr erfolgreicher Plastik-Chirurg und Schüler Bunnells, hatte einige interessante Operationen an den Sattelnasen von Leprakranken vorgenommen. Paul Brands eigene Experimente, ein Stück Knochen aus dem Schienbein zu übertragen, um den Nasenrücken zu stützen, waren nur mäßig erfolgreich gewesen. Dr. Penns Methode bestand darin, die ganze Nase zu entfernen, aus einem großen Hautlappen von der Stirn eine neue Nase zu konstruieren und schließlich die fehlende Stelle an der Stirn durch ein Stück Haut vom Oberschenkel zu ersetzen. Paul Brand war beeindruckt und beschloß, diese Methode zu versuchen, sobald er nach Vellore zurückkam.

Er verbrachte vier Tage bei Margarets Eltern in Capetown. Dann fuhr er mit seiner Familie nach Durban, ging an Bord der Karanga und kam im Mai 1953 in Vellore an.

15

Die nächsten fünf Jahre ihres Aufenthaltes in Indien waren für die Familie Brand eine Zeit mühsamen, aber sicheren Fortschritts.

Paul Brand kam mit seiner Rehabilitationsarbeit stetig voran. Margaret lebte sich immer mehr in ihre neue Tätigkeit als Augenärztin ein, und die Kinderschar wuchs fröhlich heran und vergrößerte sich um ein Schwesterchen. Ein gütiges Schicksal bewahrte sie vor Unglücksfällen, denn auch der Hang für gefährliche Sportarten vergrößerte sich mit den Jahren.

»Sie müssen ein ganzes Heer von Schutzengeln haben, die Tag und Nacht im Dienst sind«, sagte Margaret oft dankbar.

Im Krankenhaus stieß Paul Brand mit seiner Aussätzigen-Arbeit immer noch auf Widerstand. Zwar hatte er auch dort sein treues Team von Mitarbeitern: Da war Dr. Herbert Gass, ein Hautspezialist, der als junger Mann Forschung an Knochen von Leprakranken betrieben hatte und von Paul Brands Arbeit immer begeistert gewesen war. Da waren seine Physiotherapeuten Ruth Thomas und Palani. Und im Jahre 1953 kam Dr. Ernest Fritschi nach Vellore zurück, der ein Stipendium von dem Indian Council of Medical Research erhielt, um Paul Brand zu unterstützen.

Aber die Lepra-Klinik war nur ein kleines Gebäude in einer dunklen Ecke des Krankenhausgeländes und das Wartezimmer der Schatten einer Mauer oder eines Baumes. Solange der Tata-Krankenhausblock noch nicht fertig war, standen nur eine kleine Anzahl Betten für Aussätzige zur Verfügung, und diese mußten isoliert sein.

»Wir richten in der ›Stätte neuen Lebens‹ einen Operationsraum ein«, sagte Paul Brand eines Tages zu Ernest Fritschi. Grund für diesen Entschluß war nicht nur der beschränkte Raum im Krankenhaus, sondern Paul Brands Wunsch, einfache chirurgische Methoden auszuprobieren, die unter primitiven Bedingungen auch in den Dörfern angewendet werden könnten.

Etwas erschrocken verglich Ernest Fritschi den weißgekachelten Operationssaal des Krankenhauses mit dem Innern des kleinen Gebäudes in der Nähe der »Stätte neuen Lebens«, das Paul Brand als Operationsraum vorgeschlagen hatte, einer getünchten Backsteinhütte, die früher als Poliklinik benutzt worden war.

»Jawohl«, meinte er. »Aber wie?«

»Das wirst du sehen«, erwiderte Paul Brand.

Er verschaffte sich auf Anraten eines erfinderischen Missionsarztes aus Nord-Indien eine Lampe, die keinen Schatten warf, indem er eine große Aluminiumplatte konkav hämmern und polieren, eine 200-Watt-Birne anbringen und das Ganze durch eine Reihe einfacher Rollen an der Decke aufhängen ließ. Sie kostete dreißig Rupien, ein Hundertstel des üblichen Preises für Operationslampen; sie war brauchbar, leider aber etwas hitzestrahlend. Ein Kasten-Sterilisator wurde beschafft. Ein hölzerner Operationstisch, der in der »Stätte neuen Lebens« angefertigt worden war, wurde mit einem passenden Kopfstück und einem Handtisch versehen, und an dem Fenster des sechseinhalb Quadratmeter großen Raumes wurde ein Moskitonetz angebracht, um die Fliegen abzuhalten.

»Nun geh hinein!« sagte Paul Brand zu Ernest Fritschi. »Das ist dein Operationssaal.« Ernest Fritschi nahm die Herausforderung an. Er operierte, Paul Brand assistierte. Der Patient kam herein. Chandra, die bisher noch nie bei einer Operation assistiert hatte, bürstete sich die Hände. Sie und Mano Fritschi übernahmen das Sterilisieren. Narkose war nicht nötig, nur eine örtliche Betäubung. Nach der Operation ging der Patient in die »Lazarus-Station«, eine kleine Hütte ganz in der Nähe, die von Dr. Lazarus als ländliche Entbindungsanstalt gebaut und dann den Leprakranken geschenkt worden war.

Das war die erste von vielen solcher einfacher Operationen. Zehn Jahre später wurde die Lampe aus Aluminium immer noch benutzt, allerdings in dem neuen Land-Krankenhaus, ein paar Meter von der Kolonie entfernt.

Am 30. Januar 1954, an dem Tag, als die erste Operation in der kleinen Kolonie vorgenommen wurde, geschah noch etwas, was für das Team und seine Arbeit sehr wichtig werden sollte.

Es war der Jahrestag der Ermordung Gandhis, an dem die Medizinstudenten keinen Unterricht hatten. Dr. Carol Jameson, die Leiterin der geburtshilflichen Abteilung, hatte für diesen Tag ein Picknick für die Medizinalpraktikanten ihrer Abteilung geplant und wollte gleichzeitig zwei Medizinstudenten in ein Zweigkrankenhaus nach Gudiyattam bringen, das etwa fünfundzwanzig Meilen entfernt lag. Als sie kaum die Hälfte des Weges zurückgelegt hatten, war ihr Kombiwagen von der Fahrbahn abgekommen, hatte sich überschlagen und war zertrümmert liegengeblieben.

Die zwölf jungen Ärzte und Dr. Jameson waren ins Krankenhaus nach Vellore gebracht worden. Auch Paul Brand stürzte von der »Stätte neuen Lebens« dorthin, um seinen Kollegen bei der ärztlichen Versorgung der Verunglückten zu helfen, die zum Teil seine ersten Studentinnen gewesen waren.

Nur eine von ihnen, Dr. Mary Verghese, ein Mädchen aus der Syrischen Kirche in Kerala, wurde nicht wieder völlig hergestellt. Zunächst konnten die Ärzte nicht das volle Ausmaß ihrer Verletzungen erkennen. Ihr Gesicht hatte eine tiefe Wunde, ein Backenknochen war zertrümmert, ein Schlüsselbein gebrochen. Aber erst nachdem sie viele Tage bewußtlos und danach noch einige Tage fast bewegungslos dagelegen hatte, stellte sich heraus, daß sie von der Taille abwärts gelähmt war.

Paul Brand operierte sie später zweimal, um ihre Wirbelsäule zu versteifen, und machte eine Cordektomie, um ihre furchtbaren Schmerzen und Krämpfe zu beseitigen, und so mußte sie viele qualvolle Monate in einem Krankenhausbett liegen.

Niemals war sich Paul Brand mit all seinem Wissen und Können so hilflos vorgekommen. Er konnte Mary Vergheses Wirbelsäule versteifen, daß sie ohne Stützkorsett sitzen, sich vielleicht auch etwas vor- und zurückbeugen konnte. Er konnte ihr eine Physiotherapeutin schicken, die die gelähmten Glieder durch tägliche Bewegungsübungen vor Verkrüppelung und

Druckwunden bewahren und dafür sorgen konnte, daß ihre Arme kräftiger wurden, um der Sonderbelastung gewachsen zu sein. Er konnte an ihrem Rollstuhl sitzen, ihr von seinen Fortschritten bei der Arbeit erzählen und mit ihr über ihre Zukunft sprechen. Und wie all ihre anderen Freunde konnte er sich selbst neuen Antrieb holen und ihren Glauben und ihren Mut bewundern. Denn niemals in all den Monaten hörte jemand ein Wort der Klage von ihr. Aber was konnte er oder was konnten sie tun, um ihren heißen Wunsch zu erfüllen, sich wieder als nützliches Glied der menschlichen Gesellschaft zu fühlen?

»Sie sollten jetzt anfangen, Pläne für Ihre weitere berufliche Laufbahn zu machen«, sagte er eines Tages, mehrere Monate nach ihrem Unfall, zu ihr.

Sie starrte ihn ungläubig an. Dann flammte eine heiße Hoffnung in ihren Augen auf.

»Sie meinen, es wäre noch möglich —?«

»Natürlich!«

Paul Brand sprach mit ihr über die Möglichkeiten. Mit ihrem Spezialfach, der Gynäkologie, war es aus. Aber da war die Bakteriologie, die Pathologie —

»Klinisch kann ich ja wohl nicht mehr arbeiten«, sagte Mary wehmütig.

»Warum nicht?« Paul Brand sah sie verständnisvoll an. »Ich weiß, wie Ihnen zumute ist. Ich freue mich, daß Sie gern mit lebendigen Menschen zu tun haben möchten.«

Von ihrem Fenster aus konnte Mary die Aussätzigenstation sehen, wo der Hautarzt Dr. Gass und seine Assistenten dreimal in der Woche Patienten behandelten. Eines Tages fuhr Ruth Thomas sie zu ihnen hinüber, und Mary bot ihnen ihre Hilfe an. In ihrem Rollstuhl sitzend, half sie die Patienten untersuchen, schrieb Rezepte und gab den Schwestern Anweisungen. Die Patienten hatten sie gern. Angesichts ihres viel schwereren Schicksals und ihrer viel größeren Behinderung schämten sie sich, daß sie sich selbst bemitleideten, und faßten neuen Mut, den Kampf mit dem Leben aufzunehmen.

Nachdem Mary etwa einen Monat hier gearbeitet hatte, schlug Paul Brand ihr vor, es in seiner chirurgischen Abteilung zu versuchen, in der sie als Studentin so einen vielversprechenden Anfang gemacht hätte.

»In der Chirurgie?« erwiderte sie ungläubig. »Haben Sie vergessen, daß ich gelähmt bin?«

»Na und? Sie operieren doch nicht mit den Füßen!« war seine Antwort. »Diese Handoperationen gehören zu den wenigen, die im Sitzen gemacht werden können.«

Zuerst assistierte sie Ernest Fritschi bei Sehnen-Transplantationen. Dann lernte sie die Operation selbst durchführen und wurde damit wahrscheinlich die erste Querschnitts-Gelähmte in der Welt, die einen größeren chirurgischen Eingriff machte. Da sie eine eifrige Schülerin war, wurde sie bald eins der tüchtigsten Mitglieder von Paul Brands Team. Und als Ernest Fritschi Leiter des neuen Leprosy Research Sanatorium in Karigiri wurde, bewarb sie sich um seine bisherige Stelle und wurde angenommen.

Dr. Mary Verghese konnte wohl mehr als irgendein anderes Mitglied des Teams die Gedanken und Sorgen verstehen, die sich Paul Brand über seine aussätzigen Patienten machte; sie, die selbst den Segen des Schmerzes entbehrte, die fast geglaubt hatte, sie sei zu nichts mehr nütze.

»Ich glaube«, sagte Paul Brand, »das Kostbarste, was der Mensch besitzt, ist sein Geist, sein Wille zu leben, sein Gefühl der Würde, seine Persönlichkeit. Wenn er das verloren hat, ist eine Rehabilitation nicht mehr möglich. Obwohl wir es in unserem Beruf mit Sehnen, Knochen und Nerven zu tun haben, dürfen wir nicht vergessen, daß der Mensch, dem sie gehören, das Wichtigste ist. Natürlich brauchen wir technische Fachleute: Chirurgen, Physiotherapeuten, Schwestern, Beschäftigungstherapeuten, Berufsberatungs-Spezialisten. Aber vor allem brauchen wir Männer und Frauen, die Interesse am Menschen haben und die die Verantwortung für den ganzen Menschen, sein Leben, seinen Glauben und seine Hoffnung übernehmen.«

Nach Fertigstellung des Tata-Krankenhausblocks mit seinen siebzehn Betten war Vellore eins der ersten Medical-College-Krankenhäuser der Welt, in dem öffentlich Leprakranke aufgenommen wurden. Und – allen Befürchtungen einiger leitender Persönlichkeiten zum Trotz — liefen die anderen Patienten nicht davon! Sie merkten bald, daß die Ärzte, Schwestern und Helfer, die mit den Leprafällen beschäftigt waren, keine Angst vor Ansteckung hatten. Warum sollten *sie* sich dann fürchten?

Aber mit dem Raum und mit den Operationsmöglichkeiten wuchsen auch die Probleme. Kaum hatte es sich herumgesprochen, daß es Ärzte gab, die an den schrecklichen Klauenhänden Wunder vollbrachten, als aus ganz Südindien Aussätzige herbeigeströmt kamen. Viele waren Bettler, die meisten besaßen keinen Pfennig. Es war kein Platz für sie da. Sie hockten im Gelände herum, schliefen unter den Bäumen, kauerten mit ihren Bettelschalen draußen auf den Bürgersteigen. Paul Brand und sein Team, die man dafür verantwortlich machte, bekamen viele unfreundliche Gesichter zu sehen. Sri Jagadisan half schließlich das Problem lösen.

»Vielleicht kann die ›Hind Kusht Nivaran Sangh‹ etwas tun«, meinte er. Die Ortsgruppe dieses indischen Aussätzigen-Hilfswerks, dessen Leiter Rajkumari Amrit Kaur, der Gesundheitsminister Indiens, war, kaufte ein Haus in einer der Seitenstraßen dem Krankenhaus gegenüber und vermietete es für eine Rupie im Jahr an Paul Brand und sein Team. Für die Leprakranken war es ein großer Gewinn. Ein Patient wurde als Verwalter eingesetzt, und jeder Insasse hatte eine kleine Miete zu bezahlen. Mit der Zeit beschäftigte man die Patienten damit, Verbandmaterial für ihren eigenen Bedarf herzustellen. Bekannt als »Nummer zehn«, sollte dieses Haus in den kommenden Jahren jeweils zwanzig bis dreißig Patienten vor und nach ihrer Operation als Unterkunft dienen.

Die Reaktion der Nachbarschaft war allerdings furchtbar. Ein Haus voller Aussätziger mitten in der Basar-Gegend! Die Ladenbesitzer und die Bevölkerung versuchten alles, um den Plan zu vereiteln. Sie wußten ja nicht, daß sich ein paar Jahre später die Leute danach drängen würden, an den öffentlichen Versammlungen in »Nummer zehn« teilnehmen zu dürfen, ein Erfolg, der neben Paul Brand noch einigen anderen Mitgliedern des Forschungsteams zu verdanken war: Ruth Thomas mit ihren physiotherapeutisch geschulten früheren Patienten und Dr. Selvapandian, dem späteren Leiter der orthopädischen Abteilung, der eifrig Geld sammelte, um den Insassen von »Nummer zehn« Radio, Bücher und Bücherregale zu kaufen, und sich auch sonst viele Stunden lang mit ihnen beschäftigte.

Paul Brand selbst besuchte das Haus, sooft er konnte. Jeder Patient sollte wissen, daß er als Mensch von ihm geachtet und geschätzt wurde. Und diese Ärmsten der Armen mit ihren verstümmelten Händen und Füßen, ihren blinden Augen, haarlosen Brauen und zerlumpten Kleidern spürten es, daß er nicht aus Pflichtgefühl zu ihnen kam, sondern daß er gern bei ihnen war. Und ihre Gesichter leuchteten vor Freude und Hoffnung.

»Möchten Sie eine Tasse Kaffee haben?« fragten sie ihn dann wohl eifrig, und »Bitte!« erwiderte er unverzüglich, da er wußte, daß das leiseste Zögern sie verletzen würde.

Oft arrangierte er kleine Parties für sie. Bei einer Weihnachts-Party in »Nummer zehn« entstand eine seiner bekanntesten und beliebtesten Predigten. Er war direkt nach dem Dienst hingegangen und hatte sich, da er zu spät kam, auf eine Matte in der letzten Reihe gesetzt, in der Hoffnung, von der Menge, die in dem großen inneren Hof unter freiem Himmel saß, nicht bemerkt zu werden. Nach den Anstrengungen des Tages hätte er am liebsten eine Weile still dagesessen, um — wie ihm das hier immer geschah — in dieser Atmosphäre gegenseitiger Hilfsbereitschaft neue Kraft und neuen Mut in sich hineinströmen zu fühlen. Aber es war ihm nicht vergönnt. Plötzlich wurde die Luft um ihn herum süß und schwer von dem Duft einer großen Girlande, die man ihm umhängte. Einige Patienten hatten tief in ihre Bettelschale gegriffen und ihm eine Blütenkette aus Rosen, Jasmin und Silberflitter gekauft.

»Für Ihren Christus!« sagte ein Hindupatient eifrig.

»Wollen Sie uns nicht etwas sagen, bitte?« fragte ein anderer. »Nur ein paar Worte!«

Paul Brand fühlte sich ganz leer. Aber er wußte, er mußte sich etwas einfallen lassen. Während er sich erhob, fiel sein Blick auf einmal auf all die Hände um ihn herum: Viele waren Handfläche gegen Handfläche in der Gebärde des Grußes erhoben, manche waren gewölbt wie Klauen. Manche hatten Finger, manche keine, manche nur ein paar Stumpen, manche waren halb versteckt. Hände, Hände –

»Ich bin ein Hand-Chirurg«, begann er. Während Palani jeden Satz in Tamil wiederholte und jemand anders ihn für die Patienten, die aus Nordindien kamen, in Hindu übersetzte, hatte Paul Brand Zeit, seine Gedanken zu sammeln. »Wenn ich also mit Menschen zusammen bin, muß ich mir immer ihre Hände ansehen. Die Handwahrsager behaupten, sie könnten euch eure Zukunft voraussagen, indem sie in eure Hände schauen. Ich kann euch eure Vergangenheit sagen. Zum Beispiel kann ich euch je nach dem Zustand eurer Fingernägel und je nachdem, wo ihr Schwielen an den Händen habt, sagen, was für ein Handwerk ihr ausgeübt habt. Ich kann euch viel über euren Charakter sagen. Ich liebe Hände.«

Er machte eine Pause, blickte in die gespannt zu ihm erhobenen Gesichter und fragte sich, was wohl der Herr zu ihnen gesagt haben würde, er, der so oft in solch einem offenen Hof unter freiem Himmel gestanden hatte, umgeben von einer Gruppe von Menschen wie diesen, der ihnen gern etwas von sich selbst geschenkt hätte, der seine Hände ausstreckte –

»Wie glücklich wäre ich gewesen, wenn ich Gelegenheit gehabt hätte, Christus zu begegnen und seine Hände zu studieren! Aber da ich weiß, wie er war, kann ich sie fast malen, sie fühlen, die Veränderungen sehen, die mit ihnen vorgingen. Wie wär's, wenn wir ihm jetzt einmal in Gedanken durch sein Leben folgten und miteinander auf seine Hände schauten?«

Paul Brand sprach sehr einfach, denn die meisten seiner Zuhörer waren einfache Männer und Nichtchristen. Er erzählte, wie klein und hilflos zuerst die Hände des Jesuskindes gewesen seien, wie sie zunächst noch ins Leere gegriffen hätten, ohne daß sich dabei die Finger bewegten. Viele von ihnen wüßten, was es bedeute, geschickte Hände zu haben und sie zu verlieren. Konnten sie sich die Güte eines Gottes vorstellen, der der Schöpfer aller Dinge und doch bereit war, um der Menschen willen seine unendlich große Geschicklichkeit aufzugeben und sich völlig hilflos zu machen?

Dann erzählte er von den Händen des Knaben Jesus, die

ungeschickt einen Griffel hielten, um die Buchstaben des hebräischen Alphabets zu schreiben; menschliche Hände, die sich anstrengen mußten, um alles zu lernen wie andere Menschen auch. Denn Christus hatte wie jeder andere Junge an Wissen und Weisheit wachsen müssen, wobei er natürlich manches unvollkommen lernte, weil er nur lernen konnte, was man ihn lehrte.

Aber wie gut konnte er, Paul Brand, sich die Hände Jesu, des Zimmermanns, vorstellen, da er ja selbst dieses Handwerk gelernt hatte! Rauh, hart, knorrig, mit abgebrochenen Fingernägeln und mancherlei Verletzungen. Man konnte doch kein guter Zimmermann werden, ohne sich manchmal den Daumen zu quetschen, und es passierte eben, daß man die Säge abrutschen ließ und sich in den Finger schnitt. Lernen bestand eben aus Fehlermachen. Es wäre falsch, zu denken, Christus sei physisch vollkommen gewesen. Seine Vollkommenheit habe auf geistigem Gebiet gelegen. Er sei ohne Sünde gewesen und habe seinen Willen in eiserner Zucht gehalten; aber das bedeute nicht, daß er physisch niemals Fehler gemacht habe. Er habe sich immer und immer wieder mit dem Hammer auf die Finger geklopft, sich geschnitten.

Und dann erzählte er von den Händen des heilenden Christus, des Arztes und Seelsorgers. Wieviel Mitgefühl, wieviel Empfindung mußte in ihnen gewesen sein! So viel, daß die Menschen etwas von dem Geist Gottes hindurchströmen fühlten, wenn er sie anrührte. So wie ein Arzt bei einfacher Berührung sagen könne, was in einem Bauch oder in einer Brust vor sich geht, so könne Christus, indem er einen Menschen berühre, die Sünde oder die Schuld oder den Zorn in dessen Innerem spüren. Aber noch mehr! Er könne ihm auch etwas von seinem eigenen Glauben, von seinem Mut und seiner Liebe mitteilen. »Dann waren da seine gekreuzigten Hände«, fuhr Paul Brand fort. »Es tut mir weh, wenn ich daran denke, daß ein Nagel mitten durch jede Hand getrieben wurde, weil ich weiß, welch ein Komplex von Sehnen, Nerven, Blutgefäßen und Muskeln in ihr liegt. Es ist unmöglich, einen Nagel hindurchzutreiben, ohne sie zu verstümmeln. Die Vorstellung, daß diese heilenden Hände verkrüppelt wurden, erinnert mich an das, was Christus zu tragen bereit war. Damit identifizierte er sich mit allen verkrüppelten, verunstalteten Menschen der Welt. Er konnte nicht nur Armut mit den Armen, Müdigkeit mit den Müden, sondern — Klauenhände mit den Krüppeln ertragen.« Ein tiefes Aufseufzen ging durch den Hof, wie ein plötzlicher frischer Windhauch.

»Und schließlich waren da die Hände des auferstandenen Christus«, schloß Paul Brand. »Hier muß ich immer wieder staunen! Wir stellen uns doch unter dem zukünftigen Leben etwas ganz Vollkommenes vor; und doch sagte Christus, als er seinen Jüngern erschien: ›Sehet meine Hände . . .‹ und forderte Thomas auf, seinen Finger in die Nägelmale zu legen. Warum wollte er die Wundmale seines Menschseins behalten? War es nicht deshalb, weil er die Erinnerung an die Leiden derer, die auf dieser Erde sind, mit in die Ewigkeit nehmen wollte? Er trug die Zeichen des Leidenden an sich, und so konnte er auch für alle Zeiten die Nöte der Leidenden verstehen. Er wollte für immer mit uns eins sein.« Als Paul Brand geendet hatte, war ihm, als höben die Menschen da vor ihm ihre Hände höher als vorher. Keiner versteckte sie mehr. Sogar die verstümmelten Hände schienen eine erhabene Würde empfangen zu haben.

16

Adikesavelu hatte die Gewerbeschule absolviert und war Fachmann für Hindi, Tamil und seine Landessprache Telegu. Er kam mit einem Brief von Dr. Jagadisan nach Vellore. Seine Hände waren so verkrüppelt, daß er nicht mehr Schreibmaschine schreiben, ja, nicht einmal mehr eine Tasse festhalten konnte. Er war ohne Geld, ohne einen Beruf, ohne Hoffnung.

Dr. Gass behandelte ihn zunächst mit Sulfonen. Dr. Brands Assistenten maßen die Umrisse seiner Hände und machten Paraffin-Bäder, um die Versteifung zu lockern. Ruth Thomas und ihre Physiotherapeuten übten monatelang mit ihm. Um ihm finanziell etwas zu helfen, ließ sie sich Tamilstunden von ihm geben.

Paul Brand operierte Adis Hände, damit er wieder maschineschreiben konnte. Auch er ließ sich, neben dem Bett des Patienten sitzend, in Tamil unterrichten und gab ihm nach seiner Wiederherstellung Gelegenheit, als Sprachlehrer im Krankenhaus zu arbeiten. Zwölf Jahre lang unterrichtete Adi Ärzte und Patienten in Hindi, Tamil, Sanskrit und Telegu und verfaßte außerdem ein Buch »Common spoken Tamil made easy«, für das er selbst die Drucklettern schnitt und dessen Verkauf ihm ebenfalls eine bescheidene Summe einbrachte. So konnte er seine Frau Vanaja (Lotos) und seine beiden Kinder anständig ernähren.

Aber nicht alle Patienten von Paul Brand waren so glücklich.

Auch Lakshmanan war ein gebildeter junger Mann, der durch Aussatz zum Bettler geworden war. Er kam mit furchtbar verkrüppelten Händen nach Vellore, und Paul Brand operierte ihn an der einen und später am Daumen und zwei Fingern der anderen Hand.

»Ihre Hände sind jetzt für jede Arbeit gut«, sagte er zu ihm.

Aber Lakshmanan erwiderte:

»Ich wage nicht, zu meiner Familie oder zu meinen alten Bekannten zurückzugehen, solange ich noch die Zeichen des Aussatzes an mir trage. Sie — Sie können sich gar nicht denken, was es bedeutet, in einem Käfig — in einem Gefängnis der Verlassenheit zu sein. Sie haben jetzt einige Stäbe dieses Gefängnisses entfernt, aber ich kann nicht hinausgehen und wirklich frei sein, wenn ich nicht normal aussehe. Bitte, operieren Sie auch noch die letzten beiden Finger!«

Paul Brand zögerte. Die Finger waren so sehr ineinander verkrallt, daß er glaubte, sie nicht strecken zu können, ohne die Blutgefäße so zu dehnen, daß die Finger gefährdet wurden.

Es würde auch eine große Hautübertragung nötig sein.

Aber der junge Mann hörte nicht auf zu bitten. Paul Brand machte den Eingriff. Doch die Wunde eiterte, und die Finger mußten amputiert werden.

Lakshmanan nahm das mit scheinbarem Gleichmut hin.

»Es ist mein Karma«, sagte er ruhig. »Ich bat Sie, die Operation zu machen. Es ist nicht Ihre Schuld. Nehmen Sie die Finger ab!«

Niemand ahnte, wie sehr er seelisch litt, bis er sich eine Woche nach seiner Entlassung das Leben nahm, indem er sich in einen Brunnen warf.

Dieser leidenschaftliche Wunsch von Leprapatienten nach normalem Aussehen spornte Paul Brand zu weiteren Experimenten mit Gesichts-Chirurgie an. Das schlimmste all der gräßlichen Stigmata war die Sattelnase. Wodurch entstand diese Verstümmelung? Sicherlich nicht durch eine Verletzung, wie er das bei den Fingern annahm! Aber wodurch dann?

Glücklicherweise braucht man die Krankheitsursache nicht immer genau zu kennen, bevor man zu helfen sucht.

Schon bald nach seiner Rückkehr aus dem Urlaub versuchte es Paul Brand mit der Methode, die er in Johannesburg gesehen hatte. Er wählte einige der schlimmsten Fälle von zerstörten Nasen aus, amputierte sie und formte neue, indem er einen Hautlappen von der Stirn herunterklappte. Der Erfolg war nur mäßig, zumal bei der dunklen Haut der indischen Patienten ein Hauttransplantat aus der Stirn dunkler war als die Gesichtshaut.

Diese Operation war durchaus nicht neu in Indien. Unter dem Namen »Hindu-Rhinoplastik« wurde sie vor Tausenden von Jahren in Nordindien von einem berühmten indischen Arzt, Susrutha, ausgeführt und war eine der ersten Operationen der Geschichte, von der ein Bericht vorliegt. Die Methode hatte sich in all diesen Jahrhunderten wenig geändert.

Einige Zeit darauf kam Dr. William White, ein Plastik-Chirurg aus Pittsburg, nach Vellore, der wirklich Licht in das Problem bringen konnte. Er war nicht zum ersten Male da. 1951 hatte er auf dem Weg zu einem Freund in Nordindien ein paar Tage in Vellore haltgemacht. Da er außerordentlich interessiert war an Paul Brands Arbeit, hatte er die ganzen Tage und einen großen Teil der Nächte damit verbracht, sich Patienten anzusehen, mit Paul Brand Probleme zu diskutieren und Operationsmethoden mit ihm zu besprechen. Jetzt, bei seinem zweiten Besuch, berichtete er dem Team von einer Nasenoperation, die erstmals von Sir Harold Gillies, den man oft den Vater der Plastik-Chirurgie nannte, durchgeführt worden war. Gillies hatte, als er Nasen von Geschlechtskranken operierte, entdeckt, daß der wirkliche Schaden nicht der Verlust des stützenden Nasenknorpels, sondern der Verlust der Schleimhaut war. Dr. White glaubte, daß es beim Aussatz ebenso sein könnte.

Paul Brand frohlockte, denn das bestärkte ihn in seiner Annahme, daß die Empfänglichkeit verschiedener Körperteile für Leprabazillen sehr von der Temperatur abhängig war. Die Bereiche, die der Einwirkung kühler Luftzufuhr am nächsten lagen, wurden am meisten zerstört. Und die Innenseite der Nase war wegen der Verdunstung der Feuchtigkeit beim Durchströmen der Luft einer der kältesten Teile des Körpers. Außerdem hing die Schleimhaut-Membran fest dem Knorpel- und dem Knochengerüst der Nase an. Wenn diese Membran durch Vereiterung der Schleimhaut infiziert wurde, wurde der Knorpel zerstört und die ganze Nase nach innen gezogen.

Dr. White konnte dem Team die neue Operation demonstrieren, und sofort benutzte Paul Brand diese Methode bei Aussätzigen. Zwischen den Vorderzähnen und der Oberlippe zog er die Nase vom Gesicht ab und spaltete die ganze Schleimhaut auf. Dabei fand er zu seinem Erstaunen, daß die Nase unglaublich in die Länge gezogen werden konnte.

»Seht einmal her!« rief er aufgeregt. »So groß wie ein Elefantenrüssel.«

Wenn er die Nase mit Gaze ausstopfte, konnte er sie zweimal so groß machen, als sie vorher war. Es war also ganz einfach, die eingefallene Nase in ihrer normalen Größe wiederherzustellen. Er fertigte ein Nasenmodell an, bedeckte es mit einem Haut-Transplantat aus dem Oberschenkel und setzte es in die Nase ein, um eine neue Schleimhaut zu bekommen, machte noch eine Knochentransplantation, und sein Patient hatte wieder eine so vollkommene Nase, als hätte er nie Aussatz gehabt.

Noch etwas später kam Sir Harold Gillies, damals ein alter Mann, nach Vellore und arbeitete eine Zeitlang mit dem Team. Sein Interesse und seine Begeisterung waren unbegrenzt. Er gestand, daß er schon vor vielen Jahren in Südamerika die Nase eines Aussätzigen operiert habe. Paul Brand freute sich, diesem hervorragenden Kollegen die Ehre einräumen zu können, die erste Lepra-Nasenoperation vorgenommen zu haben.

Ein fast ebenso verhaßtes Stigma wie die abgeflachte Nase waren die fehlenden Augenbrauen. Da die Haare nicht wieder nachwuchsen, auch wenn die Krankheit selbst erloschen war, mußten die Patienten immer fürchten, ihre Angehörigen und ihre Bekannten nicht von ihrer Heilung überzeugen zu können. Eines Tages las Paul Brand zufällig einen Artikel von einem amerikanischen Marinearzt, der für einen koreanischen Soldaten mit schweren Gesichtsverbrennungen Augenbrauen gemacht hatte, indem er ein Stück Kopfhaut transplantierte. Diese Stiellappen-Operation war, wie er später entdeckte, eine gebräuchliche Methode, die wahrscheinlich aus Holland stammte. Aber er hatte zum ersten Male davon gehört. Sofort beschloß er, sie bei seinen Aussätzigen anzuwenden.

Das Experiment war ein ganz großer Erfolg. Der erste Patient war furchtbar stolz auf seine sehr schnell wachsenden Augenbrauen. Die Nachfrage überschritt schon bald das Angebot. Viele der Patienten mit neuen Augenbrauen weigerten sich, sie zu scheren. Stolz kamen sie ins Sprechzimmer, die Schultern zurückgeworfen und den Kopf hoch erhoben, die Augenbrauen vornweg und die Patienten hinterher.

»Seht mich an!« schien ihre ganze Haltung zu sagen. »Ich war einmal ein ›Aussätziger‹ und hatte keine Augenbrauen. Aber seht mich jetzt an!«

Augenbrauen und Nasen waren Paul Brands Meinung nach ebenso wichtig wie gut funktionierende Hände und Füße. Vielleicht noch wichtiger! Denn sie waren oft das äußere, sichtbare Zeichen innerer Gesundheit. Eine Rehabilitation war ebenso ein geistiger wie ein physischer Prozeß.

Sehr viel verdankte das Team bei all diesen Gesichts-Wiederherstellungen einem Chirurgen aus Bombay, Dr. Antia, der ein Schüler von Sir Harold Gillies gewesen war. Er hatte nicht nur mehr Gesichtsoperationen an Aussätzigen ausgeführt als irgendein anderer Chirurg auf der Welt, er hatte auch erstmals die Möglichkeiten der Gesichtsstraffung und anderer Plastikoperationen bei Aussätzigen erforscht.

Im Laufe der Jahre verbesserte sich die Operationstechnik

des Teams immer mehr. Die ursprüngliche Sehnen-Transplantation wurde vollständig geändert. Bei der neuen, der sogenannten Brand-Operation, wurde ein gesunder Muskelstrang am Unterarm des Patienten freigelegt, ein bogenförmiger Einschnitt gemacht, der oberhalb des Daumens über den Handrücken zum Unterarm führte. Dann wurde der Hautlappen zurückgeklappt und die Sehne eines der Muskeln gelöst, die zur Aufwärtsbewegung des Handgelenks nötig ist. Die freie Sehne des Unterarms wurde dann dorthin überpflanzt, in vier Teile gespalten, und die einzelnen Stränge wurden durch die Sehnenscheiden in der Hand hindurchgeführt und an den Sehnen der Fingerrücken vernäht.

»Gut!« rief Sri Jagadisan, überglücklich über die Geschmeidigkeit seiner Finger, die Paul Brand operiert hatte, nachdem die eine Hand zehn, die andere zwanzig Jahre lang verkrallt und gelähmt gewesen war. »Jetzt habe ich ein Paar Brand – neue Hände!«

Paul Brand war immer bereit, eine Methode gegen eine bessere auszuwechseln, und das Team verbesserte ständig die Technik. Als Mary Verghese entdeckte, daß die Narbe an der Hand dadurch verkleinert werden konnte, daß man das Sehnentransplantat oberhalb der Hand unter der Haut hindurchführte, ohne den langen Lappenschnitt machen zu müssen, begrüßte er das als einen großen Fortschritt. Auch Ernest Fritschi, der geborene Improvisator und kühne Denker, schlug immer neue Verbesserungen vor. Und Paul Brand scheute keine Mühe, alle Verbesserungen seiner Assistenten zu veröffentlichen.

Paul Brands zwangloses Benehmen im Operationssaal förderte das Gefühl von Sicherheit und Selbstvertrauen. Er war immer entspannt, und es schien, als habe er keine Eile. Aber es wurde kein Augenblick vergeudet. Seine Assistenten und Schwestern fanden es fast ebenso schwer, mit ihm Schritt zu halten, wie ihre Vorgänger bei der unglaublich schnellen Dr. Ida.

Das erlebte die junge Alice Jane David, als sie eines Tages im Jahre 1953 eine Schwester vertrat, die ihm hatte assistieren sollen. Da sie Paul Brand als Lehrer bewundert hatte, freute sie sich schon. Aber obwohl die Operation, eine große Hauttransplantation, sehr interessant war, war sie auch sehr schwierig, da Hunderte von Einzelnähten dazu gehörten. Sie hätte nie gedacht, daß sich die Hände eines Arztes so schnell bewegen könnten, daß sie selbst so aufpassen und sich so beeilen mußte.

»Er will mich testen«, dachte sie und betete: »O Gott, hilf, daß ich mit ihm Schritt halten kann!«

Nach der Operation sagte Paul Brand zur Oberschwester, Miß Hutchison: »Hutch, wer war das kleine Mädel, das mir geholfen hat?«

»Alice Jane David, Doktor!«

»Sie ist die erste, die so schnell die Nadeln einfädeln kann, wie ich die Stiche mache. Ich würde gern weiter mit ihr arbeiten.«

Sie assistierte ihm in den nächsten drei Jahren bei all seinen Operationen, bis sie nach Australien ging, um dort einen Spezialkursus mitzumachen. Und während der ganzen Zeit sah sie ihn niemals ärgerlich werden. Wenn sie – was sehr oft vorkam – das verlangte Instrument nicht auf ihrem Tisch liegen hatte und ihm statt dessen ein anderes hinreichte, nahm er es ruhig, als wäre es das verlangte. Er nannte sie immer Alice, es sei denn, er war sehr erregt. Dann sagte er Schwester zu ihr.

Volle zehn Jahre später machte man ihr das schönste Kompliment, das man ihr hätte machen können. Als sie in einem Kinderkrankenhaus in Montreal einem Plastik-Chirurgen bei einer schwierigen Handoperation assistierte, sagte dieser zu ihr:

»Es ist wirklich eine Ehre für uns, daß wir Paul Brands Operationsschwester hier haben. Sie kennt ihr Handwerk.«

In diesen Jahren des Aufbaus war die Aussätzigenarbeit des Teams mit der Entwicklung des Schieffelin Leprosy Research Sanatorium in Karagiri, eines Gemeinschaftsprojekts der britischen und der amerikanischen Aussätzigen-Mission und des Christian Medical College in Vellore, untrennbar verbunden. Den ersten Spatenstich hatte Dr. Ida im September 1952 in Paul Brands Anwesenheit getan, und im Juli 1953 zogen Dr.

Herbert Gass und seine Frau in das Haus für den ärztlichen Leiter der Anstalt. Im Dezember wurden die noch nicht ganz fertigen grauen Steingebäude von Donald Miller, dem Geschäftsführer der Aussätzigen-Mission, eingeweiht. Die kahle, entlegene Wildnis war zum Leben erwacht wie Hesekiels Totengebeine.

Die Station in Karigiri bestand aus einem Krankenhaus, einem Forschungslaboratorium, Wohnhäusern für Ärzte und Schwestern und Hütten für Patienten. Später sollten orthopädische Werkstätten zur Herstellung von Schuhen, künstlichen Gliedern, Tischmatten und Körben und noch andere Gewerbe hinzukommen. Außerdem eine physiotherapeutische Abteilung; ein mit einem Strohdach bedecktes und mit Lehmboden versehenes Gemeinschaftshaus, das als Freizeitort, Schule und für gottesdienstliche Zwecke gedacht war, und viel später noch ein schönes Gebetshaus mit steinernen Säulen. Aufgabe des Forschungs-Instituts war es, die verschiedenen Arten der Lepra zu beobachten, zu studieren und zu untersuchen; komplizierte Krankheitsfälle internistisch und chirurgisch zu behandeln und hauptamtliches Personal zur Betreuung Leprakranker auszubilden. Das Krankenhaus war zwar nur für hundert Patienten bestimmt. Es baten aber so viele um Aufnahme, daß die Zahl auf etwa hundertfünfzig festgesetzt werden mußte. Die Sprechstunden für ambulant behandelte Patienten waren ungeheuer stark besucht, so daß nach vier Jahren die Zahl der regelmäßig behandelten Kranken viertausend betrug. Ernest Fritschi wurde Chef-Chirurg des Krankenhauses.

Natürlich wuchsen die Möglichkeiten für Paul Brand und sein Forschungs-Team durch Karigiri ganz gewaltig. Paul Brand selbst hielt jeden Montagnachmittag in seiner Eigenschaft als Arzt der britischen Aussätzigen-Mission Sprechstunde und operierte Dienstag morgens. Während seiner zweiten Vertragsperiode wurde seine Lepra-Arbeit auch außerhalb der Grenzen Südindiens bekannt. Im Oktober 1954 besuchte er das Heim und Krankenhaus der britischen Aussätzigen-Mission in Purulia, Nordindien, wo man ihn gebeten hatte, einen Kursus in Hand-Chirurgie durchzuführen. Einige der dortigen Ärzte waren bereits zur Ausbildung in Vellore gewesen. Nach diesem Kursus hielt er dann Vorlesungen in der Schule für tropische Medizin in Kalkutta.

Zu seiner Überraschung wurde Paul Brand von der Regierung von Nigeria eingeladen, in Afrika Vorlesungen zu halten und Handoperationen zu demonstrieren.

In dem Lepra-Missionskrankenhaus in Kano besuchte er die Dorfhütten, die von den Patienten selbst aus geflochtenen Strohhalmen und Lehm hergestellt waren, und staunte über die ausgezeichnete Behandlung, die sie von dem Krankenhaus erhielten, obwohl wenig Geld und fast keine nigerianischen Ärzte und Schwestern da waren. In Dr. Dreisbach fand er einen interessierten Mitarbeiter. Dieser bedeutende Lepra-Spezialist hatte bereits orthopädische Schuhe für Aussätzige entworfen, und da dieses Problem auch Paul Brand stark beschäftigte, experimentierten die beiden Ärzte miteinander in der Sanatoriums-Werkstatt mit Holz und Plastik, konstruierten eine neue Art orthopädischer Schuhe und arbeiteten Pläne für deren Herstellung aus.

Zu seiner größten Freude konnte Paul Brand während seines Nigeria-Besuches einen Abstecher zu Connie und David Wilmhurst in Gindiri machen, wo diese in einem großen Ausbildungszentrum der Sudan United Mission arbeiteten. David, der Leiter des Instituts war, hatte die schwierige Aufgabe, all die Schüler und jungen Lehrer zu beaufsichtigen. Connie unterrichtete, schrieb und illustrierte hübsche Kinderbücher und betreute außerdem ihre vier Kinder, von denen die beiden ältesten bald in ein Internat nach England geschickt werden sollten. Connie war immer noch blond, heiter und schön, aber viel zu mager. Während eines Picknicks am Fluß erzählten sich die Geschwister ihre Erlebnisse und freuten sich, durch ihre Arbeit in der Mission neue gemeinsame Interessen gefunden zu haben.

Auf der Heimreise fuhr Paul Brand durch Belgisch-Kongo, Südafrika und Kenya, die sich in ungeheurem Aufbruch befanden.

Seine Vorlesungen wurden zumeist gut aufgenommen, aber zum Teil stießen seine Theorien auf die übliche Opposition.

In einem Leprosarium in Südafrika sah er Patienten mit großen Blasen an den Händen.

»Diese Blasen kommen doch sicher von Verbrennungen und könnten vermieden werden«, sagte er zu dem diensthabenden Arzt und erzählte von seinen eigenen Erfahrungen in der »Stätte neuen Lebens«. Der Experte sah ihn kühl an.

»Und wie lange, sagten Sie, haben Sie mit Leprakranken gearbeitet?«

»Etwa acht Jahre«, erwiderte Paul Brand.

»Und mit nur acht Jahren Erfahrung wollen Sie behaupten, daß meine Erkenntnisse alle hinfällig sind?« schnauzte ihn der Arzt an. »Ich habe mein ganzes Leben lang mit Aussätzigen gearbeitet, und ich *weiß*, daß Lepra regelmäßig Blasen in der Handfläche erzeugt.«

»Dürfte ich Ihnen einen Vorschlag machen, Sir?« fragte Paul Brand.

»Wollen wir nicht einmal etwas Flüssigkeit aus einer Blase und auch ein Gewebestück aus der Handfläche nehmen und sie unter dem Mikroskop nach Anzeichen von Leprabazillen untersuchen?«

»Was soll denn dabei herauskommen? Lächerlich!« erwiderte der Leprologe barsch.

Paul Brand war überrascht über die Logik dieses angesehenen Arztes und Wissenschaftlers, der aus der Tatsache, daß Aussätzige Blasen bekamen, einfach den Schluß zog, daß diese Blasen durch Leprabazillen verursacht wurden.

Er war froh, als er in das letzte der sechzehn Flugzeuge klettern konnte, mit denen er seine Rundreise gemacht hatte, und schließlich in Madras landete, wo ihn Angehörige, Freunde und Kollegen freudig erwarteten.

Trotz eines kleinen Mitarbeiterstabes, trotz mangelhafter Ausrüstung und anderer Schwierigkeiten in Vellore würde er nie wieder enttäuscht oder unzufrieden sein. Er hatte zu viele Orte mit schlimmeren Problemen gesehen.

Voll gespannter Erwartung entfernte Paul Brand den neuen Schuh, bückte sich und untersuchte Sadagopans Fußsohle.

Er schüttelte den Kopf.

»Schade, ich hatte ganz fest geglaubt, jetzt würde es klappen. Aber – dann eben das nächste Mal!«

Sadagopan lächelte ihn freundlich an.

»Seien Sie nicht traurig, Doktor«, sagte er fast um Verzeihung bittend, als sei es irgendwie seine Schuld, daß das Experiment nicht gelungen war. »Eines Tages werden wir es schaffen.«

Vielleicht dreimal hatten sich Geschwüre gebildet und waren verheilt, und immer wieder hatte Paul Brand etwas Neues versucht, um Rückfällen vorzubeugen. Tage, Wochen, ja Monate lang probierte Sadagopan, das Versuchskaninchen, einen neuen Verband, eine neue Salbe, einen neuen Schuh aus – und immer bildeten sich die alten Geschwüre wieder.

Paul Brands Kampf, Verletzungen und Verstümmelungen an den gefühllosen Füßen der Patienten zu verhindern, war viel härter und enttäuschender als der um die Erhaltung der Hände. In der ersten Zeit in Chingleput hatte er das gar nicht so gemerkt. Da er annahm, die Fußgeschwüre seien darauf zurückzuführen, daß die Leprakranken zu lange auf ihren gefühllosen Füßen standen oder hockten und diese dann wegen mangelnder Blutzufuhr eiterten, ordnete er an, daß in allen Gebäuden Stühle und längs der Wege Bänke hingestellt wurden.

»Geschwüre können auch nicht entstehen, wenn ihr lauft«, sagte er zu ihnen. »Denn bei jedem Schritt hebt ihr den Fuß von der Erde, und er wird ständig mit Blut versorgt.«

Welch ein Irrtum! Um vom Stillstehen ein Geschwür zu bekommen, hätte ein Patient wenigstens fünf Stunden stehen müssen, ohne einen Muskel zu bewegen. Nur ein Bruchteil von Geschwüren – so entdeckte er später – entstehen bei Aussätzigen durch örtliche Blutleere.

Als nächstes ordnete Paul Brand an, daß die Patienten Verbände trugen und in jeder Beziehung mehr auf Hygiene geachtet wurde. Aber obwohl das alles gut gemeint war, war es doch vergeudeter Kraftaufwand, denn nicht Infektionen, sondern mechanische Einwirkungen waren die Ursache der Vereiterungen.

Eines Tages bemerkte er Haufen von Schuhen, die jeden Morgen draußen vor der Krankenstation standen; Schuhe, die man an Füßen mit Gefühl überhaupt nicht hätte tragen können. Einen, aus dem Nägel herausstanden, nahm er mit in die Baracke, stellte den Eigentümer fest, hielt den Schuh an seinen Fuß und entdeckte, daß die Nagelspitzen mit dem Sitz der Geschwüre übereinstimmten. Nun ordnete er an, daß während des Verbindens die Schuhe nicht mehr draußen, sondern neben den Patienten stehen sollten. Das Ergebnis war erstaunlich. In vielen Fällen wurde festgestellt, daß der Schuh entweder das Geschwür verursacht hatte oder wenigstens daran schuld war, daß es nicht heilen konnte.

Aber erst in der »Stätte neuen Lebens« konnte Paul Brand wirklich Forschung an Füßen betreiben, indem er jeden einzelnen Fall beobachtete wie bei Sadagopan. Alle möglichen Experimente wurden versucht. Eine Zeitlang war die Geschwür-Station verfärbt von gentiana-violetten Verbänden. Auf Penicillinsalbe folgte Dakin'sche Lösung und Magnesiumsulfat. Jeder neue Stationsarzt war überzeugt, daß seine Behandlung die richtige sei.

Aber die besten Heilerfolge traten ein, als sie vom ständigen Verbandwechsel absahen und die Füße einfach mit Elastoplast umwickelten, das sie mehrere Wochen liegenließen.
»Warum versuchen wir es nicht mit einem Gipsverband?« fragte Dr. Fritschi eines Tages.

Paul Brand war einverstanden. Ja, warum nicht? Dr. Milroy hatte Paul Brand erzählt, daß man das in Ceylon machte.

Zu ihrer Überraschung entdeckten sie, daß die Geschwüre des Patienten ebensogut heilten, wenn er mit einem Gipsverband herumlief, als wenn er im Bett lag. Keine Spritze, kein Verbinden war nötig, es mußte nur Druck auf eine bestimmte Stelle verhindert werden. Wenn aber ein Geschwür in einem Gipsverband abheilte, warum sollte man der Geschwürbildung nicht dadurch vorbeugen, daß man einen Schuh herstellte, der wie ein Gipsverband wirkte?

So begann die lange, lange Beobachtungszeit, in der Sadagopan das Versuchskaninchen war. Zunächst versuchten sie, den Schuh genau der Fußform anzupassen, erhöhten ihn da, wo Vertiefungen im Fuß waren, und höhlten ihn aus, wo er drückte. Paul Brand arbeitete diese Holzschuhe selbst mit Meißel und Stemmeisen, damit sie an die verschiedenen Füße paßten, schmirgelte sie glatt und probierte sie eigenhändig an. Sadagopan lief lange Zeit damit, ohne daß sich die Geschwüre neu bildeten. Paul Brand konnte allerdings nicht für alle Patienten Schuhe anfertigen, und es fanden sich kaum Zimmerleute und Schuster, die sich so viel Mühe machen wollten. Ein Schuh mit Splittern oder anderen Unebenheiten im Holz war aber schlimmer als überhaupt kein Schuh.

Dann versuchten sie, den Patienten nach Fußabdrücken Plastikschuhe zu machen, ein Gedanke, den Paul Brand von Dr. Dreisbach in Nigeria mitgebracht hatte. Oh, wenn es einen plastischen Stoff gäbe, der sich dem Fuß wie Wachs anpaßte und dann fest würde! Paul Brand machte sich auf die Suche.

Nachdem er alle einschlägigen Bücher, die er finden konnte, gelesen und sich mit dem Imperial Chemical Industries Laboratories beraten hatte, fand er, daß eine Mischung von PVC (Polyvinyl-Chlorid) mit einem auf andere Stoffe nicht einwirkenden Streckmittel den Zweck erfüllen würde. Es konnte dem Fuß angepaßt und dann erhitzt werden, so daß es zu einer gummiartigen Masse erstarrte. Nach diesem Rezept stellte das Team eine ganze Zeitlang Schuhe in Vellore her. Sie waren recht gut, aber sehr schwer. Paul Brand war nicht zufrieden. Wenn es doch eine Masse gäbe, die man im Spritzverfahren dem Fuß anlegen könnte! Als er in England auf Urlaub war, fragte er in vielen Forschungslaboratorien nach und wurde an die Plastikfabrik »Brand und Company« verwiesen. »Ein gutes Omen!« dachte er.

Sie stellten einen Kunststoff her, der dem ähnlich war, mit dem die amerikanische Flotte »eingemottet« wurde, ein Schutzmittel, das über Schiffe, Kanonen und Tanks gesprayt wurde. Paul Brand zog sich lange Strümpfe an und ließ sich seine Füße wieder und wieder einsprühen. Schließlich hatte er eine Art Wellington-Stiefel mit tadellosem Sitz, die auch haltbar und fest genug gewesen wären, wenn er ein Stück vulkanisierten Gummi als Sohle eingelegt hätte. Aber sie waren zu teuer für Indien.

Beim nächsten Experiment verwendete er den Kano-Schuh, den er in Nigeria mit Dr. Dreisbach zusammen entworfen hatte. Es war ein Tennisschuh mit einer Innensohle aus Polyäthylen, die genau nach dem Fuß des Patienten geformt, weich gefüttert und in den Segeltuchschuh eingelegt werden konnte. Er sah vernünftig aus und war billig. Aber dem Kano-Schuh fehlte die Geschmeidigkeit; das Polyäthylen gab nicht nach wie Leder und verursachte Blasen. So gaben Paul Brand und Dr. Dreisbach den Gedanken schließlich wieder auf.

Dann schaltete sich Mary Verghese ein. Sie war gegen Einlagen nach Abdruck.

»Das geht so lange gut, wie die Einlage sich nicht verschiebt«, sagte sie. »Wenn die Riemen sich lockern oder der Patient den Fuß bewegt, wirkt sich das nachteilig aus. Ich glaube, die Hauptsache ist, daß die Sohle weich ist.«

So fingen sie mit allen möglichen Arten von weichem Material zu experimentieren an. Zuerst mit Schaumgummi. Und – o Glück! – Sadagopan wurde völlig frei von Geschwüren.

»Jetzt haben wir es wirklich geschafft!« sagte Paul Brand, als ein Monat vergangen war.

Aber nach einem weiteren Monat waren die Geschwüre wieder da. Sadagopans Fuß hatte den Schaumgummi durchscheuert. Wenn man jemanden mit solch einem Schuh entließ, lief er bald auf der Erde. Nun versuchten sie es mit Mikrozellular-Gummi, indem sie Hawaii-Sandalen kauften und sie als Einlegesohlen benutzten.

»Die können wir in Indien herstellen«, meinte Paul Brand.

Er fuhr nach Kalkutta, um die Batas, die großen Schuhfabrikanten, zu konsultieren. Der Geschäftsführer erklärte sich bereit, Gummi zu spenden und für Spezialmischungen in jedem Weichheitsgrad zu sorgen. Verschiedene Muster wurden nach Vellore geschickt, wo sie ausprobiert wurden.

Glücklicherweise hatte Vellore Freunde bei der Madras Rubber Company. Der Geschäftsführer, Mr. Eapen, war ein Mitglied des Vellore Council. Die Gesellschaft war gern bereit, die Gummimischung herzustellen, wenn das Team eine Maschine beschaffte, mit der die Sohlen ausgestanzt werden konnten. Das geschah. Später wurde dann eine Kautschukmischmaschine gekauft und der ganze Prozeß in Karigiri durchgeführt. Damit war das Problem der Einlegesohle gelöst.

Nun mußte noch für die richtigen Schuhe gesorgt werden. Dabei halfen im Laufe der Jahre viele findige Köpfe. Einer von ihnen war Dr. Robertson, Onkel Robbie genannt, der als Orthopäde alle Schienen- und Prothesenwerkstätten in Neuseeland betreut hatte. Er kam nach seiner Pensionierung nach Vellore und sagte zu Paul Brand:

»Ich will alles, was Sie mir sagen, unentgeltlich tun. Ich möchte den Rest meines Lebens dazu verwenden, Menschen zu helfen.«

Paul Brand erzählte ihm von dem Schuhproblem, und dieser bedeutende Spezialist, der an ultramoderne Krankenhaus- und Laboratoriums-Einrichtungen gewöhnt war, zog sich in einen kleinen Schuppen in Karigiri zurück, um es zu lösen. Er besuchte die Lederhändler in der Umgebung, fand die Art von Leder, die er brauchte, und fing an, Schuhe zu machen. Er nahm ein Stück halbgegerbtes Leder, weichte es in Wasser ein, bandagierte es an den Fuß des Patienten und ließ es zunächst durch die Körperwärme etwas antrocknen. Dann nahm er es wieder ab und trocknete es in der Sonne. Schließlich füllte er die Vertiefungen noch mit Leder aus und befestigte darunter eine Ledersohle. Der Schuh war gut und löste das Problem für viele Patienten wie Dr. Jagadisan, der immer an Geschwüren gelitten hatte. Aber er war nicht haltbar genug für Arbeiter auf den schlammigen Reisfeldern Südindiens.

Einige Zeit danach bot John Girling seine Dienste an.

»Pappi, Pappi!« rief Mary eines Tages, »Robinson Crusoe ist gekommen.«

Paul Brand sah einen Mann mit einem großen Bart, in Ledershorts und einem zerknitterten Hemd unter einem Baum sitzen, neben sich ein Bündel.

»Und wer sind Sie, mein Freund?« fragte Paul Brand.

Der Fremde erzählte. Er hatte Gordonstoun, die berühmte schottische Schule besucht, in die auch Prince Charles gehen sollte. Unbefriedigt von der Aussicht, in das Geschäft seines Vaters einzutreten, hatte er mit dessen Segen seine Habseligkeiten zusammengepackt und sich auf die Reise um die Welt begeben, um eine Aufgabe zu suchen, die ihn befriedigte. Er hatte sich durch Europa, die Türkei, den Iran und Pakistan nach Indien durchgeschlagen und war schließlich in Nagpur angekommen, wo er zum ersten Male Aussätzige gesehen hatte. Erschüttert hatte er ein Lepra-Krankenhaus aufgesucht, und nun war er hier, ein verwildert aussehender junger Bursche von etwa zwanzig Jahren, der nicht mehr besaß als das, was er auf dem Leibe und in seinem Bündel trug.

»Ich brauche kein Geld«, sagte er zu Paul Brand. »Ich möchte nur Aussätzigen helfen.«

»Was haben Sie gelernt?« fragte Paul Brand, der ihn für etwas verschroben hielt.

»Nichts. Ich habe die Schule nicht bis zu Ende besucht. Aber ich habe ein paar gesunde Hände, und ich glaube, ich bin ziemlich geschickt.«

»In Indien können wir an ungelernte Arbeiter nur Kuli-Löhne bezahlen«, sagte Paul Brand, der ihn am liebsten fortgeschickt hätte. »Ich könnte Ihnen nicht mehr als hundert Rupien im Monat geben.«

»Fein!« erwiderte der junge Mann.

Paul Brand runzelte die Stirn.

»Dann werden wir Sie in der Schuhwerkstatt unterbringen.«

John setzte sich in Karigiri in die Werkstatt und begann Schuhe zu machen. Paul Brand vergaß ihn.

Als er eines Tages wieder einmal nach Karigiri kam, sah er da ein Paar tadellos gearbeitete Schuhe stehen. John hatte sie gemacht. Es dauerte nicht lange, und John Girling übernahm die Leitung der Schuhwerkstatt.

Die Kautschuckmischmaschine produzierte nur eine minderwertige Masse, voller Löcher.

»Was halten Sie davon, wenn ich diesen Gummi zu verbessern suche?« fragte John Paul Brand.

»Das ist ein guter Gedanke. Probieren Sie es!«

Nach ein paar Wochen produzierte die Maschine guten Gummi.

»Wir müssen Ihnen jetzt mehr Lohn geben«, sagte Paul Brand zu John Girling.

Aber der junge Mann erwiderte fröhlich:

»Ich glaube, ich kann gar nicht mehr als hundert Rupien monatlich verbrauchen.«

Er aß indische Kost, wohnte bei der Dienerschaft, trug einen Dhoti und war völlig glücklich. Er half bei der Forschungsarbeit, wo er nur konnte. Als eines Tages ein dänischer Experte von den Vereinten Nationen geschickt wurde, um sich die orthopädische Werkstatt anzusehen, sagte er zu Paul Brand:

»Wenn Sie wollen, daß die Werkstatt ein wirklicher Erfolg wird, dann gibt es nur einen Mann, der sie leiten kann: Girling.«

John fuhr nach Dänemark, um bessere Methoden der Schuhherstellung zu lernen. Später lernte er in London, künstliche Glieder herzustellen. Er heiratete eine junge Dänin und kam 1964 nach Vellore zurück.

John war es, der Paul Brand seine »Schaukel«-Schuhe und -Stiefel entwickeln half. Paul Brand war zu dem Ergebnis gekommen, daß man den starken Druck auf der Fußsohle verhindern konnte, indem man den Fuß wie eine Wippe um eine zentrale Achse schaukeln ließ, anstatt ihn zu biegen. Das erreichte er, indem er zwei kleine parallele Stäbe unter der Schuhsohle befestigte, die entweder aus Holz oder aus sehr starkem Leder sein mußten. Und jetzt wurde endlich Sadagopans Geduld belohnt. Als er einen »Schaukel«-Schuh trug, blieb er Tage, Monate, Jahre frei von Geschwüren.

Aber auch das war noch nicht die ideale Lösung für alle Patienten. Manche verstauchten sich die Füße. Wenn ein Mensch mit normalem Gefühl auf einen losen Stein tritt und umknickt, zwingt ihn der Schmerz, sein Gewicht zu verlagern, und er fällt vielleicht hin; dabei kann er den Fuß wohl verstauchen, aber nur ausnahmsweise brechen. Der Aussätzige aber fällt nicht hin: Er läuft weiter, verlagert sein ganzes Gewicht auf den umgeknickten Fuß, zerreißt vielleicht dabei ein

Gelenkband oder bricht sich gar einen Knochen. Der »Schaukel«-Schuh vergrößert diese Gefahr. Sie war nicht ganz so groß in hohen Stiefeln, wie sie Sadagopan trug. Aber die waren für die meisten zu teuer. So stellte die Lösung eines Problems, wie es bei dem langen Kreuzzug des Teams oft war, ein neues Problem.

Das von seinem Team viel belächelte erste Gebot in Paul Brands Fuß-Philosophie hieß:

»Konzentriert eure Hauptenergie auf den Mann, der sein erstes Geschwür bekommt! Ein schlimm zerstörter Fuß ist vielleicht nicht mehr zu retten. Jemand, der noch nie ein Geschwür gehabt hat, wird nicht glauben, eins zu bekommen. Aber der, der schon einmal eins gehabt hat, kann erzogen werden. Er braucht noch keine teuren Schuhe, sondern eine einfache Sandale, die ihn vor Dornen und Nägeln schützt.«

Solche Patienten gab es sehr viele. Kaum hatte das Team mit dem Feldzug begonnen, gab es in den Dörfern rund um Vellore nur noch halb so viel Aussätzige mit vereiterten Füßen wie vorher. Schuhe waren aber für Leprakranke wichtiger als Operationen. Denn es würden Jahre vergehen, bis Chirurgen in den neuen Operationstechniken ausgebildet waren, und es würden immer nur wenige sein. Wenn man aber eine Schar williger und tüchtiger Lehrlinge wie John Girling ein paar Monate lang ausbildete, konnten schon sehr bald Schuhe in der ganzen Welt eingeführt werden.

Aber trugen die Patienten sie auch? Auch das war ein schwieriges Problem, dem Paul Brand zum Beispiel bei Karuninasan gegenüberstand.

Karuninasan war nicht der erste Leprakranke, den Paul Brands Mutter nach Vellore gebracht hatte. Wenigstens zwei oder dreimal im Jahr kreuzte sie mit einem oder mehr solch armer, hoffnungsloser Menschen auf, die sie bei ihren Sprechstunden in den Bergdörfern oder bei ihren Ritten durch die Kolayans aufgesammelt hatte; manchmal gleich mit einer ganzen Schar, die sie immer irgendwie ins Krankenhaus manövrierte. Wenn Paul nicht da war, setzte sie sich gewaltsam durch. Sie richtete sich zu ihrer Größe von kaum mehr als 1,50 m auf und imponierte trotz ihres formlosen Sackes von einem Kleid und ihres kurzen, strähnigen weißen Haares wie eine Fürstin.

»Kein Platz? Sie wissen wohl nicht, wer ich bin? Dr. Paul Brand ist mein Sohn, verstanden? Und das hier sind seine ganz speziellen Patienten.«

Wenn Paul Brand da war, konnte sie sanft und schmeichelnd sagen:

»Sieh mal, lieber Junge, ich habe diesmal eine ganze Menge mitgebracht.«

»Aber wir haben doch keine Betten, Mutter.«

»Oh, du wirst schon welche finden. Sag nur, es sei für deine alte Mutter!«

Aber nicht nur Ärzte, Schwestern oder Pfleger waren vor ihren überzeugenden Taktiken nicht sicher. Als sie eines Tages einen besonders schweren Fall in ein überfülltes Abteil dritter Klasse eingeschmuggelt hatte, bemühte sich der Schaffner, den unerwünschten Gast mit unmißverständlichen Worten hinauszuschmeißen:

»Raus mit dir, Sohn eines Schweins! Raus, du dreckiger —«

Er brach ab, da er sich plötzlich einer wilden Furie gegenüber sah, die sich von einer Matte auf dem Fußboden erhoben hatte.

»Wagen Sie es nicht, meinen Patienten anzurühren! Ich nehme ihn mit nach Vellore zu meinem Sohn, Dr. Brand. Hören Sie? Dr. Paul Brand!«

Bescheiden zog sich der Schaffner aus dem Abteil zurück.

Paul Brands Mutter hatte den Leprakranken Karuninasan bei einem ihrer Bergritte in einem zerfallenen Schuppen gefunden und es durchgesetzt, ihn die mehreren hundert Meilen nach Vellore zu bringen.

»Sieh dir diesen armen Kerl an, Paul!« sagte sie. »Beide Hände und Füße sind gelähmt, und an beiden Füßen hat er Geschwüre.«

Paul Brand untersuchte ihn und nahm ihn ins Krankenhaus auf, wo er eine Hand nach der anderen und einen Fuß nach dem anderen operierte. Der Patient war über ein Jahr im Krankenhaus. Ein Pfleger, der früher selbst Patient gewesen war, lehrte ihn lesen, und als er die Geschichte von Jesus hörte, bekam er neuen Lebensmut. Er wollte zurück in die Berge und seine neuen Hände und Füße und sein neues Wissen zum Wohl seiner Dorfgenossen gebrauchen.

»Nun paß gut auf deine Hände und Füße auf!« sagte Paul Brand zu ihm. »Laß dir auch von Dr. Robertson ein Paar neue Schuhe geben!«

Onkel Robbie paßte ihm selbst ein Paar schöne neue Schuhe an und entließ ihn dann mit den Worten:

»Du mußt sie aber auch tragen. Wenn du barfuß oder in flachen Schuhen läufst, kommen die Geschwüre wieder.«

Karuninasan kehrte stolz und glücklich zu Großmutter Brand zurück, die ihn mit neuen Kleidern in sein Dorf schickte. Da er dort der einzige war, der lesen konnte, gründete er eine kleine Abendschule. Am Tag arbeitete er auf dem Feld, und sonntags ritt er in Großmutter Brands Dorf und ging dort in die kleine Kirche zum Gottesdienst. Als Paul Brand eines Tages seine Mutter in den Kolaryans besuchte, kletterte er über die steinigen Bergpfade auch in Karuninasans Dorf. Der junge Mann begrüßte ihn freudig, zeigte ihm seine Hände, seine Schule, seine Bücher.

»Aber warum trägst du diese Lappen um die Füße?« fragte Paul Brand.

Er entfernte sie und sah, daß sich wieder häßliche Geschwüre gebildet hatten und die Knochen bloßlagen.

»Karuninasan, wo sind deine Schuhe?«

»Oh, ich habe sie noch!«

Er führte Paul Brand in sein Haus und zeigte ihm ein kleines Regal, auf dem die schönen Schuhe standen, in braunes Papier eingewickelt. Stolz nahm er sie heraus.

»Sehen Sie, ich habe sie sorgfältig aufgehoben. Ich trage sie, wenn ich sonntags zur Kirche gehe.«

18

Die Familien Brand und Webb verbrachten 1954 ihre Ferien gemeinsam in Kotagiri und verstanden sich so gut, daß sie in den nächsten zehn Jahren fast immer zusammen in die Berge fuhren.

Margaret Brand half wie jedes Jahr im Krankenhaus der Kotagiri Medical Fellowship, bis sie selbst als Patientin in die Entbindungsstation gehen mußte. Aber sie hatte nicht lange Ruhe dort. Am dritten Tag nach der Geburt der kleinen Patricia, Christophers viertem Schwesterchen, erkrankte Dr. Lydia Herlufson, die Margaret entbunden hatte, schwer an Malaria. Dr. Pauline Jeffery, die Augenspezialistin, lag mit einer fieberhaften Gelbsucht darnieder. So war guter Rat teuer, als ein Patient mit einer gefährlichen Augenvereiterung und mit unerträglichen Schmerzen ins Krankenhaus kam.

»Was soll ich tun, Mrs. Brand?« fragte eine der Schwestern verzweifelt. »Ich kann ihn nicht wegschicken. Können Sie mir einen Rat geben?«

Margaret stand auf und ging ins Sprechzimmer, um den Patienten zu untersuchen. Da er unbedingt operiert werden mußte, machte sie auch noch den Eingriff. Inzwischen kam eine Pflegerin in das Wöchnerinnenzimmer, um ihr das Essen zu bringen. Sie sah sich suchend im Zimmer um. Margaret war nicht da. Sie schaute in das angrenzende Bad. Es war leer. Das Baby lag friedlich schlafend in seinem Körbchen, aber die Mutter fehlte. Vergeblich suchte die Schwester im ganzen Krankenhaus. Plötzlich kam eine andere Schwester aus dem Operationssaal.

»O ja!« erwiderte sie auf die Frage ihrer Kollegin. »Sie hat gerade jemanden operiert. Brauchen Sie sie?«

Im gleichen Jahr begann Margaret Brand die Augenerkrankungen bei Aussätzigen zu studieren. Dr. Fritschi, der jetzt leitender Arzt des Forschungs-Sanatoriums in Karigiri war, bat sie, dorthin zu kommen, und einige Fälle zu betreuen.

»Karigiri ist der Ort, wo wir mit Forschungen anfangen sollten«, meinte er.

Durch Verhängen der Fenster und Schwarzstreichen der Wände entstand ein Dunkelzimmer. Darin befand sich eine Tabelle für Sehproben. Margaret hatte während der Jahre ihrer Tätigkeit im Schell-Krankenhaus viele allgemeine Kenntnisse und Erfahrungen in der Augenbehandlung erworben, Hunderte von Staroperationen durchgeführt und auch einige Augenoperationen bei Leprakranken vorgenommen.

Aber dies wäre eine kärgliche Ausrüstung für die Pionieraufgabe gewesen, vor die sie sich jetzt gestellt sah, wenn nicht ihr leidenschaftliches Interesse alle Schwierigkeiten überwunden hätte.

Von den zwei Millionen Aussätzigen in Indien waren vierzig Prozent lepromatös (Fälle, bei denen die Leprabazillen auf der Haut, unter der Haut und in den Muskeln Knoten bilden, die sich zu Geschwüren entwickeln und die Gewebe des Körpers zerstören), und von diesen hatten neunzig Prozent früher oder später irgendeine Augenerkrankung und waren in Gefahr, zu erblinden. Schon der Gedanke daran, daß ein Mensch ohne Tastgefühl auch noch die Sehfähigkeit verlor, war entsetzlich. Außer durch das Gehör hatte er dann keinerlei Kontakt mehr mit der Außenwelt. Und das Schicksal traf nicht nur ältere Menschen, die immerhin schon etwas von der Schönheit der Welt gesehen hatten, sondern auch Kinder und Jugendliche.

Margaret entdeckte bald, daß der Aussatz vielerlei Augenschädigungen hervorrief. Wenn zum Beispiel die Nerven, die Öffnen und Schließen des Augenlids vermitteln, befallen waren, trat eine Lidlähmung ein. Im Anfang konnte der Patient die Lider noch schließen, später aber nur noch so weit, daß die Hornhaut bedeckt war, und noch später war überhaupt der Lidschutz nicht mehr möglich. Als Folge davon wurde die Hornhaut trocken, weil bei fehlendem Lidschlag das Tränenwasser nicht mehr gleichmäßig verteilt wurde. Die trockene Hornhaut war aber sehr empfindlich, und es genügte schon, daß der Patient mit dem Ärmel über die Augen fuhr, um sie zu schädigen und Hornhautgeschwüre zu verursachen.

Im Frühstadium der Lidlähmung — so stellte Margaret fest — konnte der Patient durch ständige Übungen eine gewisse Kontrolle über das Lid behalten oder wiedergewinnen. Er konnte nachts Öl einträufeln und sich durch eine dunkle Brille tagsüber vor grellem Licht oder Fremdkörpern schützen. Aber diese Maßnahmen würden nur vorübergehend helfen. Dann wurde ein operativer Eingriff nötig.

Die einfachste Operation bestand darin, die Augenlider randständig so zusammenzunähen, daß in der Mitte nur eine kleine Öffnung blieb, durch die der Patient sehen und die er auch mit einem Rest von Aktionsvermögen schließen konnte. Das half eine Zeitlang. Nach einer gewissen Zeit gab die Lidnaht nach, und die Augen sahen wieder häßlich und ausdruckslos aus. Die Patienten liebten diese Operation nicht. Sie wollten gar zu gern normal aussehen.

Die Operation, die sie vorzogen, war eine Schläfentransplantation, die Margaret von einem Plastik-Chirurgen gelernt hatte und die seitdem häufig in Karigiri angewendet wird.

Ein Teil des Schläfenmuskels, der das Kauen und den Kieferschluß ermöglicht, wird aus einer Ansatzstelle gelöst, mit der ihn umhüllenden Haut herumgeschwenkt und mit einem Stück sehnenartiger Faserhaut, die durch die Augenlider läuft, vernäht. Von diesem Augenblick an übernimmt der Kaumuskel zugleich den Lidschluß. Das bedeutet, daß der Patient manchmal beim Kauen zugleich mit den Augen blinzelt. Aber das ist nur ein kleines Handikap. Die Augen sind jetzt nicht nur vor Verletzungen geschützt, sondern sie sehen auch etwa so aus und funktionieren wie die gesunder Leute. Allerdings erfolgt jetzt der Lidschluß nicht mehr automatisch, sondern nur bei gewollter Kaubewegung.

Die Leprabazillen befielen auch den Augapfel, und zwar meist das vordere Drittel, da der Aussatz ja eine Krankheit der Körperoberfläche ist. Margaret lernte sehr bald die untrüglichen Zeichen dieses Übels erkennen: eine wolkige Entzündung der Hornhaut und, beim Heben des Lides, einen halbmondförmigen, von winzigen Blutgefäßen durchzogenen Fleck an der Hornhautkuppe. Lepra-Knötchen bildeten sich in der Iris, und später zeigte sich in ihrer Mitte eine glänzende weiße Perle, die aussah wie ein winziger Golfball, der abschlagbereit auf der Iris lag.

All das waren ernste Gefahrenzeichen, und obwohl die Zersetzung manchmal sehr langsam vor sich ging, konnte sie durch akute Schübe beschleunigt werden.

Um dieser Gefahr zu begegnen, begannen Margaret Brand und ihre Assistenten die Leprakranken schon bald mit Corticosteronen zu behandeln.

Auch Star war ein häufiger Begleiter der Lepra, der nicht

nur ältere Patienten befiel, sondern auch zehn- und zwanzigjährige. In der ersten Zeit führte Margaret in Karigiri viele Staroperationen bei Aussätzigen durch, mußte aber feststellen, daß das Ergebnis dieser Eingriffe manchmal verheerend war. Es gibt eine Art von Star, der (gewöhnlich bei Patienten des lepromatösen Aussatztyps) auf wiederholte Entzündungen der Iris folgt. Wenn man in solch einem Fall eine Staroperation vorgenommen hatte, konnte es passieren, daß nach drei Monaten ein Rückfall kam. Dann konnte das Auge verloren sein. Margaret war entsetzt, wie oft es vorkam, daß Patienten, die sie an Star operiert hatte und die zuerst ganz normale Heilungserfolge zeigten, nach einem Jahr plötzlich völlig erblindeten.

So überlegte sie mit der Zeit immer mehr, bevor sie einen lepromatösen Aussätzigen an Star operierte; sie tat es nur dann, wenn sie genau wußte, daß mindestens ein Jahr lang keine Iritis vorgelegen hatte.

Sie unterhielt sich einmal mit einem Arzt von Malaya, der sich redlich bemüht hatte, Leprakranken zu helfen.

»Ich habe wenigstens zweitausend Menschen an Star operiert«, sagte er stolz.

»Und was für Resultate haben Sie erzielt?« fragte Margaret.

»Nun — ich habe die Patienten niemals wiedergesehen«, bekannte er.

Margaret stellte im Lauf der Jahre immer wieder fest, wie nötig die Nachbehandlung war. Aber sie merkte auch bald, wie notwendig es war, die Augen jedes Patienten zu untersuchen, ob er über Schmerzen klagte oder nicht.

Um bei einer Versammlung der Welt-Gesundheits-Organisation in Vellore möglichst viele verschiedene Fälle von Augenerkrankungen vorstellen zu können, beschloß Margaret, selbst durch die Hütten in Karigiri zu gehen, da sich nur wenig Patienten gemeldet hatten.

»Sehen Sie sich doch bitte das Auge dieses jungen Mannes an!« sagte ein Pfleger.

»Es ist seit ein paar Tagen etwas gerötet.«

Margaret ging auf den achtzehnjährigen Murugan zu und fragte ihn:

»Tut Ihr Auge weh?«

»Ach, nur ein bißchen. Nicht sehr.«

Auf diese Antwort hin hätte sie ruhig weitergehen können. Aber als sie das linke Augenlid nach oben rollte, entdeckte sie eine gefährliche Entzündung am oberen Teil der Hornhaut, die schnell um sich greifen und zur Erblindung führen konnte. Sie nahm Murugan sofort mit ins Krankenhaus nach Vellore und stellte mit Hilfe des Hornhaut-Mikroskops fest, daß sie sich nicht in ihrer Diagnose geirrt hatte. Durch Behandlung mit Atropintropfen und Injektionen von Hydrocortison unter die Bindehaut – ein neues, sehr wertvolles Mittel im Kampf gegen die Blindheit – besserte sich Murugans Zustand sehr schnell.

»Man kann sich nicht darauf verlassen, daß die Patienten kommen und dem Arzt ihre Beschwerden vortragen«, sagte sie zu den Konferenzteilnehmern, indem sie ihnen Murugan vorstellte. »Man muß zu ihnen hingehen.«

Von der Zeit an ruhte Margaret nicht, bis sie in Karigiri ebenfalls ein Hornhaut-Mikroskop und auch eine Assistenzärztin für die Forschungsarbeit bekam. Drei sehr tüchtige ehemalige Studentinnen vom Medical College in Vellore nahmen nacheinander diesen Posten ein: Dr. Pamela Sinclair, Dr. Vimala Chowler und Dr. Annie Verghese.

Nun konnte die Forschungsarbeit wirklich im großen betrieben werden. Fünfhundert Fälle wurden sorgfältig überwacht und dabei wurde festgestellt, daß einundachtzig Prozent der Patienten, die nach Karigiri kamen, irgendwelche Augenbeschwerden hatten. Durch Routineuntersuchungen konnten manche vor dem Erblinden gerettet werden. Um möglichst viele Patienten zu erfassen, ehe ihr Leiden unheilbar war, wurden ärztliche Helfer in die umliegenden Dörfer geschickt. Sie sollten die Bewohner in ihren Hütten aufsuchen und auf Symptome für Augenerkrankungen achten. Andrerseits forderte man Patienten, die nach erfolgreicher Behandlung aus der Krankenanstalt in Karigiri entlassen wurden, auf, öfter zu Nachuntersuchungen zu kommen.

Es dauerte fast ein Jahrzehnt, bis sich Margaret Brand die Erfahrung angeeignet hatte, die nötig war, um all die verschiedenen Krankheits-Symptome zu erkennen; um zu wissen, wann ein chirurgischer Eingriff nötig war; um das delikate Gleichgewicht zwischen Behandlung und Augenreaktion aufrechtzuerhalten, um ein System von Routineuntersuchungen aufzubauen. Da Vorbeugen selten so dramatisch einhergeht wie Heilen, war ihre Forschungsarbeit zwar nicht so aufsehenerregend wie manche umwälzenden Operationsmethoden ihres Mannes. Aber sie war doch ein sehr bedeutungsvolles Pionierwagnis für Tausende von Aussätzigen, die dank ihrem und dem unermüdlichen Einsatz ihrer Kolleginnen jetzt sagen können:

»Eines aber weiß ich: Ich war blind und bin nun sehend.«

Dieser Sommer 1954, in dem Margaret aus dem Wochenbett aufstand, um eine Augenoperation vorzunehmen, war der letzte, den die Familie Brand in Karigiri verbrachte.

»Wir werden im nächsten Sommer wahrscheinlich zelten«, sagte Paul Brand zu Eric Stanes, dem Besitzer einer großen Teefarm, den er behandelt hatte. »Wir haben diese Ferienhäuser satt.« Er grinste. »Ja, und die vielen Missionare dazu! Familie Webb und wir möchten lieber für uns sein.«

Mr. Stanes lächelte verständnisvoll. Er bot Paul Brand einen großen leeren Bungalow auf seiner Teefarm in den Bergen an, der nicht mehr benutzt wurde, weil er so hoch lag, daß die Teepflanzen dort erfroren. Er wollte dafür keine Miete haben.

Paul Brand fuhr vor den Ferien hin, um sich Korakunda — so hieß der Ort — anzusehen, und kam begeistert zurück. Die Pflanzer hatten die herrliche Gegend »Himmel« genannt. Alle Flüsse im Farmgebiet waren zu Seen gestaut worden, da man dadurch die Temperatur auszugleichen und Frost verhindern zu können hoffte. Es gab weite Wiesen mit dichtem grünem Gras und Dschungel mit Tigern und Panthern. Ein Panther hatte sich so weit ans Haus herangewagt, daß er beinahe einen Hund, der mit seinem Herrn am Fenster saß, herausgezerrt hätte. Der Farmer hatte den Hund dadurch retten können, daß er dem Panther mit einer Zeitschrift auf den Kopf schlug. Ein oder zwei Tage später hatte ein anderer Panther den Hund vor der Küche geschnappt, und diesmal hatte ihn der Koch gerettet, indem er mit einem Tiegel gegen die Wand schlug und das Raubtier durch den Lärm so erschreckte, daß es den Hund fallen ließ.

Diese Episoden dienten dazu, bei den Kindern Vorfreude zu wecken — bei den Frauen wohl weniger! —, aber jedenfalls wurde der »Himmel« das Sommerparadies der beiden Familien.

Als sie 1955 zum ersten Male hinfuhren, schickten sie das ganze Gepäck einschließlich der Betten voraus, quetschten sich in den großen alten Vanguard und fuhren zunächst vierhundert Kilometer nach Ootacamund in den Nilgiris und von da aus über eine unvorstellbare Gebirgsstraße, steinig, voller Haarnadelkurven, dicht an schwindelnden Abgründen entlang noch dreihundertfünfzig Kilometer nach Korakunda.

»Auch ein Vorteil«, meinte Paul Brand. »Wer uns da besuchen will, muß uns entweder sehr gern oder sehr nötig haben. In beiden Fällen ist er willkommen.«

Von Anfang an hatte Paul Brand in John Webb eine verwandte Seele gefunden, einen der wenigen Menschen, dem er sein Innerstes offenbaren konnte. Sie konnten meilenweite Spaziergänge machen und dabei im Spaß und im Ernst diskutieren und philosophieren. Und sie hatten gemeinsame Hobbys. Beide malten gern. John mit Wasserfarben, Paul mit Ölfarben. Gewöhnlich versuchten sie die gleiche Szene festzuhalten, mit wechselnden, aber mäßigen Resultaten, über die sich Großmutter Brand, die ihnen mehrere Male bei ihren Besuchen Unterricht erteilt hatte, sehr abfällig äußerte.

Korakunda war ein Paradies für Tiere und Menschen. Gewöhnlich begleitete ein kleiner Zoo die Familien in ihren Urlaub. Einmal machten sie die weite Reise im Auto mit einem Hund, einem siamesischen Kater und zwei Papageien. Paul Brand hatte gehört, daß siamesische Katzen die besten Rattenvertilger sind, und wollte eine große Anzahl kleiner Katzen für seine Aussätzigen großziehen. Seesaw, wie sie den

Kater nannten, erwies sich als ausgezeichneter Rattenfänger und wurde zweifellos Ahnherr einer viel größeren Nachkommenschaft, als für das Wohl der Patienten nötig war.

19

In einem kleinen Keller-Laden in der Howland Street fand Paul Brand das, was er suchte. Der Eigentümer, ein Töpfer mit Namen Kenneth Clark, freute sich, ihm seinen Wunsch erfüllen zu können.

Mehrere Stunden lang beobachtete der Arzt die geschickten Finger, die Töpferscheibe, das Gesicht des Handwerkers, der ganz in seine Arbeit versunken war. Er stellte Fragen, betrachtete schöne, fehlerlose Schalen und Krüge und auch solche, die, weil unvollkommen, beiseite gestellt waren. Und dann setzte er sich selbst an die Drehscheibe und fertigte mit Hilfe des Töpfermeisters eine leidlich gute Schale an, auf die er ganz stolz war. Er ließ sie brennen und nahm sie mit zu der Herbstveranstaltung der britischen Aussätzigen-Mission, auf der er einen Vortrag zu halten hatte über das Thema: »Das Gefäß, das in den Händen des Töpfers verdorben wird.«

Paul packte seine Schale aus und erzählte von seinem Erlebnis in dem Keller-Laden. »Dreierlei beobachtete ich bei dem Töpfer: die Zubereitung des Tons, das Formen und Brennen und die Pflege und Verwendung des fertigen Gefäßes.«

Dann verglich er diese drei Tätigkeiten mit der Arbeit seines Teams an den Aussätzigen: die Vorbereitung durch die Fürsorger und Physiotherapeuten; das »Formen« von Händen, Nasen, Füßen und Augenbrauen durch die Chirurgen; die Sorgfalt, mit der das fertige »Produkt« behandelt werden mußte, und das Unglück, wenn die wiederhergestellten Hände oder Füße wieder zerstört waren.

Hier nahm Paul Brand die Schale in die Hände und setzte sie so hart auf den Tisch auf, daß sie zerbrach. Davon war er selbst ebenso erschüttert wie seine Zuhörer, und als er dann weitersprach, klang seine Stimme nicht ganz sicher.

»Warum zerbrach diese Schale? Weil ich sie behandelte, als

sei sie aus Metall statt aus zerbrechlichem Ton. Sie hätte mein ganzes Leben lang heil bleiben können. Es war eine schöne Schale, und ich liebte sie. Können Sie verstehen, daß ich traurig bin, weil sie zerbrach? Dann verstehen Sie bitte auch meinen Schmerz, wenn ich sehe, wie ein Paar schöne Hände oder gesunde Füße, die einem Menschen durch sein ganzes Leben hindurch dienen könnten, unnötigerweise verdorben werden.«

Daß seine Zuhörer mit ihm fühlten, konnte Paul Brand ihnen ansehen.

Während dieser Jahre des Forschens und Experimentierens waren nicht die neuerworbenen Kenntnisse und auch nicht die immer besser werdenden Operationsmethoden das Wichtigste und Befriedigendste, sondern das Bewußtsein, verpfuschte Existenzen wieder in Ordnung gebracht zu haben. Wie verzweifelt hatte sich zum Beispiel Robert James gewünscht, wieder Geige spielen zu können! Paul hatte seine verkrallten Finger geöffnet, so daß er wieder den Bogen halten und alle Saiten erreichen konnte. Robert James fuhr dann viele Jahre lang zweimal wöchentlich mit dem Team auf Wanderpraxis und erfreute Ärzte und Patienten mit seiner Musik.

Wie hatte sich Sadagopan nach irgendeiner nützlichen Tätigkeit im Krankenhaus gesehnt, nachdem seine Hände operiert waren! Er wollte gern maschineschreiben lernen, aber die meisten seiner Finger waren nur noch Stümpfe. Paul Brand besorgte ihm eine alte Schreibmaschine, und Sadagopan übte bis tief in die Nacht hinein, bis er besser schreiben konnte als ein gewöhnlicher Stenotypist. Er lernte noch Stenographie dazu, bekam eine gute Stelle und konnte eine Familie gründen und ein befriedigendes Leben führen.

Dann war da noch der Rechtsanwalt aus Kalkutta.

Dieser Mann hatte sich, im Gegensatz zu vielen der ärmeren und weniger gebildeten Aussätzigen, von einem Lepra-Facharzt, den es in jeder großen Stadt gab, behandeln lassen; während der Periode der akuten Ansteckung hatte er seine Praxis geschlossen und sie, nachdem die Krankheit zum Stillstand gekommen war, wieder neu eröffnet. Aber die Verkrüppelungen waren natürlich geblieben und immer offensichtlicher geworden. Seine Kollegen begannen zu flüstern, dann zu munkeln und schließlich offen zu protestieren. Es sei eine Schande für den ganzen Stand, wenn ein Mann mit Klauenhänden einen Klienten verteidige. Sie reichten Beschwerde ein, und bevor sein Fall verhandelt wurde, schrieb er in seiner Verzweiflung an Paul Brand.

»Kommen Sie sofort!« depeschierte ihm dieser.

Er operierte ausnahmsweise beide Hände an einem Tag. Der Erfolg war befriedigend. Der Patient kam noch rechtzeitig zur Verhandlung nach Kalkutta zurück. Die Anklage wurde erhoben. Es sollte ihm wegen seiner Verkrüppelung verboten werden, vor Gericht Klienten zu vertreten. Der Rechtsanwalt stand auf, um sich zu verteidigen. Er hob seine Hände hoch. Sie waren wohlgeformt, die Finger ließen sich normal beugen und strecken.

»Wegen welcher Verkrüppelungen?« fragte er.

Die Anklage wurde fallengelassen, und er konnte seine Praxis weiterführen.

Aber so erfreulich solche Erfolge waren, sie reichten bei weitem nicht aus. Es gab mindestens zehn Millionen Aussätzige in der Welt, von denen viele verkrüppelt waren. Das Problem war von ihm, Paul Brand, nur an der Oberfläche berührt worden: ein paar gute Fortschritte in Vellore und Karigiri, ja, und ein paar Vorversuche in anderen Teilen Indiens. Ein paar Leprosarien in Afrika, die mit den neuen Operations- und Rehabilitationsmethoden arbeiteten; eine kleine Gruppe in England, die das Werk finanziell unterstützte. Aber wenige Lepra-Fachleute hatten von seinen Ideen gehört, noch weniger sie anerkannt, und die Frage der Rehabilitation war auch nicht in die Tagesordnung der Aussätzigen-Weltkonferenzen aufgenommen worden.

Paul Brand beschloß, einem größerem Publikum von der Arbeit seines Teams nicht nur zu erzählen, sondern sie ihm auch zu zeigen. Mit Hilfe des Filmproduzenten Marconi und seiner Frau stellte er einen Kurzfilm her. Die Story trug er schon lange mit sich herum. Sie begann mit Großaufnahmen von Händen, von schönen, makellosen Händen, die sich mit unnachahmlicher Anmut in den Gebärden der indischen Tänzer bewegten. Diese Hände wurden überblendet von den entstellten Klauenhänden eines jungen Mannes, der sich in der »Stätte neuen Lebens« mit einem anderen jungen Mann anfreundete, einem Patienten, der schon bald mit neuen, arbeitsfähigen Händen in sein Dorf zurückkehren durfte. Als der neu hinzugekommene die geistigen und körperlichen Veränderungen an dem geheilten und wiederhergestellten Leprakranken sah, beschloß er, in der Kolonie zu bleiben, um eines Tages auch wieder Zukunftsmöglichkeiten zu haben wie sein scheidender Freund.

Ein Student des Medical College war der begabte indische Tänzer in dem Film. Ein junger Mann mit Namen Raman spielte die Hauptrolle. Sein Freund war Sunderi, einer der jungen Leute in der »Stätte neuen Lebens«, der sich selbst spielte. Alle Schauspieler waren Amateure; die Studenten für die Massen-Szenen und die Dorfbewohner kamen aus der Umgebung von Vellore.

Der Film wurde bei Tage in einer unerträglich heißen Jahreszeit gedreht. Sogar die Szenen im Haus wurden auf kleinen Bühnen im Freien gespielt, um das Sonnenlicht auszunützen. Stunde für Stunde, Tag für Tag, Woche für Woche schwitzten Paul Brand, die Marconis und die Darsteller. Zu allem Unglück war gerade Monsunzeit, und selbst wenn es nicht regnete, zogen ständig Wolken über den Himmel und veränderten das Licht, so daß manche Szenen unzählige Male gedreht werden mußten. Wenn in einem kritischen Moment nicht gerade eine Wolke den Himmel verdunkelte, machte bestimmt ein Darsteller eine falsche Bewegung.

Aber schließlich war der Film doch fertig und wurde einer der wirklichen Erfolge dieser oft enttäuschenden Jahre. Sie nannten ihn »Lifted Hands« – »Erhobene Hände«.

»Wie wäre es, wenn wir einmal eine Operation filmen würden?« fragte Paul Brand eines Tages impulsiv den Filmproduzenten.

Er wollte im Urlaub nach England fahren und hielt es für wertvoll, wenn er den Chirurgen dort eine Sehnentransplantation zeigen konnte.

»Ich habe noch nie eine Operation gefilmt«, erwiderte Carlo Marconi. »Aber gut! Bezahlen Sie die Filme, das andere soll Sie nichts kosten!«

So filmte Marconi eine Handoperation, und Paul Brand nahm den Film Ende 1957 mit nach England.

Noch etwas nahmen die Brands diesmal mit: Marmelade! Während ihres Urlaubs im Jahre 1952 hatte Paul Brand diese Kostbarkeit sehr entbehrt, da in England die Lebensmittel noch rationiert waren.

»Wir nehmen einen ganzen Koffer voll mit«, sagte er zu seiner Frau.

»Einen Koffer voll?«

»Na ja«, sagte er und machte eine unbestimmte Gebärde. »Du packst eine Schicht Kleider und eine Schicht Marmelade, eine Schicht Kleider und eine Schicht Marmelade.«

Margaret und ihre Köchin kochten ungefähr dreißig Pfund Marmelade, füllten drei von den großen Weißblechdosen, in denen die Gipsverbände verpackt zu sein pflegten, und hämmerten die Deckel zu.

Während der Reise wollte Margaret eines Tages etwas aus dem Koffer holen. Paul Brands Rat war buchstäblich befolgt worden: eine Schicht Kleider und eine Schicht Marmelade; eine Schicht Kleider — — Margaret brachte den Rest der Fahrt damit zu, zu waschen und zu plätten. Ängstlich beobachtete sie von da an die Dosen im Kabinenkoffer und war erleichtert, wenn ihre Deckel sich nicht wölbten. Am letzten Morgen packte sie alle Kleider, die sie gleich bei ihrer Ankunft brauchte, in diesen Koffer.

Sie hatten sich für ihren Urlaub in einem großen Haus in Kew angemeldet, das der britischen Aussätzigen-Mission gehörte. Die Kinder entdeckten gleich den Garten und den Teich mit dem Vogelbad in der Mitte. Das Vogelbad sah sehr fest gebaut aus; als aber Christopher den Teich zu überqueren suchte, indem er daraufsprang, brach es zusammen, so daß er in das schmutzige, eiskalte Wasser plumpste. Schlammtriefend kam er ins Haus und bat um saubere Sachen. Margaret beschrieb ihm, wo er sie finden konnte. Aber als er den Koffer öffnete, war da eine Schicht Kleider und eine Schicht Marmelade; eine Schicht Kleider und — — Fröhlicher Anfang für einen Urlaub mit sechs Kindern—denn kurz vor der großen Reise war noch eine kleine »Pauline« angekommen — und ohne ein einziges sauberes Kleidungsstück! Außerdem: Das erste, was Margaret in den Lebensmittelgeschäften sah, war — Marmelade über Marmelade!

Während des größten Teils seines Urlaubs hatte Paul Brand Vorträge zu halten, eine Aufgabe, an die er mit dem Eifer eines Evangelisten heranging, dem Gelegenheit gegeben wird, die Frohe Botschaft zu verkünden. Denn er wußte, daß es nicht eher ein neues Leben für die Lepraopfer in der ganzen Welt geben würde, als bis die Öffentlichkeit zu einer vernünftigen Einstellung zu dieser Krankheit erzogen war.

Er führte seinen Film »Freie Sehnenverpflanzung« bei der Jahresversammlung der British Orthopedic Association vor und war erstaunt über den ungeheuren Beifall, den er erhielt. Nach der Versammlung kam ein Vertreter der CIBA-Werke auf Paul Brand zu und fragte ihn, ob er seiner Organisation eine Kopie des Films schicken und das Verkaufsrecht dafür geben könne.

»Aber wir—wir haben den Film doch nur für private Zwekke gedreht«, sagte Paul Brand zögernd. »Dies hier ist das Original.«

Doch der Vertreter ließ nicht locker. CIBA kaufte den Film, brachte eine Tonspur darauf an und stellte siebenundfünfzig Kopien in vier Sprachen her.

Der Film gewann in jenem Jahr den zweiten Preis beim Wettbewerb der britischen Ärzte-Vereinigung, den ersten Preis beim deutschen Film-Festival-Wettbewerb. Er bekam den »million-lira«-Preis für technische Filme beim Mailand-Film-Festival in Italien. Er schien in der Tat einer der erfolgreichsten Filme zu sein, die CIBA jemals finanziert hatte. Für Carlo Marconi bedeutete das einen photographischen, künstlerischen Erfolg und für Paul einen ersten größeren Schritt zu seinem Ziel. Da der Film in einer Zeit, als die Lepra zum ersten Male nicht nur als medizinisches, sondern auch als soziales Problem in Erscheinung trat, Hand-Chirurgie und Aussatz miteinander verband, half er Paul Brand beachtlich bei der erzieherischen Aufgabe, die von nun an sein Hauptanliegen war.

Einen Appell um Unterstützung für Vellore richtete Paul Brand bei dem 6. Wohltätigkeitskonzert in der Royal-Albert-Hall an eine breite Öffentlichkeit. Bei dieser Veranstaltung trat auch die weltberühmte Pianistin Eileen Joyce mit dem Londoner Philharmonischen Orchester auf, die später im Interesse der Aussätzigen-Arbeit von Vellore eine Tournee durch Indien machte und im Medical College für Dr. Ida Scudder und den Ärztestab spielte. Vor Paul Brand hatten sich noch viele andere für die Sache von Vellore eingesetzt, unter ihnen die Countess Mountbatton, und die Veranstalter erlebten einige angstvolle Augenblicke, weil seine Ansprache nicht länger als sechs Minuten dauern durfte und Paul Brand sein Manuskript nach den ersten beiden Minuten beiseite legte. Aber er schloß auf die Sekunde genau. Einer der Hauptförderer dieser jährlichen Konzerte zur Unterstützung der Arbeit in Vellore war A. G. Jefcoate, der ein guter Freund Paul Brands wurde.

Neben diesen frohen, festlichen Stunden gab es auch manches Schmerzliche in diesem Urlaub. Christopher und Jean mußten in England bleiben, um dort die Schule zu besuchen. Sie würden fast erwachsen sein, wenn sie ihre Eltern wiedersahen.

Am meisten machte sich Paul Brand Sorge, wie Christopher auf seine Freiheitsbeschränkung in der englischen Schule reagieren würde.

Aber erstaunlicherweise war es Jean, die sich langsamer eingewöhnte. Schon der Abschied schien ihr sehr viel schwerer zu fallen als ihrem Bruder. Während Margaret mit dem vierzehnjährigen Christopher zu seinem Internat in Ramsgate reiste, fuhr Paul Brand mit der zwei Jahre jüngeren Jean und ihren vier kleinen Schwestern zum Bahnhof in Euston, von wo Jean den Zug nach Clarendon, einem Mädchen-Internat in Nordwales, nehmen sollte. Obwohl sie die jüngeren Geschwister vor ihrer Rückreise nach Indien noch einmal wiedersehen würde, konnte sie sich kaum von ihnen trennen. Sie klammerte sich an die kleine Pauline, als wolle sie sie nicht mehr loslassen. Wie einsam und verlassen sie sich fühlte, wurde ihren Eltern erst Jahre später klar.

In Indien mußte Paul Brand schon bald nach seiner Ankunft den Marconis einen geschäftlichen Besuch abstatten. Er nahm die Familie nach Bombay mit. Im Garten vor dem Haus sahen sie die Leopardin Gigi wieder, die Carlo Marconi während der Filmaufnahmen in Vellore zum Entzücken der Brand-Kinder mitgehabt hatte. Sie war mit einer Kette an einen Holzpfosten gebunden und sonnte sich in der Nähe der Haustreppe. Margaret, die Pauline auf dem Arm hatte, wagte sich nicht an sie heran. Gigi war jetzt neun Monate alt und sehr groß geworden. Auch Mary und Estelle blieben zögernd stehen. Paul Brand stieg die Stufen hinauf, klingelte und ging dann zurück, um Gigis Kopf zu streicheln. Das Tier schien so zahm zu sein wie früher. Paul Brand hatte nicht bemerkt, daß Patricia dieses stumme Spiel aus der Entfernung beobachtet hatte und, ehe Margaret sie zurückrufen konnte, dicht hinter ihn getreten war. Plötzlich sah er, daß sich das Tier, die Augen halb geschlossen, gespannt aufrichtete — und schon sprang es auf Patricia, warf sie zur Erde und legte sich knurrend auf sie, die Zähne in des Kindes Kehle gegraben.

Paul Brand packte die Kette und versuchte das Tier fortzuziehen. Da kam Carlo Marconi die Treppe heruntergerast und schrie:

»Um Himmels willen, ziehen Sie nicht an der Kette!«

Mit zwei Sätzen war er bei dem Tier und gab ihm einen harten Schlag auf die Schnauze. Aber auch jetzt ließ es das Kind noch nicht los. Da drückte Marconi der Leopardin die Backen so heftig zwischen die Zähne, daß ihre Kiefer sich öffneten und Paul das Kind unter ihr wegziehen konnte.

Entsetzt lief Margaret herbei, als sie Blut von Patricias Hals tropfen sah. Sie wollte das Kind tröstend in die Arme nehmen, aber ihr Mann wehrte ab. Ruhig wischte er das Blut ab und nahm Patricia bei der Hand.

»Komm, wir gehen ins Haus und machen dich sauber«, sagte er.

»Gigi hat ein bißchen zu wild mit dir gespielt, nicht wahr?«

Patricia hörte sofort auf zu weinen. Da ihr Vater gar nichts weiter aus der Sache machte, glaubte sie, so etwas könne jedem einmal passieren und man brauche darüber nicht zu erschrecken.

Die Brands waren am 29. Oktober wieder in Vellore angekommen, früher, als sie es vorgesehen hatten; denn Paul Brand war zu seiner großen Freude zum siebten Internationalen Leprologen-Kongreß eingeladen worden, der im November in Tokio stattfand. Daß man ihn dorthin einlud, mußte doch ein Zeichen dafür sein, daß zumindest die Fachleute die Bedeutung der Chirurgie für die Rehabilitation Aussätziger zu sehen begannen. Obwohl nicht viel mehr als eine Woche zwischen seiner Ankunft in Vellore und seiner Abreise nach Japan lag, nahm Paul Brand seine Arbeit wieder in vollem Umfang auf. Er hielt gerade eine Vorlesung über Orthopädie, als ein Luftpostbrief aus England eintraf, in dem ihm Jeans Schularzt mitteilte, daß sie gestürzt sei und den Arm gebrochen habe. Paul las aufmerksam den Bericht über die Fraktur und stellte erleichtert fest, daß ein orthopädischer Fachmann, Mr. Drennan, eine offene Wiedereinrichtung des Bruches vorgenommen hatte. Da er Paul Brand war, benutzte er den Zwischenfall gleich als Thema für eine Vorlesung.

»Wie würden Sie solch einen Bruch oberhalb eines Gelenks behandeln?« fragte er. »Würden Sie den Ellbogen gestreckt halten?«

»O nein!« Die Studenten waren ganz sicher, da er sie erst kürzlich in der Behandlung von Brüchen gedrillt hatte.

»Warum nicht?«

»Weil der Ellbogen dann steif werden könnte«, war die Antwort.

»Gibt es bei diesem Bruch noch irgendeine andere Gefahr?«

»Ja!« erwiderte ein anderer Student. »Es kann eine ischämische Kontraktur nach Volkmann eintreten, wenn der Verband zu fest angelegt und die Blutversorgung des Armes dadurch gehemmt ist. Das würde eine Muskelschrumpfung hervorrufen, der Arm würde schließlich verkümmern, die Finger würden steif und verkrampft, Arm und Hand völlig gelähmt.«

Paul Brand erschrak, als er seine eigene Darstellung der möglichen Folgen einer Fraktur hörte. Wie gut, daß Dr. Drennan zur Stelle gewesen war! Jeans Bruch, wie ihn der Schularzt beschrieb, war ein kniffliges orthopädisches Problem. Da sowohl das Handgelenk als auch der Ellbogen gebrochen war, konnte das Handgelenk nicht durch Zug gegen den Ellbogen eingerichtet werden. So hatte der Chirurg das Bestmögliche getan und den Arm in eine Thomas-Extensionsschiene gelegt. Trotzdem war Paul noch besorgt, zumal Dr. Edmund und seine Frau, ein befreundetes Arztehepaar, das Elternstelle an Jean vertrat, gerade nach Kanada gefahren war. Er mußte nach Japan abreisen, ohne noch etwas Neues gehört zu haben. Als er in Tokio ankam, wurde er sofort in die Aufgaben des Internationalen Kongresses verwickelt. Die meisten bedeutenden Leprologen der Welt waren anwesend. Paul Brand hatte vorgeschlagen, einen Ausschuß für Chirurgie und Rehabilitation zu bilden, aber das Gesuch war abgelehnt worden. Man sagte ihm, er könne an einem Arbeitskreis über Therapie teilnehmen und in einem Rundgespräch über Sozialarbeit sprechen. Leiter des Komitees für soziale Fragen war der Inder Sri Jagadisan, der Paul Brands Theorien unterstützte und selbst ein beredter Beweis dafür war, was Chirurgie und Rehabilitation bei Aussätzigen bewirken konnten. Paul Brands Vortrag über die Verhinderung der Verkrüppelung wurde beifällig aufgenommen.

»Von Lepra geheilt zu sein, aber mit verkrüppelten Händen und Füßen dazustehen, mag ein Sieg über den Bazillus sein, aber es ist eine Niederlage für den Menschen«, sagte Paul Brand zu den zweihundert Delegierten aus dreiundvierzig Ländern.

»Diese Verkrüppelung zu verhindern ist unsere wichtigste Aufgabe.«

In welcher Form das geschehen konnte, zeigte er, indem er den Film »Erhobene Hände« vorführte, der tiefen Eindruck machte.

Aber es gab auch manches Entmutigende. Die Welt-Gesundheits-Organisation hatte nach dem Kongreß noch eine Ausschußsitzung, um über Forschungsaufgaben zu diskutieren.

Man stellte grundsätzlich fest, daß Verkrüppelungen verhindert und chirurgisch verbessert werden könnten und verfaßte gute Resolutionen. Nur ein einflußreicher Mann machte Einwände. Er gab zwar zu, daß ihm Paul Brands Beitrag zu diesem Problem gefallen habe, behauptete aber, es sei noch nicht bewiesen, daß das alles stimme. Einige Verkrüppelungen könnten ja wohl korrigiert werden, aber er müsse das erst alles selbst sehen und prüfen.

Einige Zeit später ging derselbe Mann, der ärztliche Leiter der Leonard Wood Memorial Leprosy Foundation, nach den Riu-Kiu-Inseln, verschaffte sich selbst einen Überblick über Verkrüppelungen und schrieb seine Erfahrungen nieder. Er war erstaunt, wie viele Entstellungen er bei Leprakranken fand, und bestand darauf, daß dieses Gebiet weiter erforscht wurde. Er bot die Unterstützung seiner Gesellschaft dazu an, bat um entsprechende Geldmittel bei der Welt-Gesundheits-Organisation und der International Society for Rehabilitation of the Disabled und sorgte dafür, daß dies in Vellore geschah. So erwies sich der zeitweilige Rückschlag später als ein Schritt nach vorn. Dr. James Doull wurde ein guter Freund und enger Verbündeter von Paul Brand, der es immer bewunderte, wie charmant dieser auf wissenschaftlichem Gebiet strenge und unbeugsame Mann im persönlichen Umgang sein konnte.

Während seines vierwöchigen Aufenthaltes im Fernen Osten konnte Paul Brand selbst allerlei Forschungsarbeit leisten. Er besuchte die »Hay Ling Chou« – »Insel glücklicher Heilung« der britischen Aussätzigen-Mission in Hongkong, wo er die Röntgenaufnahmen studierte, die dort von den Händen jedes einzelnen Patienten angefertigt wurden. Auf Grund dieser Studien sowie der Knochen-Studien, die viele Jahre lang von Dr. Gass, Dr. Paterson und anderen Ärzten in Vellore gemacht worden waren, konnte das Team feststellen, daß nur bei einem Prozent der an Knochenschädigungen leidenden Aussätzigen diese Schädigungen durch Leprabazillen verursacht worden waren.

In Hongkong traf Paul Brand auch Dr. Howard Rusk, den bekannten amerikanischen Pionier auf dem Gebiet der Rehabilitation von Gelähmten. Er erzählte Dr. Rusk von Mary Verghese, und sie sprachen über die Möglichkeit, ein Rehabilitationszentrum in Vellore zu gründen. Diese Unterredung sollte nicht nur für Mary, sondern für Tausende von gelähmten Indern bedeutungsvoll werden.

Nach Wochen der Ungewißheit erreichte Paul Brand in Hongkong auch ein Brief aus England von Dr. Howard Somervell, den Margaret gebeten hatte, nach Nord-Wales zu fahren, Jean zu besuchen und ihrem Mann seine Beobachtungen mitzuteilen.

Paul Brand war entsetzt, als er den Brief las. Dr. Drennan hatte nach der Operation bei Jean noch die Fäden entfernt und drei oder vier Tage später den Ellbogen unter Narkose gebeugt. Zweifellos hätte er wieder nach ihr gesehen, aber er war krank geworden und gestorben. Jean hatte zwar selbst bemerkt, daß eine Stelle an ihrem Arm gefühllos geworden war und sie ihre Finger nicht strecken konnte. Aber der Arzt in dem kleinen Krankenhaus war schon zufrieden gewesen, daß die Finger sich überhaupt bewegen ließen, und hatte gar nicht daran gedacht, daß ein Nerv geschädigt sein könnte. Jetzt — so berichtete Howard Somervell — war der Arm fast gelähmt. Er schrieb nicht direkt von der Gefahr einer Muskelschrumpfung, aber Paul Brand las es zwischen den Zeilen. Der Gedanke, daß seine flinke kleine Jean einen verkümmerten, unbrauchbaren Arm mit steifen, verkrampften Fingern haben sollte, während er, der orthopädische Chirurg, sich um die Hände anderer Menschen in der ganzen Welt kümmerte, war ihm fast unerträglich. Unerträglich auch der Gedanke, daß das wahrscheinlich nicht geschehen wäre, wenn er bei ihr gewesen wäre. Er wußte, wie verlassen sie sich gefühlt hatte, als er von ihr wegging. Was mußte sie jetzt erst empfinden!

Aber das Schlimmste trat nicht ein. Die Untersuchung ergab, daß der Nerv noch ausreichend gesund war, um mit der Lähmung fertigzuwerden. Nach wochenlanger Anwendung von Physiotherapie kamen Bewegung und Gefühl allmählich wieder. Aber es blieben Narben da, wo der Knochen die Haut durchgespießt hatte, und eine lange, häßliche Narbe von der chirurgischen Untersuchung des Armes.

Auch die inneren Wunden brauchten lange Zeit, bis sie verheilten; und niemand half Jean dabei. Im Gegenteil!

»Ich würde an deiner Stelle diese scheußlichen Narben verstecken«, sagten ein paar Mitschülerinnen herzlos, wie Kinder sein können. Daraufhin trug die arme Jean die ganzen heißen Wochen hindurch langärmelige Blusen und Pullover.

20

Während seiner dritten fünfjährigen Vertragsperiode als Missionsarzt wurden Paul Brands Theorien und Operationsmethoden langsam in aller Welt bekannt. Im Jahre 1959 kamen die ersten »Lehrlinge« nach Vellore und Karigiri, zuerst Leprologen aus anderen Lepra-Zentren Indiens und ein Arzt aus England, der sich für die Aussätzigen-Arbeit in Korea vorbereiten wollte, in den folgenden Jahren Mediziner aus vielen anderen Ländern.

Von den fünftausend Hand- und Fußoperationen an Aussätzigen in Vellore und Karigiri hatte Paul Brand etwa die Hälfte selbst durchgeführt, und er war gern dazu bereit, die Kollegen auszubilden, vorausgesetzt, daß sie damit einverstanden waren, unter einem Baum oder in einem Zelt zu schlafen. Denn man wußte nicht, wo man sie unterbringen sollte.

Das neue Gästehaus, das aus Mitteln der britischen und amerikanischen Lepra-Mission in Karigiri erbaut wurde, war in den folgenden Jahren ständig besetzt. Unter den Lernenden waren Chirurgen und Physiotherapeuten aus Venezuela, Argentinien, Brasilien, Spanien, von den Kanarischen Inseln, aus der Türkei, Ägypten, Frankreich, aus dem äquatorialen Afrika, aus Ghana, Nigeria, Kamerun, von den Philippinen, aus Thailand, Burma, Ceylon, Singapur, Hongkong, Japan, Korea, Formosa, Borneo, Neuguinea, aus der Schweiz, aus Belgien und natürlich viele aus Indien und Nepal.

Einige ausländische Besucher kamen nicht nur, um zu lernen, sondern auch, um mit ihren eigenen Kenntnissen zu helfen. Zu ihnen gehörte Dr. Hugh Johnson, ein amerikanischer

Plastik-Chirurg, der durch das Fulbright-Programm für sechs Monate nach Vellore kam. Er gab nicht nur Unterricht und arbeitete hauptamtlich als Chirurg im Krankenhaus, sondern er fuhr auch noch einmal in der Woche mit dem Motorrad nach Karigiri, um Aussätzige zu operieren. Immer zufrieden und gut gelaunt, paßte er sich ohne weiteres den indischen Verhältnissen an und vertauschte seinen mit Klima-Anlage versehenen Operationssaal in Amerika mit einem Operationsraum, der trotz einer Außentemperatur von 55 Grad Celsius nach draußen offen und nur durch dichtwachsende Windenranken vor der Sonne geschützt war. Er zog leichte, weite Pumphosen und ärmellose Hemden an, die typische indische Buschkleidung, und verrichtete Wunder an Nasen, Augenlidern, Ohren, Lippen, Wangen und Gaumen. Von Mary Verghese, Ernest Fritschi und Paul Brand lernte er die Operationsmethoden an Leprakranken. Seine Aufzeichnungen über die Brand-Operationen betitelte er: »Das Evangelium der Hand-Chirurgie nach St. Paulus«.

Zu Hugh Johnsons Patienten gehörte auch Mary Verghese selbst, die von ihrem Unfall eine der schlimmsten Gesichtsnarben zurückbehalten hatte, die der amerikanische Chirurg jemals gesehen hatte. Es war ihm eine große Freude, der tapferen jungen Ärztin, die er aufrichtig bewunderte, damit einen Dienst erweisen zu können, daß er ihr Gesicht wiederherstellte.

Mary Verghese war gerade aus Australien zurückgekehrt, wo sie ein Jahr lang zu ihrer eigenen Rehabilitation einen Kursus für Gelähmte besucht hatte, und brannte darauf, ihren Leidensgenossen in Indien zu helfen; nicht nur den durch Aussatz gelähmten, sondern auch der großen Zahl von Polio- und Unfallopfern, von denen viele querschnittgelähmt waren wie sie und für die fast noch nichts getan worden war. Als sie von Dr. Rusk und seinem Institut für physikalische Medizin und Rehabilitation hörte, wo Studenten aus aller Welt ausgebildet wurden, kam ihr ein kühner Gedanke.

Schüchtern unterbreitete sie ihn Paul Brand.

»Dr. Rusk?« fragte er interessiert. »Den habe ich ja in Hongkong getroffen. Ich habe ihm von Ihnen erzählt, Mary.

Wenn Sie in seinem Institut lernen möchten, schreiben Sie doch ruhig!«

Sie hielt den Atem an.

»Sie – Sie denken wirklich, ich könnte –«

Paul Brand lächelte.

»Mary«, sagte er, »ich weiß, wenn Sie glauben, daß Gott das von Ihnen erwartet, kann nichts auf dieser Welt Sie daran hindern, es zu tun.«

Mary Verghese bat um ein Stipendium und bekam es. Durch ihre Tatkraft angespornt, beschlossen Dr. Carman, der jetzige College-Leiter, Paul Brand und Dr. Chandy, der Leiter der Nervenklinik, eine Rehabilitations-Abteilung zu gründen, die Mary Verghese übernehmen sollte, wenn sie aus New York zurückkam.

Das Team veranstaltete im Dezember 1959 eine Abschiedsfeier für sie und wünschte ihr glückliche Reise im Rollstuhl um die halbe Welt. »Dies mag ein Lebewohl für Mary Verghese sein«, sagte Paul Brand in seiner kleinen Ansprache. »Ich möchte es aber lieber ein Willkommen für das erste Rehabilitations-Zentrum in Indien nennen. Wer weiß, wie viele Hunderte von gelähmten Menschen eines Tages fähig sein werden, wieder auf gesunden, kräftigen Beinen zu stehen und wieder zu laufen, weil Dr. Mary zwar die Fähigkeit zu gehen verloren hat, nicht aber ihren Mut und ihre Liebe zur Sache!«

Zu dieser Zeit gab es noch andere Personalveränderungen in Paul Brands Team. Da Dr. Gass in Urlaub fuhr und Ernest Fritschi Vellore verließ, um in Madras seinen orthopädischen Facharzt zu machen und dann nach England zu gehen, bat man Dr. Kamalam Job, einen von Paul Brands ersten Schülern, der Pathologe geworden war, die Leitung in Karigiri zu übernehmen. Er war ein äußerst tüchtiger Arzt, aber so bescheiden, daß er sich einem solchen Posten nicht gewachsen fühlte. Erst nachdem Paul Brand den Mitarbeiterstab zusammengerufen hatte und alle ihn ihres Vertrauens und ihrer Mitarbeit versichert hatten, willigte er ein.

Dr. Sakuntala Karat, die auch bei Paul Brand studiert hatte, trat als Chirurgin und Dozentin an Ernest Fritschis Stelle. Dr. Selvapandia, eine andere tüchtige junge Chirurgin, wurde Paul

Brands rechte Hand in den Abteilungen für Hand-Chirurgie und Orthopädie. Susie Koshi, die Frau eines Arztes vom Team, übernahm Chandra Manuels Aufgabe als Leiterin der »Stätte neuen Lebens«.

Es war Mai, der heißeste Monat in Südindien, als eine Nachricht im Krankenhaus eintraf, die ganz Vellore erschütterte: »Dr. Ida ist heimgegangen.«

Die meisten älteren Ärzte waren auf Urlaub in den Bergen. Aber die Arbeit im Krankenhaus lief auf vollen Touren. Innerhalb weniger Minuten wußten es alle Ärzte, Schwestern und Patienten. Kleine Gruppen sammelten sich und standen schweigend beieinander. Sie empfanden, was Geschwister empfinden, wenn eine Mutter fortgegangen ist. Dr. Ida war das Bindeglied, das Ärzte, Patienten und Studenten miteinander verband. Der Chirurg, der mitten in der Operation einhielt, fühlte das gleiche wie das Mädchen, das gerade den Sterilisierungsapparat putzte.

Wenige Augenblicke später wußte es auch die ganze Stadt. Frauen, denen sie das Leben rettete, Männer, die sie zur Welt gebracht hatte, sie alle wurden still, als sie die Nachricht hörten.

Die ganze Nacht hindurch fuhr ein Auto von Hill Top durch die Dunkelheit, um Dr. Idas Leiche nach Vellore zu bringen. Die ganze Nacht hindurch schmückten im Krankenhaus liebende Hände einen offenen Wagen, auf dem sie zur letzten Ruhe gefahren werden sollte, mit Bändern und frischen Blumen. Keine Kirche oder öffentliche Halle in der Stadt hätte die Menge der Trauernden fassen können. So wurden zwei Trauerfeiern gehalten, eine im Hof des Krankenhauses, eine in der zur Kirche von Südindien gehörenden Central Church. Von Blumen überschüttet, mit unbedecktem Gesicht, wie es in Indien Sitte ist, trat Dr. Ida ihre letzte Reise an.

Der zwei Meilen lange Weg zur Kirche und dem Friedhof war von Hunderten von Menschen gesäumt. Schwestern und Studenten gingen voran, Ärzte, Pfleger und alle anderen entbehrlichen Krankenhausangestellten folgten. Dann kamen Menschenmassen, wie man sie nur in Indien kennt: die führenden Bürger von Vellore, Geschäftsleute, Handwerker, Schausteller, Kulis, Straßenkehrer und Bettler — und nicht nur von Vellore, sondern aus allen naheliegenden Städten und Dörfern. Tränen flossen, Hände, Tausende von Händen wurden, Handfläche an Handfläche gelegt, grüßend erhoben oder streckten sich aus, um den Wagen zu berühren, wie sie sechzig Jahre lang versucht hatten, den Saum ihres Kleides zu fassen. Auf dem kleinen Friedhof drängten sie sich durchs Tor, kletterten über die Mauern und auf die Bäume und standen so dicht, daß über einen Lautsprecher Raum geschafft werden mußte für die Bestattungszeremonie.

Während Paul Brand den Ansprachen lauschte, den Worten der Heiligen Schrift, die meist nicht von Predigern, sondern von Ärzten gesprochen wurden, verwandelte sich seine Traurigkeit in Freude. Dies war eine Stunde des Sieges und des Dankens und nicht der Trauer! »Welch ein Leben der Liebe!« dachte er in tiefer Ehrfurcht.

Und der Segen, der davon ausging, würde niemals enden! Während Ärzte und Schwestern zurückkehrten zu ihren Aufgaben in Operationsräumen, Krankensälen, Laboratorien, Kliniken und Wanderkliniken, konnte man spüren, wie ihr Geist alle belebte. Im Leben hatte sie nur ein Paar geschickte Hände, ein Paar flinke, unermüdliche Füße, nur ein liebendes Herz gehabt. Jetzt hatte sie Tausende.

21

In den folgenden Monaten war Paul Brand so viel auf Reisen, daß seine Kinder ihn fast nicht mehr zur Familie rechneten.

»Habt ihr denn Besuch?« wurde eins von ihnen einmal gefragt.

»Nein«, erwiderte es und verbesserte sich dann: »Doch, wir haben welchen. Pappi ist da.«

Für August war Paul Brand von der Welt-Gesundheits-Organisation eingeladen worden, nach Genf zu fahren, um dort drei Wochen als fachmännischer Berater für Aussatz, Wiederherstellungs-Chirurgie und Rehabilitation tätig zu sein. Margaret nahm ihren Urlaub und fuhr im Juli mit, froh, auf diese Weise Christopher und Jean wiederzusehen, die sie vorher in England besuchen wollten.

Irgendwie kam ihr gar nicht der Gedanke, wie sehr sich die beiden verändert haben könnten. Als sie mit ihrem Mann im Victoria Station ankam, schaute sie nach einem Jungen und einem Mädchen aus, die so groß waren, wie sie sie vor zwei Jahren verlassen hatte. Plötzlich hörte sie eine tiefe Stimme neben sich: »Verzeihung, haben wir uns nicht schon einmal gesehen?«

Sprachlos starrte sie den stattlichen jungen Mann an, der sie da eben angesprochen hatte. Und Paul Brands Reaktion war, seine Aktenmappe auf den Bahnsteig zu legen und sich daraufzustellen, um wie früher zu seinem Sohn herabsprechen zu können.

Die Veränderungen bei Jean waren nicht so offensichtlich, aber vielleicht noch größer. Der Arm, den sie gebrochen hatte, funktionierte wieder völlig normal, und Jean war auch überglücklich, ihre Eltern wiederzusehen. Aber sie hatte unter Schmerzen gelernt, ohne sie fertigzuwerden, und nun konnte sie nicht so schnell aus der Zurückhaltung heraus, hinter der sie ihre Verlassenheit und Unsicherheit verborgen hatte. Margaret spürte das Widerstreben, als sie die noch kindliche Gestalt in ihre Arme zog, und ihr Herz blutete. In den zwei Jahren, in denen ihr Kind sie am meisten gebraucht hätte, war sie eine halbe Welt von ihm getrennt gewesen. Würde sie diesen Verlust je wiedergutmachen können?

Sie kauften in England ein Auto und fuhren mit den Kindern in die Schweiz. Dort verlebten sie eine schöne Urlaubswoche, ehe Paul Brand in Genf an seine Arbeit gehen mußte.

In den letzten Augusttagen fuhr er dann in die Vereinigten Staaten, um den achten Weltkongreß der Internationalen Gesellschaft für das Wohl der Körperbehinderten in New York zu besuchen.

»Sie müssen unbedingt zu diesem Kongreß kommen«, hatte ihm Mary Verghese geschrieben. »Ich darf Ihnen nicht verraten warum, aber es ist sehr wichtig.«

Paul Brand hatte ohnehin vor zu fahren, da er einen Vortrag halten sollte. Eine der ersten, die er sah, als er im Waldorf Astoria Hotel, dem Treffpunkt des Kongresses, ankam, war Mary Verghese, die gelassen in ihrem Rollstuhl saß.

»Mary!« rief er hocherfreut. »Wie sind Sie denn hierhergekommen? Wer hat Sie hergebracht?«

»Niemand!« erwiderte sie ruhig. »Ich bin allein gekommen. Die Leute im Krankenhaus hatten alle zu tun. Da habe ich mir eine Taxe genommen.«

Paul Brand sah sie erst ungläubig an, dann lachte er.

»Sie sind ein Wunder, Mary! Gleich werden Sie mir erzählen, daß Sie einen Ausflug auf die Spitze des Empire State Building machen wollen.«

»Den habe ich schon gemacht«, antwortete sie.

Welch ein Mut! dachte Paul Brand. Und was konnte man mit solchem Mut erreichen, wenn er mit einem tiefen Glauben und mit opferfreudiger Liebe zu anderen Menschen verbunden war!

»Sie wissen nun wahrscheinlich schon, warum ich Ihnen schrieb, Sie müßten kommen«, sagte Mary, und ihre dunklen Augen leuchteten. Paul Brand wußte es. Er sollte den Albert-Lasker-Preis entgegennehmen, eine der höchsten Auszeichnungen für Ärzte, die bei diesem Weltkongreß an drei Teilnehmer verliehen werden sollte. Persönliche Ehrungen waren ihm verhaßt, aber um des ungeheuren Auftriebs willen, den die Lepra-Arbeit dadurch erfahren würde, ließ er sie über sich ergehen. Denn zum ersten Male in der Geschichte des Kongresses wurde die Lepra-Arbeit als eine der Hauptaufgaben der Rehabilitation anerkannt.

»Wir sprechen heute von Rehabilitation für den Frieden«, sagte Dr. Howard Rusk, der Vorsitzende des Weltkongresses, als er die viertausend Rehabilitationsarbeiter aus siebzig Nationen begrüßte. »Hier haben wir ein Werkzeug, mächtiger als das Atom, weil es neue Fähigkeiten schafft und neue Hoffnung in die Herzen der Menschen bringt. Es ist – besonders in den letzten zehn Jahren – viel für die Gelähmten und Amputierten getan worden. Aber es gibt immer noch viel Not bei ihnen. Allein durch den Aussatz sind schätzungsweise mehr Hände arbeitsunfähig geworden als durch andere Krankheiten und Verletzungen, einschließlich Polio- und Nervenschädigungen.«

Der Lasker-Preis wurde von Albert Lasker, einem amerikanischen Werbemann, gestiftet, der sein ganzes Vermögen zur Verfügung stellte, um die Sache der Gesundheit und Rehabilitation zu fördern. Er wird jedes Jahr verliehen. Da aber der Kongreß nur alle drei Jahre tagt, werden drei Preise auf einmal verliehen. Die beiden anderen Empfänger im Jahre 1960 waren der Gesundheitsminister von Norwegen und Mary Switzer, die Leiterin des Office of Vocational Rehabilitation of the U. S. Department of Health, Education, and Welfare, deren Freundschaft und Unterstützung in den nächsten Jahren sehr wertvoll für Paul Brand werden sollte.

Im September fand eine Versammlung der World Commission on Research in Rehabilitation statt, die Paul Brand in seiner Eigenschaft als Leprologe besuchte. Auf Betreiben von Dr. Howard Rusk wurde ein Komitee gebildet, das die Aussatz- und Rehabilitations-Organisationen der ganzen Welt vereinigte in dem Bemühen, ihre gemeinsamen Probleme zu studieren und zu lösen. Dieses Komitee prüfte die Rehabilitationseinrichtungen in Vellore und Karigiri und schlug sie als Vorbild für ähnliche Zentren in allen Teilen der Welt vor.

Während der folgenden Wochen hielt Paul Brand als Gastprofessor Vorlesungen an der Universität von Pittsburgh, wo Dr. William L. White, der in Vellore gelehrt und gelernt hatte, als Professor der Plastik-Chirurgie arbeitete. Im Oktober sollte er in Los Angeles vor Plastik- und Wiederherstellungs-Chirurgen sprechen. Zu dieser Tagung waren außer ihm noch zwei Gastredner eingeladen worden. Der eine war an einer Koronarsklerose gestorben, ehe das Programm gedruckt wurde. Die Nachricht vom Tode des anderen erhielt er, kurz bevor er das Flugzeug von Denver nach Los Angeles bestieg.

»... da war es nur noch eins«, dachte Paul Brand, dem die Verse von den zehn kleinen Negerlein einfielen.

Als das Flugzeug über die Rocky Mountains flog, geriet es plötzlich in ein Luftloch und sackte ab.

Paul Brand war weder erschrocken noch beunruhigt. Er hatte es nie für ausschlaggebend gehalten, wie lange ein Mensch lebte, sondern wie er lebte. Und Sterben war für ihn nicht etwas, das man um jeden Preis hinauszuschieben suchte. Er konnte sich nicht für Herz-Schrittmacher, neue Nieren und derartige Dinge begeistern, die einen erschöpften Körper noch für ein paar Monate oder Jahre aufrechterhalten sollten. Jesus war es nicht darauf angekommen, wie lange ein Mensch lebte, sondern daß er ein nach Leib, Seele und Geist erfülltes Leben lebte . . .

Er merkte plötzlich, daß sich das Flugzeug wieder gefangen hatte und zu steigen begann.

Es ist doch gut, zu leben und etwas leisten zu dürfen, dachte er. Außerdem — einer mußte doch zu den Plastik-Chirurgen sprechen!

Bei seinem Vortrag zeigte er einen Film und einige Lichtbilder, und seine Zuhörer, die alle Entdeckungen auf chirurgischem Gebiet mit ungeheurem Interesse verfolgten, waren gepackt von der Aufgabe, die die Lepra ihnen stellte.

Nach der Versammlung setzte sich eine Gruppe führender Plastik-Chirurgen unter der Leitung von Dr. William White zusammen, um darüber zu diskutieren, wie sie ihre Kenntnisse und ihre Fertigkeiten einsetzen könnten. Es wurde ein Vellore-Klub gegründet, und jeder Chirurg, der dem Plan zustimmte, verpflichtete sich, ein Vierteljahr seine eigene Arbeit liegenzulassen, nach Vellore zu gehen und in dem dortigen College und Krankenhaus zu lehren und zu lernen.

Daß dieses Programm in den nun folgenden Jahren so ungeheuren Erfolg hatte, war seiner ausgezeichneten Organisation zu verdanken. Nur auserlesene Spitzenkräfte wurden geschickt, meist die leitenden Plastik-Chirurgen der betreffenden Krankenhäuser. Die drei Monate wurden nicht als Urlaub angesehen, sondern als eine Zeit intensiver Arbeit. Sobald man in Vellore ankam, mußte auf jeden Gedanken an Freizeit verzichtet werden. Für wenigstens zwei Jahre sollte laufend irgendein Plastik-Chirurg von auswärts in Vellore tätig sein.

Die Männer, die sich zu kommen erboten, wollten eigentlich ihre Unkosten selbst übernehmen. Alle waren bereit, ein Opfer zu bringen. Aber durch ein Abkommen mit Mary Switzers

Dienststelle wurden ihnen die Unkosten erstattet. Die Operationstechnik wurde sehr bald bei vielen Eingriffen gewaltig verbessert. Eine ganze Generation von Medizinalpraktikanten und Medizinstudenten hatte das Glück und das Vorrecht, in einer großen Reihe von Vorlesungen und Demonstrationen führender Experten ganz besondere Kenntnisse zu erwerben. Das Programm schloß nicht nach der geplanten Periode von zwei Jahren. Im Januar 1965 lief es immer noch. Die Vorteile waren auch durchaus nicht einseitig. In nur wenigen amerikanischen Krankenhäusern hätte ein Plastik-Chirurg so vielseitige Erfahrung sammeln können, wie er sie für die Probleme Indiens brauchte.

Kurz bevor Paul Brand Kalifornien verließ, erhielt er eine schlechte Nachricht. Die Stiftung, die die »Stätte neuen Lebens« seit mehreren Jahren unterstützt hatte, wollte mit Beginn des neuen Kalenderjahres ihre Gelder in Unternehmungen stecken, die einer größeren Anzahl von Menschen zugute kommen würden. Zwei Tage später sprach Paul Brand in Mutter Eatons Heimatkirche in Pasadena. Nach der Versammlung fragten ihn einige Vertreter der International Gospel League, zu der Mutter Eaton gehört hatte und die seit einigen Jahren die Arbeit von Paul Brands Mutter unterstützte, ob sie ihm zum Andenken an Mutter Eaton eine Geldsumme geben dürften.

»Sie sollten unsere Leprakolonie finanzieren«, sagte Paul Brand niedergeschlagen.

»Unsere Geldmittel werden uns entzogen.«

Noch ehe er Indien erreichte, erhielt er einen Brief von Howard Lewis, dem Direktor der Gospel League, in dem ihm dieser mitteilte, daß die Organisation ab 1. Januar die »Stätte neuen Lebens« unterstützen wolle; ein passendes Andenken an die Frau, durch deren Ersparnisse die kleine Kolonie getünchter Hütten ins Leben gerufen worden war. Die neue monatliche Stiftung reichte aus, um zwanzig Patienten zu ernähren und zu kleiden, das kleine Krankenhaus zu finanzieren, zwei Berufsausbilder zu bezahlen, einen Koch zu besorgen und Susie Koshi, die ehrenamtlich arbeitende Leiterin, etwas zu entlasten. Nicht einen Tag lang fiel die Unterstützung für das Werk aus.

Als Paul Brand wieder in Europa angekommen war, nahm er noch einen neuen Kontakt auf, der von großem Vorteil für seine Lepra-Arbeit werden sollte. Julia Sharp, die tüchtige Sekretärin der »Freunde von Vellore« in England, hatte für ihn eine Reise nach Stockholm vorbereitet, wo er Gast des schwedischen Kinderhilfswerks »Radda Barnen«, des Schwedischen Roten Kreuzes und anderer Wohltätigkeits-Organisationen war. Bei einem kleinen Empfang, auf dem Paul Brand die Möglichkeiten der Aussätzigen-Arbeit beschrieb, wurde beschlossen, daß sich das Schwedische Rote Kreuz am Vellore-Programm beteiligen sollte. Paul Brands Gastgeber, Olaf Stroh, der nicht nur sehr interessiert war an der Rehabilitationsarbeit in der ganzen Welt, sondern auch erstaunlich gut über Vellore Bescheid wußte, hatte das offenbar schon vorbereitet.

Herr Stroh bat sein Komitee, dem Christian Medical College dreihunderttausend Kronen für einen Operationssaal und Wohnungen für Ärzte und Lernende zu bewilligen. Dann begann er einen Plan zu entwickeln, der als der Schwedische-Rote-Kreuz-Plan bekannt werden sollte: Innerhalb eines Steuerbezirks in Indien, zu dem etwa zweihunderttausend Menschen gehörten, sollten die Lepra-Kranken zu Hause behandelt und industrielle Betriebe in ihren Dörfern eingerichtet werden, in denen gelähmte Patienten arbeiten konnten. Das ganze Projekt sollte vom Schieffelin-Research-Sanatorium in Karigiri geleitet werden, für das eine Anzahl neuer Ärzte und entsprechende finanzielle Unterstützung vorgesehen war. Dadurch sollte die Lepra-Arbeit in Vellore gefördert und nach diesem Modell ein neues Rehabilitationszentrum in Äthiopien gegründet werden.

Auch für Paul Brand persönlich war die Freundschaft mit Olaf Stroh ein großer Gewinn. Er und seine Frau kehrten nach diesem Besuch in Schweden noch einmal nach England zurück, wo Jean in ihres Vaters alter Kirche in St. John's Wood getauft wurde. Wieder mußten sie dann ihre Kinder verlassen, diesmal aber mit der Zuversicht, daß die eben flügge gewordenen Vögel gelernt hatten, wenn nicht zu fliegen, so doch mit leidlichem Selbstvertrauen umherzuflattern.

Wegen ihrer Reise hatten Paul und Margaret Brand nicht an den großartigen Jubiläumsfeierlichkeiten in Vellore teilnehmen können. Während der großen Feierlichkeiten im August wurde in Anwesenheit des damaligen Präsidenten von Indien, Dr. Rajendra Prasad, der Grundstein für zwei neue Gebäude gelegt, eine Schwesternschule und ein Heim für Assistenzärzte. So wuchs das Medizinische Zentrum, das eine amerikanische Frau gegründet hatte, wie ein gesunder Feigenbaum in Indiens Boden. Die meisten seiner 735 Ärzte, Schwestern und Helfer waren Indiens eigene Söhne und Töchter, die harmonisch mit fünfzig ausländischen Ärzten aus einem halben Dutzend Ländern zusammenarbeiteten. Seine 795 Studenten und Studentinnen der Medizin, Krankenpflege, Pharmazie, Pathologie, Radiologie, des öffentlichen Gesundheitswesens und anderer klinischer Laboratorien stellten die Elite von Indiens Jugend dar. Von jeweils elfhundert jungen Leuten, die sich zum Studium gemeldet hatten, konnten nur fünfzig zugelassen werden. Seine Medizinalpraktikanten waren in führenden Krankenhäusern im ganzen Land gesucht. In dem Jahr, das gerade zu Ende gegangen war, hatte der Dienst an der Gesundheit der indischen Bevölkerung alle bisherigen Rekorde übertroffen. Außer den 16 000 Patienten, die stationär und den über 250 000, die ambulant behandelt worden waren, waren 78 000 in Wanderkliniken und Augen-Lagern und nahezu 55 000 durch den öffentlichen Gesundheitsdienst betreut worden.

Paul und Margaret Brand brauchten aber nicht auf alle Feiern in Vellore zu verzichten. In der Aula des College wurde zu Ehren ihrer Rückkehr und um die Verleihung des Lasker-Preises zu würdigen eine Party gegeben. Patienten kamen von Karigiri, von der »Stätte neuen Lebens«, von der Leprasiedlung Kavanur. Die Ärzte und Studenten trugen mit zur Unterhaltung bei, und auch die Leprapatienten hatten ein Programm vorbereitet. In kleinen Aufführungen wurden Episoden aus Paul Brands Leben dargestellt. Mit Blumengirlanden behängt, mußte er zahllose Ansprachen über sich ergehen lassen, in denen sein Lob mit den beredtesten Worten gesungen wurde, deren indische Schöpferkraft fähig ist. Erschüttert, überwältigt saß er in der vordersten Reihe, demütigen Dank im Herzen.

Die Krönung dieses ereignisreichen Jahres 1960 war jedoch für Paul Brand die zehntägige wissenschaftliche Konferenz über Rehabilitation bei Leprose, die von der Welt-Gesundheits-Organisation, der Leonard Wood Memorial Foundation, der International Society for Rehabilitation of the Disabled und dem Christlichen Medizinischen College in Vellore veranstaltet wurde. James Doull, der Direktor der Leonard Wood Foundation, war ihr Organisator und Vorsitzender. Schon der Umstand, daß die Konferenz in Vellore abgehalten wurde, war ein Triumph für Paul Brand und sein Team.

Unter den Gästen gab es drei Gruppen: Leprologen, chirurgische Fachärzte und Chirurgen, die auch Aussätzige behandelten. Viele der chirurgischen Fachärzte hatten noch nie Leprafälle gesehen, und viele der Leprologen hatten noch nie eine Wiederherstellungs-Operation gesehen: eine unvoreingenommene Jury von Fachleuten.

Jeden Tag wurde ein anderes Thema diskutiert: Mißbildungen an Augen, Händen, Füßen; Sensibilitätsstörungen. Viele prä- und postoperative Fälle wurden vorgestellt. Die detaillierten Krankengeschichten, die in den Jahren zusammengetragen worden waren, konnten eingesehen und ausgewertet werden. Wie dankbar war Paul Brand für die peinlich genaue Führung der Krankengeschichten! Die Chirurgen aus Amerika und Großbritannien bekannten, daß sie noch nie so ausführliche Berichte über Handoperationen gesehen hätten. Zu jeder Hand, die während der Jahre operiert worden war, waren sechs Fotos vor der Operation und sechs nach der Operation angefertigt worden; und weitere sechs bei jeder Nachuntersuchung. Auf diese Weise gab es zu manchen Händen sechsunddreißig Fotos, die eine interessante Dokumentation der operativen und physiotherapeutischen Ergebnisse oder in manchen Fällen der falschen Behandlung und Schädigung darstellten.

Auch Schuhe wurden vorgeführt. Sie waren von drei verschiedenen Zentren hergestellt, aber alle nach den gleichen Grundsätzen gearbeitet: eine feste Sohle mit Schaukelkufen und eine weiche Innensohle. Die Diskussion über die Einstufung der Verkrüppelungen und Verstümmelungen war für Paul eine der wichtigsten.

»Wieviel Leprakranke sind durch die Krankheit erwerbsunfähig?« wurde gefragt.

Paul Brand nannte einen Prozentsatz.

»Zu hoch!« meinte ein Leprologe. »Unsere Statistiken zeigen nicht mehr als fünfundzwanzig Prozent.«

Paul Brand erklärte, daß sie in Vellore Menschen mit gefühllosen Händen und Füßen als teilweise erwerbsunfähig ansähen.

Die Leprologen protestierten.

»Das können Sie doch nicht erwerbsunfähig nennen! Daran leiden doch alle Leprakranken!«

Paul Brand wandte sich an Dr. Pulvertaft, einen bekannten englischen Hand-Chirurgen.

»Mr. Pulvertaft, bitte beantworten Sie mir eine Frage! Angenommen, es käme zu Ihnen in Derbyshire ein Arbeiter, dessen Hände durch einen Unfall völlig gefühllos geworden, aber noch normal beweglich wären. Auf wieviel Prozent würden Sie die Minderung der Erwerbsfähigkeit bei ihm festsetzen?«

»In England würden wir einen solchen Patienten für völlig erwerbsunfähig erklären«, erwiderte Dr. Pulvertaft.

Die Leprologen schnappten hörbar nach Luft. Da sie immer unter Patienten lebten, bei denen Gefühllosigkeit ein normaler Zustand war, hatten sie nie daran gedacht, sie als erwerbsunfähig anzusehen. Sie hatten angenommen, daß diese Patienten nur deshalb keine Arbeit bekämen, weil man ein Vorurteil gegen sie hatte. Es war ein Augenblick der Überraschung, in dem zwei verschiedene Welten aufeinanderprallten.

Die Gruppe beschloß einstimmig, den Verlust des Empfindungsvermögens als erhebliche Herabsetzung der Erwerbsfähigkeit anzusehen. Am stärksten befürwortete die Konferenz, daß die Lepra-Forschung nicht mehr nur in ausgesprochenen Lepra-Krankenhäusern durchgeführt werden sollte. Lepra sollte mit anderen Krankheiten zusammen in Zentren studiert und behandelt werden, in denen Wissenschaftler der verschiedensten medizinischen Gebiete erreichbar waren. So bestätigte diese Konferenz nicht nur die Leistungen des Teams von

Vellore, sondern sie bedeutete auch einen hervorragenden Sieg in dem Kampf, den jahrhundertealten Fluch vom Aussatz zu nehmen und ihn in die Gruppe anderer verkrüppelnder Krankheiten einzuordnen, für die es die gleiche wissenschaftliche Forschung, die gleichen chirurgischen Methoden, die gleichen Rehabilitationsmöglichkeiten gab.

22

Während dieses ganzen ereignisreichen Jahres hatte Paul Brand seine Familie sehr vernachlässigen müssen.

»Wir werden ein herrliches Weihnachtsfest feiern«, versprach er den Kindern als Ersatz, »das schönste, das ihr je erlebt habt.«

Sie beschlossen, das Fest bei Großmutter Brand in den Kalaryans zu verbringen. Die Reise selbst war ein Abenteuer: zweihundertsiebzig Kilometer Fahrt im Vanguard nach Salem, dann in einem geborgten Jeep noch dreißig Kilometer durch die Ebene bis zum Fuß des Gebirges, und schließlich die zwanzig Kilometer Aufstieg. Granny hatte ihr kleines Bergpony, ihr Lieblings-Beförderungsmittel, geschickt, und zwei kleine Tragsessel für die ersten steilen Kilometer. Aber den größten Teil des Weges kletterten die Kinder lieber zu Fuß mit ihrem Vater. Als ihnen in 900—1000 m Höhe die kühlere Luft entgegenschlug, leuchteten ihre Augen, die Lungen dehnten sich, und die Ferienstimmung stieg. Schließlich kamen sie in Großmutter Brands kleiner Siedlung an, wo ihre Schüler standen, ein Begrüßungslied sangen und ihre Fahnen aus buntem Papier schwenkten, das sie an langen Bambusstöcken befestigt hatten.

Jubelnd überreichten die Kinder ihrer Großmutter einen schönen, großen Truthahn, der in Madras gekauft, gefüllt und gebraten und vorsichtig den Berg hinaufgetragen worden war. Er brauchte nur noch heiß gemacht zu werden. Großmutter fand ihn prächtig. Er sollte zum Abendbrot gegessen werden. Zum Mittagessen gab es Reis mit Curry, ein Festessen, zu dem die Missionsarbeiter und ihre Familien eingeladen waren. Die Kinder schluckten ihre Enttäuschung über die Verzögerung hinunter, aßen nur wenig von dem scharfen Reisgericht und warteten ungeduldig auf das Truthahnessen.

Paul Brand fiel es nicht schwer, die Stunden bis dahin auszufüllen. Er hatte fast noch mehr zu tun als an vielen Tagen im Krankenhaus; denn seine Mutter hatte eine ganze Schar von Patienten zum Untersuchen und Behandeln für ihn bestellt. Karuninasan hatte wieder keine richtigen Schuhe an, diesmal nicht, weil er sie für sonntags beiseitegestellt hatte, sondern weil sie abgetragen waren. Sorgfältig bastelte ihm Paul Brand ein Paar »Schaukelschuhe« aus dem Material und mit dem Handwerkszeug, das er vorfand: ein paar Stückchen Holz, ein großes Taschenmesser und eine Grassichel. Niemals war er glücklicher, als wenn er aus nichts etwas machen mußte. Als die Schuhe fertig und mit Riemen fest an die armen Stümpfe von Füßen geschnallt waren, wurde Karuninasan geduldig in deren richtigen Gebrauch eingeweiht: Er mußte besonders vorsichtig sein, wenn er auf unebenem Boden lief, damit der Fuß nicht umknickte, und er mußte sie immer tragen. Karuninasan nickte eifrig. Er war nun schon ein gelehriger Schüler. Später stellte er Paul Brand einen Arbeitskameraden vor, der sich mit einer Axt verletzt und dessen Wunde er verbunden hatte, so daß sie gut geheilt war.

Für Paul Brand war der Nachmittag viel zu kurz, für die Kinder unendlich lang. Aber schließlich kam der Abend, Petroleumlampen wurden angezündet, und köstliche Gerüche drangen aus dem dunklen engen Hinterzimmer von Großmutters kleinem Haus.

»Jetzt wird es wirklich Weihnachten«, sagten die Kinder befriedigt zueinander.

Aber sie hatten nicht mit ihrer Großmutter gerechnet.

Zuerst mußte natürlich die gewohnte Andacht mit den Lehrern und ihren Familien gehalten werden. Sie kamen mit strahlenden Gesichtern auf die Veranda und setzten sich auf kleine Matten. Großmutter Brand, die bei der Andacht immer sehr beredt war, hörte gar nicht wieder auf zu beten.

Die Flamme in der kleinen Sturmlaterne flackerte über die dunklen, aufmerksamen Gesichter der Bergbewohner. Dann wurden Weihnachtslieder gesungen, erst ein paar in Tamil, dann viel mehr in Englisch, alle von rhythmischem Händeklatschen begleitet. Pauline schlief. Patricia nickte ein. Estelle gähnte laut. Margaret versuchte vergeblich, Marys durchdringendes Flüstern zum Schweigen zu bringen. Paul Brand sah den schönen Truthahn schon langsam verbrutzeln.

Plötzlich wurde die Tür aufgestoßen. Sechs rauhe Landarbeiter in Lendentüchern kamen herein, zwischen sich eine Stange tragend, an die ein Bettuch geknotet war. Sie setzten das Ganze auf den Fußboden nieder, knoteten das Tuch auf, und heraus rollte eine Frau mit starren Augen, offenem Mund und trockenen, rissigen Lippen.

»Zurück!« rief Großmutter mit schriller Stimme und stieß die Männer beiseite.

Ehe Paul Brand zu der Frau hingehen und feststellen konnte, ob sie noch lebte, hatte seine Mutter den schwachen Puls gefühlt und die Krankheit bereits diagnostiziert.

»Thyphoid! Sie ist völlig ausgetrocknet. Wasser!« rief sie einem ihrer Helfer zu. »Nein, nein Buttermilch! Die nährt gleich etwas.«

Während eine Schale Buttermilch und ein Löffel gebracht wurden, setzte sie sich auf den Fußboden, zog den Kopf der Frau auf ihren Schoß, drehte deren Gesicht etwas zur Seite und begann, ihr mit dem Löffel ein wenig Flüssigkeit einzuflößen. Dabei murmelte sie beruhigende Worte und ermutigte die Frau zu schlucken. Obwohl diese völlig bewußtlos zu sein schien, begann sie, kleine Schluckbewegungen zu machen. Tropfen um Tropfen flößte Großmutter Brand ihr die Buttermilch ein. Sie schien alles andere um sich her vergessen zu haben.

»Sie wird die ganze Nacht so weitermachen«, dachte Paul Brand.

Er sah sich im Lampenschein die Gesichter im Kreis an und hatte ein seltsam unwirkliches Gefühl. Seine Kinder schienen das gleiche zu empfinden. Das Seltsame an der ganzen Szene spiegelte sich in ihren weitaufgerissenen Augen wider: die verwildert aussehenden Eingeborenen mit ihren schwarzen Oberkörpern und langen nackten Beinen; die im Dunkel hockenden Gestalten, die Frau, die wie tot aussah.

Er fing Margarets besorgten Blick auf und kehrte zur Wirklichkeit zurück. Seine Gedanken begannen zu arbeiten: die Kinder – Thyphoid – Weihnachten – Truthahn –.

Er berührte seine Mutter an der Schulter.

»Mutter«, sagte er leise, »sollten wir nicht, da es doch Weihnachten ist, mit den Kindern jetzt unseren Truthahn essen? Könnte nicht jemand anders der Frau die Buttermilch einflößen?«

Sie blickte ihn wild an.

»Wie, Paul, du sprichst von Truthahn, wo diese Frau hier im Sterben liegt? Siehst du denn nicht, wie krank sie ist?«

Paul Brand sah Margaret an. Margaret blickte nach den Kindern, und beide nickten. Leise führten sie die Kinder in das kleine Wohnzimmer und zerstückelten dort beim schwachen Schein einer rußigen Sturmlaterne den Truthahn mit einem Taschenmesser. Nachdem die Kinder ihr kleines Weihnachts-Festmahl gegessen hatten, krochen sie ins Bett.

Erst einige Stunden später konnte Paul Brand seine Mutter überreden, sich für kurze Zeit ablösen zu lassen, um hastig ein paar Bissen Truthahn zu essen, und ihr klarmachen, daß es der Kinder wegen besser sei, die Frau irgendwoanders unterzubringen. Auf dem Fußboden eines neuen, noch nicht benutzten Schulhauses wurde ein Feuer gemacht und die Frau daneben gelegt. Die ganze Nacht über saß jemand bei ihr, um ihr Flüssigkeit einzuflößen. Am Morgen war sie wieder bei Bewußtsein und außer Lebensgefahr.

Paul Brand würde Chloramphenicol und andere Spezialmedikamente gegen Thyphoid gegeben haben, die wahrscheinlich nicht mehr zur rechten Zeit hätten beschafft werden können. Doch seine Mutter mit ihrem gesunden Instinkt für einfache, aber wirksame Mittel und ihrer großen Liebe hatte ein Menschenleben gerettet. Die Enttäuschung der Kinder war das einzige Traurige dabei.

»Mami, haben wir denn nun Weihnachten gehabt?« fragte eins von ihnen am nächsten Tag.

Aber als sie später einmal daran zurückdachten, mußten

sie zugeben, daß dieses Weihnachtsfest dem eigentlichen Weihnachtsgeschehen viel näher gewesen war als die üblichen Feiern mit ihrem Flitterkram und der Fülle von Geschenken. In einem Haus, das fast so einfach und armselig war wie der Stall von Bethlehem, hatten sie Liebe gesehen, die sich in der Tat zeigte.

Nicht ganz zwei Monate, nachdem er aus den Vereinigten Staaten zurückgekommen war, um an der Konferenz der Welt-Gesundheits-Organisation in Vellore teilzunehmen, war Paul Brand wieder nach Amerika unterwegs, diesmal als Gastredner auf der Tagung der American Society for Surgery of the Hand, die im Januar 1961 in Miami stattfand. Es war eine schöne Zeit, in der er viele neue Kontakte aufnahm. Und wie bei der Konferenz der Plastik-Chirurgen in Los Angeles bedeutete dies wieder einen großen Schritt vorwärts auf dem Weg, amerikanische Ärzte mit den allgemeinen Begriffen der Lepra-Chirurgie und -Rehabilitation bekanntzumachen. Paul Brand konnte es kaum fassen, daß die Gesellschaft ihn die Reise um die Welt und zurück machen ließ, nur damit er einen Vortrag von zwanzig Minuten über die Mobilisierung des versteiften Daumens hielt. Das bedeutete, daß eine einzige Minute der Vorlesung sie mehr als hundert Dollar kostete.

Daß er fast ständig auf Reisen war, machte ihm nichts aus. Er ließ sich durch Zugverspätungen, Autopannen, indischen Bürokratismus und überbesetzte Terminkalender nicht aus der Ruhe bringen. Mrs. Furness, seine Sekretärin, saß dafür öfter unter Druck.

»Wann muß ich in Madras auf dem Flugplatz sein, Mrs. Furness?« fragte Paul Brand zum Beispiel. Wenn er dann die Zeit wußte, operierte er bis zum letztmöglichen Augenblick, nahm noch eine Menge Fahrgäste im Wagen mit und diktierte seiner Sekretärin bis zum Flughafen.

Fremde, wie die zu Besuch kommenden Plastik-Chirurgen, waren von seiner Fahrkunst fast ebenso begeistert wie von seiner Operationstechnik. Sein Tempo war berüchtigt. Eines Tages ging Dr. Peter Randall aus Philadelphia in den Vorlesungsraum des Krankenhauses, wo ein englischer Gast-Chirurg vor den Ärzten und Studenten über Lymphstauungen sprechen sollte. Paul Brand freute sich gerade über den pünktlichen Beginn der Versammlung, als er entdeckte, daß er vergessen hatte, den Redner aus dem College abzuholen.

»Übernehmen Sie die Einführung«, sagte er zu Dr. Randall. »Sprechen Sie über irgend etwas, bis ich wieder da bin.«

Als Dr. Randall nichts Konstruktives mehr zu sagen wußte, begann er Wetten entgegenzunehmen, wie lange es dauern würde, bis Paul Brand und sein Vanguard die acht Meilen Rundreise durch einige der bevölkertsten Straßen Vellores beendet haben würde. Da sie Paul Brand kannten, machten manche der Zuhörer kühne Schätzungen. Aber zu ihrem Erstaunen übertraf Paul Brand alle. Noch erstaunter waren sie, daß der Gast die Sprache nicht verloren hatte.

Im Jahre 1961 wurde Königin Elisabeth II. auf ihrer Reise nach Indien in Madras erwartet. Das bevorstehende Ereignis brachte in Vellore große Aufregung mit sich, da viele Ärzte aus Commonwealth-Ländern stammten. Alle englischen Ehepaare außer den Brands erhielten eine Einladung zum Empfang. Paul und Margaret, über das offensichtliche Versehen eher erleichtert als verärgert, amüsierten sich köstlich über die Garderobensorgen ihrer Freunde. Da die meisten Frauen Saris zu Abendveranstaltungen trugen, hatten alle nur wenig Kleider, außer einigen, die gerade aus dem Urlaub gekommen waren. Da gab es ein großes Anprobieren und Ausleihen von Anzügen, Kleidern, Schuhen, Handschuhen und anderem Zubehör.

Plötzlich, ganz kurz vor dem Empfang, erhielt Paul Brand von der Dienststelle des Oberkommissars in Madras eine dringende Anfrage:

»Werden Sie kommen?«

»Nein, wir hatten nicht die Absicht«, telefonierte Paul Brand zurück.

»Wir haben keine Einladung bekommen.«

»Keine Einladung? Aber Sie sollen doch der Königin vorgestellt werden.«

»Gut«, erwiderte Paul Brand ruhig. »Wir werden versuchen, es möglich zu machen.«

Die Freude über die Ehrung war, wenigstens bei Margaret, gedämpft durch den Schock: Was sollen wir anziehen? Zuerst versuchte es Margaret mit einem kurzen Kleid.

»Nein, das geht nicht. Unmöglich!«

Dann probierte sie ein langes Kleid an, das Dr. Ruth Myers, einer amerikanischen Bakteriologin, gehörte. Es war über zehn Jahre alt und bestimmt unmodern, aber es war das beste, was sie finden konnte. Da keine langen Handschuhe aufzutreiben waren, nahm sie ein paar kurze.

»So, ich bin fertig, nun kommst du dran«, sagte sie zu ihrem Mann. Er lieh sich schwarze Hosen von einem Studenten und einen noch ziemlich modernen Gehrock von Ed Van Eck. Da Ed viel größer war, mußten die Ärmel gekürzt werden. Aber auch dann hing der Gehrock noch an Paul wie eine Elefantenhaut. Die Hosen des langen, mageren Studenten waren zu lang und zu eng. Margaret versuchte sie kürzer zu machen, während sie mit den Gaults und John Webb im Auto nach Madras fuhren. Auf halbem Weg versagte die Maschine. Sie schoben den Wagen an den Straßenrand und warteten, ob jemand sie mitnahm. Nach kurzer Zeit kam ein Fernbus, dessen Fahrer auch anhielt, obwohl er das zwischen den festgesetzten Haltestellen eigentlich nicht durfte. Sie stiegen ein, und der Fahrer fuhr mit Rekordgeschwindigkeit nach Madras, da er wußte, daß die Straßen der Stadt zu einer bestimmten Zeit abgesperrt wurden.

Als sie in Madras ankamen, gingen Paul und Margaret Brand als erstes zu einem indischen Freund, Dr. Ernest Somasekhar, der von Paul Brands Anzugschwierigkeiten gehört und einige seiner Patienten um Hilfe gebeten hatte.

Er führte Paul Brand in sein Schlafzimmer, in dem zwölf Abendanzüge hingen. Einer davon saß so tadellos, als wäre er für ihn geschneidert worden.

Ungefähr sechs Paare sollten der Queen vorgestellt werden. Vor dem Empfang bekamen sie genaue Anweisungen.

»Sie dürfen die Hand der Queen nicht fest anfassen, sondern nur ihre Fingerspitzen halten, wenn Sie einen Hofknicks machen, bzw. sich vor ihr verneigen. Ihr Name wird ihr von dem Zeremonienmeister gegeben. Vielleicht sagt sie ein paar

Worte zu Ihnen, vielleicht auch nicht. Wenn sie mit Ihnen spricht, antworten Sie und schließen Sie jeden Satz mit: ›Eure Majestät‹. Wenn sie die Unterhaltung mit Ihnen fortsetzt, dürfen Sie sie dann mit ›Madam‹ anreden. Zum Herzog sagen Sie: ›Eure Hoheit‹ und ›Sir‹.«

Die sechs Paare standen aufgereiht an einem Ende des Rasens, wo Ihre Majestät zuerst vorbeikommen würde. Überzeugt, daß sie ihre Rolle verpatzen würde, beneidete Margaret ihren Mann um seine unnachahmliche Ruhe. Die Tatsache, daß die Queen sich verspätete, machte sie nicht sicherer. Aber schließlich kam der große Augenblick. Die Herrscherin erschien, und die Musikkapelle spielte »God save the Queen«. Paul und Margaret Brand waren das zweite Paar, das vorgestellt wurde. Zuerst Paul und dann Margaret, die die Hand der Queen vorsichtig bei den Fingerspitzen nahm, wie man es ihr gesagt hatte, und in einem tiefen Hofknicks versank. Aber es ging irgendwie schief. Sie fühlte, daß sie wankte, und wäre gefallen, wenn sie nicht die Hand der Queen fest gepackt und so das Gleichgewicht wiedergewonnen hätte. Das brachte sie so aus der Fassung, daß sie »Eure Majestät« und »Madam«, »Eure Hoheit« und »Sir« völlig zu sagen vergaß.

Paul Brand hatte den Duke ein paar Jahre vorher einmal getroffen, und sie hatten kurz über die Aussätzigen-Arbeit gesprochen.

»O ja, Sie sind der Hand-Mann, nicht wahr?« begrüßte er Paul Brand. »Sagen Sie, können Ihre Patienten jetzt wirklich wieder arbeiten?«

Erstaunt über das Gedächtnis des Duke, nahm Paul Brand das Gespräch wieder auf, wo er es vor zwei Jahren abgebrochen hatte.

Sie haben mit uns wie mit zwei alten Freunden gesprochen, dachte Margaret, als das königliche Paar weiterging. Ihre Aufregung und das ungeschickte Verhalten hatte sie bereits vergessen und war stolz, eine Engländerin zu sein.

Im Sommer desselben Jahres war die ganze Familie wieder zusammen; denn Christopher und Jean flogen in den Großen Ferien nach Indien. Paul Brand holte sie in Bombay ab, und Margaret nahm die vier jüngeren Geschwister mit nach Madras zum Flughafen. Obwohl sie sie auf das Wiedersehen gut vorbereitet hatte, waren sie völlig sprachlos, als ein großer junger Mann und eine ziemlich dralle junge Dame die Gangway herabstiegen und sich mit Würde über den Flugplatz bewegten. Den ganzen Tag über waren die jüngeren Kinder so höflich und reserviert wie mit Fremden. Aber am Abend kletterte Christopher aus dem Fenster seines Zimmers auf die Veranda, wo die Mädchen schliefen, und kroch unter ihre Betten. Er wurde zuerst mit Schreckensschreien, dann mit übermütigem Lachen begrüßt. Das Eis war gebrochen.

Den Hang zu Neckereien hatte Christopher von seinem Vater geerbt. Paul Brand neckte für sein Leben gern. Als eines Tages die ganze Familie und noch einige Gäste vor dem Mittagessen im Zimmer versammelt waren, drängte er, daß sich alle an den Tisch setzten.

»Kommt, kommt, nehmt Platz! Schnell aufgerückt, Kinder, los!«

Kaum saßen alle, da hob er den Deckel von der großen Fleischschüssel, und heraus sprang eine Katze, sauste über den Tisch und warf dabei alle Saftgläser um.

Aber wie bei dem Hirten, der immer: »Der Wolf ist da! Der Wolf ist da!« schrie, kam auch einmal bei Paul Brand die Neckerei wie ein Bumerang auf ihn zurück.

Vellore rüstete sich für den Besuch des Gesundheitsministers Rajkumari Amrit Kaur, die zur Einweihung eines neuen Gebäudes kommen wollte.

»Sie wird übrigens bei uns wohnen«, sagte Paul Brand zu seiner Frau.

Margaret sah ihn erschrocken, dann mit gespieltem Entsetzen an. Wieder mal eine seiner Neckereien! Sie hatte die ganze Zeit über viel Besuch gehabt, und für die Einweihung waren alle Gästezimmer belegt.

»Wirklich? Und wo soll sie schlafen?«

»Ach«, erwiderte Paul leichthin, »in unserem Bett ist viel Platz. Ich kann ja umziehen.«

Am Tag, ehe die Gäste kamen, fragte Paul Brand ehrlich erschrocken: »Wo schläft sie denn nun?«

Sie kam wirklich!

23

Paul Brand war gerade bei einer Operation in Karigiri, als er plötzlich ans Telefon gerufen wurde. Susie Koshi rief von der »Stätte neuen Lebens« an:

»Die Werkstatt brennt. Alles steht in Flammen.«

Durch das Telefon in dem kleinen Büro gegenüber hörte er erregte Stimmen, dann einen dumpfen Krach wie vom Zusammenstürzen eines Hauses.

»Sind die Jungen alle unverletzt?« fragte er.

»Ja, Rajasakran hat alle hinausgetrieben. Das Feuer entstand in seinem Arbeitsraum.«

»Gut, dann versucht die anderen Hütten zu retten, indem ihr Wasser auf die Dächer spritzt. Ich werde so bald wie möglich dort sein. Sagen Sie den Jungens, sie sollen auf ihre Hände achtgeben.«

Er hängte ein, bürstete seine Hände wieder und kehrte zu seiner Operation zurück. Da niemand da war, der ihn hätte ablösen können, beendete er sie und fuhr dann wie ein Wilder die vierzehn Meilen bis zum College. Obwohl der Verlust der Werkstatt ein schwerer Schlag für das Rehabilitationsprogramm war, sorgte er sich am meisten um die Patienten. Wieviel Schaden konnte bei all dem Durcheinander an gefühllosen Händen angerichtet werden!

Die Werkstatt war eine rauchende Ruine, aber alle anderen Gebäude waren intakt.

Als Paul Brand kam, versammelten sich die jungen Leute mit rußgeschwärzten Gesichtern um ihn.

»Ich bin daran schuld«, sagte Rajasakran fast weinend.

Das Feuer war in einem der Arbeitsräume ausgebrochen, in dem Plastik-Platten für Mikroskop-Kästen im Ölbad über einem Petroleumofen erweicht wurden. Er hatte das Ölbad umgekippt, und der Inhalt hatte Feuer gefangen, das sich wegen des übrigen leicht entzündlichen Materials in der Hütte schnell ausbreitete. Sofort hatte er alle aus dem Gebäude hinausgeschickt und die Drehbank, das wertvollste Gerät, zu retten versucht.

»Guter Junge!« sagte Paul Brand.

Das erste, was er tat, war, daß er die Hände und Füße der Patienten untersuchte. Obwohl alle fieberhaft gearbeitet hatten, war keiner verletzt.

»Ein Glück!« sagte er zu den jungen Leuten. »Es gibt in der ›Stätte neuen Lebens‹ nur eines, was wirklich wertvoll ist: das neue Leben selbst! Die neuen Hände und Füße sind kostbar, und Mut und Glaube sind noch kostbarer. Ihr habt Mut bewiesen und gezeigt, daß ihr gelernt habt, eure Hände zu schützen. Aber wir wollen auch nicht vergessen, daß Gott seine Hand mit im Spiel hatte.«

Er erinnerte sie daran, daß es gerade windstill gewesen war und kürzlich erst stark geregnet hatte, so daß genügend Wasser zum Löschen da war.

Dann nahm er sie alle mit in die kleine Kapelle, wo sie Gott ein Lob- und Danklied sangen.

»Es war wie in jener Geschichte in der Bibel«, schrieb einer der jungen Leute an Sadagopan, der jetzt in einem benachbarten Leprosarium angestellt war. »Ich mußte daran denken, wie unser Herr Jesus bei seinen Jüngern im Boot stand und zum Sturm sagte: ›Schweig und verstumme!‹

Paul Brand war das Herz doch schwerer, als er es sich selbst eingestehen wollte. Mit wieviel Liebe und Mühe hatte er selbst an dieser Werkstatt gearbeitet und sie Stück für Stück mit dem Notwendigen ausgestattet! Er schrieb Howard Lewis von dem Verlust, und die Missions-Gruppe in Pasadena erbot sich sofort, den Schaden zu ersetzen. Die neue Werkstatt, die in den nächsten Monaten errichtet wurde, war viel feuersicherer und geräumiger, so daß die kostbaren Maschinen, die nach und nach angeschafft werden mußten, besser untergebracht werden konnten. Sie wurde im folgenden Winter fertig und eingeweiht, als Mr. Jefcoate, Paul Brands treuer Freund aus England, gerade Vellore besuchte. Außer den Mikroskop-Kästen konnten dort nun noch viele andere Plastikgegenstände hergestellt werden: Flaschen für die Pathologie zur Aufbewahrung mikroskopischer Präparate, Firmen- und Türschilder.

Paul Brand bedauerte es, daß er sich immer weniger persönlich um seine kleine Kolonie kümmern konnte, weil die Last der Arbeit, die auf ihm lag, ständig größer wurde. Im

Juli 1961 wurde er Leiter des Medical College. Er übernahm diese verantwortliche Stelle voller böser Ahnungen; denn er wußte, wie schwierig es war, die neuen Aufgaben mit seiner Forschungs- und Lehrtätigkeit zu verbinden. Obwohl er fähige Assistenten zur Seite hatte, erlebte er auch sehr bald schon in geringfügigen Verwaltungsproblemen Enttäuschungen. Eins seiner ersten Projekte war ein Versuch, alle Uhren im Krankenhaus und in dem vier Meilen entfernten College gleichzustellen. Zweimal am Tag sollte die Zeit telefonisch mitgeteilt werden. Es dauerte etwa zwei Wochen, bis es klappte. Mehrere hundert Menschen in einer harmonischen, disziplinierten Gemeinschaft zu erhalten, war noch schwieriger. Im allgemeinen gab es keine allzu strengen Gesetze. Es bestand freier Meinungsaustausch, der das Vertrauen zwischen Lehrern und Studenten förderte. Die Studenten wußten, daß Paul Brand von ihnen erwartete, daß sie die christlichen Prinzipien sowohl untereinander als auch in ihrem Verhältnis zum Krankenhaus zur Anwendung brächten.

Was Paul Brand besonders viel Freude machte, war das Bauen. Seit 1954, als Dr. Carman Leiter des Medizinischen Zentrums geworden war, hatte Paul Brand die meisten Baupläne mit ihm zusammen ausgearbeitet: für die Schwesternschule, das Landkrankenhaus, die Ärzte-Wohnhäuser, den Block für Physiotherapie und für viele andere Gebäude. Er interessierte sich auch noch für andere »Bauprojekte«. Gelegentlich stand in seinem Tageskalender die Eintragung: »Bau-Komitee 17.30 Uhr, zu Hause«. Natürlich nahm sein Sekretär an, er müsse verschiedene Akten und Pläne dafür vorbereiten. Er hätte dem »Komitee« einmal zusehen sollen! Da hätte er den Vorsitzenden in ein Paar alten ausgetretenen Schuhen in seinem Garten buddeln sehen, zusammen mit ein paar überglücklichen Kindern, die auf einem Fließband Backsteine dahin beförderten, wo ein kleines Spielhaus entstand.

Paul Brand hatte Baumaterial anfahren lassen, und alle Kinder auf dem College-Gelände durften sich zu diesen 17.30-Uhr-Veranstaltungen versammeln und fachgerecht bauen lernen.

An einem solchen Nachmittag wollte der Vorsitzende des

Teachers' Training College einen Besuch machen und Paul Brand bitten, in seinem Institut eine Vorlesung zu halten. Als er am Haus ankam, sah er einen Mann in Shorts und einem alten Hemd bis zu den Knien im Schlamm stehen, umgeben von einer Horde lärmender Kinder.

»Guten Tag!« sagte Paul Brand. »Kann ich etwas für Sie tun?«

Der Besucher zögerte.

»Ich wollte nur gern wissen, ob Dr. Paul Brand hier wohnt.«

»Jawohl.«

»Ist er wohl jetzt zu Hause?«

»Ja, hier ist er«, erwiderte Paul Brand lachend. »Ich bin es. Was wünschen Sie?«

Zuerst wußte der Mann nicht, was er sagen sollte. Dann erfaßte er die Situation und stimmte in das Lachen ein.

In diesen Jahren, nachdem Paul Brand Leiter des Medizinischen Zentrums geworden war, erhielt er eines Tages einen Brief, daß Königin Elisabeth ihm als Anerkennung für die »Förderung guter Beziehungen zwischen der Republik Indien und Großbritannien« die Auszeichnung eines Commander of the British Empire verliehen habe. Die Dokumente und Insignien dieses Ranges mußten ihm innerhalb eines Jahres persönlich überreicht werden.

Zwar wurden viermal im Jahr Belohnungen in England vorgenommen, aber keine von Paul Brands Reisen fiel mit einem der Daten zusammen, und der Hohe Kommissar kam von Neu-Delhi nicht oft nach Madras.

Monate vergingen, und das Jahr war fast um. Da schrieb Paul Brand schließlich an den Vize-Kommissar in Madras, ob er an einem bestimmten Tag im Regierungs-Gebäude vorsprechen und die Auszeichnung abholen könne.

»Ja«, war die Antwort. »Bringen Sie Ihre Frau mit und kommen Sie zum Lunch!«

»Eine feine Sache!« dachte Paul Brand. »Keine Formalitäten weiter, kein Tamtam und kein Trara!«

Er brauchte nicht einmal eine Extra-Reise zu machen, denn an dem vereinbarten Tag fuhr er gerade, von einer Konferenz aus Nordindien kommend, durch Madras.

In Delhi mußte er zwischen zwei Flugzeugen haltmachen und übernachtete in einem zweitklassigen Hotel. Da sein Anzug von der Reise ziemlich mitgenommen war, versuchte er, die Bügelfalte seiner Hose in Ordnung zu bringen. Daß ihm das nur sehr mäßig gelang, beunruhigte ihn nicht. Das Ganze war ja nur eine inoffizielle Sache!

Margaret war plötzlich an Dengue-Fieber erkrankt, so daß ihn Alison Webb, die mit Estelle im Vanguard zum Flugplatz gekommen war, in Madras abholte. Da es schon sehr spät war, fuhren sie direkt zum Regierungsgebäude. Zu ihrer Überraschung sahen sie Fahnen flattern, und auf dem Parkplatz stand eine Menge prächtiger Wagen.

»Was ist denn da los?« murmelte Paul Brand. »Sind wir zur falschen Zeit gekommen?«

Alison hatte die Situation sofort erfaßt.

»Siehst du das nicht? Es ist alles für dich!«

Paul Brand parkte seinen alten Vanguard zwischen den glänzenden Limousinen. Er mußte plötzlich an seinen Anzug denken, der von dem Nachtflug zerknautscht worden war. Alison erschrak, als sie Damen in farbenprächtigen Saris und Herren im Frack auf den Veranden herumlaufen sah.

»In meinem Sommerkleid kann ich da nicht mit hineingehen«, sagte sie. »Sieh, alle sind piekfein angezogen.«

»Unsinn!« erwiderte Paul Brand übermütig. »Wenn sie unbedingt so viel Aufhebens mit uns machen wollen, dann müssen sie uns eben nehmen, wie wir sind.«

Aber als sie sich dem Haupteingang näherten, war er doch ein wenig bestürzt; denn die ganze Elite von Madras war da: der Bürgermeister mit seiner Frau, Gäste der Britischen Gesandtschaft und viele seiner eigenen Berufskollegen. Als sie eintraten, hatten sich schon alle in einer Reihe aufgestellt. Alison versuchte sich etwas hinter einer der tadellos gekleideten Damen zu verstecken, aber die zwölfjährige Estelle stand zu ihres Vaters Freude aufrecht und ruhig in ihrem schlichten Baumwollkleidchen da, würdevoll wie eine junge Prinzessin.

Jetzt wurde ein roter Teppich ausgerollt, und man informierte Paul Brand, wo er während der Verleihung zu stehen habe. Verstohlen strich er über seinen Anzug und rückte seinen Schlips zurecht. Da ertönte ein Tusch, und gleich darauf kam der Vize-Kommissar die Treppe herunter, im formellen Cut und mit allen Insignien seines hohen Amtes. Mit feierlicher Würde nahm er seinen Platz ein. Paul Brand wollte gerade nach vorn gehen, als sein Freund, Dr. Somasekhar, neben ihn trat.

»Entschuldige bitte, Paul!« murmelte der gute Doktor ihm ins Ohr und entfernte eine Wanze von seinem Rockaufschlag — eine kleine Erinnerung an das Hotel in Delhi!

Der Vize-Kommissar war sehr leutselig. Er beglückwünschte Paul Brand in einer kleinen Ansprache und überreichte ihm die Embleme der hohen Ehrung: ein Dokument, von der Königin und dem Prinzen von Wales unterzeichnet, und in einem roten Lederetui ein goldenes Kreuz mit dem Faksimile von König George und Königin Mary, das an einem Band um den Hals getragen wurde. Dann folgte ein sehr offizielles, prächtiges Dinner.

Ebenso unvergeßlich wie diese Verleihung war für Paul Brand die Einweihung des neuen Physiotherapie- und Rehabilitationsgebäudes am 5. Januar 1963. Diese erste Institution ihrer Art in Indien wurde von Dr. Darvapalli Radhakrishnan, dem damaligen Präsidenten Indiens, selbst eingeweiht.

Wie die meisten der ständig wachsenden Abteilungen in Vellore war es ein kooperatives Unternehmen, das von Gruppen aus drei verschiedenen Ländern finanziert wurde.

Mit der Fertigstellung dieses Gebäudes ging auch Mary Vergheses Traum in Erfüllung. Ohne den Unfall, durch den sie querschnittgelähmt wurde, würde es Jahre gedauert haben, bis die so dringend nötige Abteilung Wirklichkeit geworden wäre. Als Mary von ihrer Ausbildung in New York zurückkam, war sie provisorisch zur Leiterin der neuen Abteilung ernannt worden. Sie sollte voll qualifiziert werden, wenn sie nach zweijähriger Praxis in Vellore in den Vereinigten Staaten ihre mündliche Prüfung bestanden und das Diplom für Physikalische Medizin und Rehabilitation in den Händen hatte. Im Erdgeschoß des neuen Gebäudes mit seinen ausgezeichneten Einrichtungen für Physiotherapie und Beschäftigungstherapie konnten Körperbehinderte geheilt und gleichzeitig Lepra-Assistenten aller Art ausgebildet werden.

Die erste Etage des neuen Gebäudes, die Schweizer Station genannt wurde, war ein Geschenk der Schweizer Emmaus-Bewegung, die von Abbé Pierre ins Leben gerufen worden war und in der auf Wunsch der Stifter eigentlich nur Leprakranke untergebracht werden sollten.

»Das würde unsere ganze Absicht durchkreuzen«, hatte Dr. Carman jedoch erwidert.

»Der wichtigste Dienst, den wir der Sache des Aussatzes tun können, ist der, daß wir dafür sorgen, daß er nicht mehr getrennt von anderen Krankheiten behandelt wird.«

Die Schweizer Gruppe war einverstanden.

Aus dem gleichen Grunde bezeichnete das Schwedische Rote Kreuz, das nach Paul Brands Besuch in Dörfern um Vellore Ambulanzen eingerichtet hatte, diese Behandlungsplätze als Hautkliniken für alle an Hautkrankheiten Leidenden und reihte damit den Aussatz in die Gruppe der Hauterkrankungen ein. Allmählich würden so die alten Tabus und Vorurteile verschwinden.

Paul Brand war während dieser dritten fünfjährigen Vertragsperiode noch mit einem anderen Rehabilitationsproblem beschäftigt, das all diese neuen Unternehmungen ergänzen sollte. Schon immer hatte er es bedauert, daß mißgestaltete und verkrüppelte Menschen in Indien, ob es nun Leprakranke oder andere Patienten waren, keine Arbeit fanden. Die meisten wurden daher Bettler oder fielen ihrer Familie zur Last. Das indische Volk, das von jeher Familien-Loyalität übt, nahm zwar diese Verantwortung für seine Alten, Schwachen und Körperbehinderten auf sich, ohne zu murren, aber die Patienten selbst waren oft zu einem nutzlosen Dasein verurteilt. Seit Jahren dachte Paul Brand über dieses Problem nach. Die Lösung dafür war: Beschäftigung! Nicht durch Zölle geschützte Handels- und Industriezweige wie im Westen; das war zu teuer für Indien. Auch die »Stätte neuen Lebens« war keine Lösung, da sie nur ein handwerkliches Unternehmen war, dessen Leistungen und Erträge Industrielle niemals von dem

Sinn und Nutzen der Beschäftigung Körperbehinderter überzeugen konnten.

»Was wir brauchen, ist eine Fabrik, in der wir unsere Körperbehinderten beschäftigen«, sagte Paul Brand zu John Webb, »ein richtiges Geschäftsunternehmen, das einen Gewinn abwirft; ein Muster-Unternehmen, in das wir Industrielle einladen und in dem wir ihnen beweisen können, daß die Arbeit von Körperbehinderten mit der von Industriearbeitern Schritt halten kann.«

Aber wie sollten sie das bewerkstelligen?

Er sprach mit andern: mit Robert Bruce, dem Geschäftsführer der English Electric Factory in Madras, mit dem englischen Rechtsanwalt Muirhead in Bangalore und dessen Frau. Sie bildeten ein Komitee, gründeten eine Treuhand-Gesellschaft und suchten nach Mitteln und Wegen, wie sie eine Fabrik ins Leben rufen könnten. Nachdem sie mit verschiedenen Ingenieuren Verbindung aufgenommen und sich für bestimmte Produktionszweige entschlossen hatten, traten sie wegen der Finanzierung des Unternehmens an das Schwedische Rote Kreuz heran.

Der Plan wurde Wirklichkeit. Eine Fabrik wurde gebaut, die innerhalb kurzer Zeit in Betrieb war. Über fünfzig Körperbehinderte fanden dort Arbeit, mehr als die Hälfte davon Aussätzige, die übrigen Amputierte, Polio-Gelähmte und andere. Sie stellten Schreibmaschinenteile her. Das Schwedische Rote Kreuz gründete dann noch eine Streichholzfabrik, die viele Körperbehinderte in Heimarbeit beschäftigte, und die Schweizer Mission der evangelischen Kirche eine kleine Werkzeugherstellung in Katpadi.

»Unser Trust hat sein Ziel erreicht, ohne daß es uns mehr als die Briefmarken gekostet hat«, sagte Paul Brand dankbar zu einem seiner Kollegen im Komitee. Noch überraschender und großartiger war die internationale Entwicklung der Lepra-Arbeit.

1963 besuchte Paul Brand Addis Abeba in Äthiopien, das als Sitz eines Rehabilitationszentrums für ganz Afrika vorgesehen war. Hier bestand bereits das Prinzessin-Zenebene-

Werk, das von der amerikanischen Aussätzigen-Mission gegründet und später von dem Regierungs-Gesundheitsamt übernommen worden war. Sein Leiter war Dr. Ernest Price, den Paul Brand von seiner Afrikareise her kannte. Es lag in einem Gebiet, in dem es sehr viele Aussätzige gab — dreitausend wohnten rund um das Krankenhaus herum — und bot daher unbegrenzte Möglichkeiten für ein Rehabilitationszentrum.

Paul Brand fuhr befriedigt nach Vellore zurück, fest entschlossen, das nötige Geld für dieses Unternehmen aufzubringen.

Er selbst war jetzt an einem Kreuzweg angekommen und mußte sich darüber klar werden, wo er in den nächsten Jahren am nötigsten gebraucht wurde. In Vellore?

Dort würden andere bald sein Werk übernehmen können. In England? Für die Kinder wäre das bestimmt das Beste. Um die Welt reisen und seine Operationsmethoden lehren und ausführen, wo sie am meisten gebraucht wurden?

Die Familie, die Chirurgie, die Aussätzigen — nächst Gott waren sie seine drei großen Aufgaben. Bisher hatte er allen drei dienen können. Mußte er jetzt einer von ihnen den Rükken kehren? Und wenn, welcher?

Wie auch seine Entscheidung aussehen mochte, die Familie würde in Indien immer noch tief verwurzelt sein. Vier seiner Verwandten arbeiteten hier als Missionare: John Harris, der auch in der Lepraarbeit stand und eine Zeitlang in Karigiri gewesen war; Ruth und Monica Harris, die ihr eigenes kleines Zentrum in einer Stadt in der Nähe von Großmutter Brands Bergen hatten; Nancy Robbins in Dohnavur. Und dann natürlich Großmutter Brand selbst.

Sie war jetzt vierundachtzig Jahre und arbeitete noch in den Kolaryans. Aber sie wollte nun in die Patchas gehen, den dritten der fünf Gebirgszüge, denen sie und Jesse das Evangelium hatten bringen wollen. Infolge einer schleichenden Lähmung der Beine konnte sie nur noch sehr schlecht laufen. Aber das hielt sie nicht davon ab, zu reisen. Auf dem Rücken ihres kleinen Ponys, das von einem indischen Jungen geführt wurde, war sie ständig unterwegs, legte Hunderte von Meilen bergauf und bergab zurück, kampierte bei jedem Wetter im Freien, schlief auf Holz, auf Stein, auf nackter Erde, lebte das einfache Leben einfacher Leute, die sie liebte und von denen sie geliebt wurde.

Paul Brand hatte sich eine Zeitlang große Sorgen um seine Mutter gemacht und sie zu überreden versucht, an einen Ort zu ziehen, wo sie leichter ärztliche Hilfe bekommen konnte. Aber jetzt wußte er, daß sie alles bis ins kleinste durchdacht hatte und daß sie dem Tod, in welcherlei Gestalt er auch kommen mochte, ruhig ins Auge sah. Sie würde viel lieber bis zum letzten Augenblick arbeiten, als in der besten ärztlichen Betreuung der Welt sein. Gott hatte sie ihr ganzes Leben lang geführt. Sie war auf seinen Befehl in den Bergen und glaubte fest, daß sie Kraft haben würde weiterzumachen, bis er jemand schickte, der ihre Aufgabe übernahm. Wenn sie etwas leistete, dann war es nur durch Gottes Gnade.

Nein, Paul Brand hatte seiner Mutter gegenüber keinerlei Verpflichtung, es sei denn die, sich von der gleichen Liebe leiten zu lassen, die ihr einziger Führer gewesen war.

24

Als Paul Brand bei seinem nächsten Urlaub mit der ganzen Familie in England war, erkrankte Margaret schwer, wahrscheinlich noch an den Auswirkungen des Dengue-Fiebers. Sie hatte so furchtbare Schmerzen und war so teilnahmslos, daß sich Paul Brand ernstlich Sorgen um sie machte. In dieser Zeit lernte er seine Mutter verstehen, die sich damals nach dem Verlust des geliebten Mannes so völlig verändert hatte.

Wie eine Krankenschwester betreute er seine Frau. Er kochte selbst und sorgte dafür, daß die Kinder die Wohnung in Ordnung hielten.

Margaret genas allmählich. Die Muskelsatrophie, die sie befürchtet hatten, trat nicht ein. Im Juni konnte die Familie wieder eine Camping-Reise durch Europa unternehmen.

Als Paul Brand dann im September 1963 nach Amerika abreiste, stand fest, daß es fast ein Jahr dauern würde, bis er seine Kinder wiedersah. Denn er war nun als hauptamtlicher Leiter der Orthopädischen Abteilung beim Ärztestab der britischen Aussätzigen-Mission angestellt worden, behielt aber gleichzeitig seine Stelle als Professor für orthopädische Chirurgie in Vellore und seinen Posten als ärztlicher Berater für alle Lepra-Angelegenheiten bei der Weltgesundheits-Organisation. Er war darauf vorbereitet, einen Teil seines Lebens in England zu leben, einen in Indien und einen dritten irgendwo, wo er gerade gebraucht wurde.

Zu seiner großen Freude begleitete ihn Margaret auf dem ersten Teil der Reise zu dem Lepra-Kongreß in Rio de Janeiro. Es war das erste Mal, daß zwei volle Sitzungen des Kongresses der Chirurgie und Rehabilitation gewidmet waren. Paul Brand beteiligte sich in zwei Fächern als Diskussionsredner: in Wiederherstellungs-Chirurgie und in Physiotherapie und Rehabilitation. Margaret hielt seiner Meinung nach die beste Vorlesung des ganzen Kongresses über ihre Augen-Arbeit.

Dr. Kamalam Job, die damals bei Sir Roy Cameron in London Pathologie studierte, gehörte auch zu dem Team in Rio, und ihre wissenschaftliche Abhandlung »Reaktion bei Leprose«, zu der sie in Vellore die Studien gemacht hatte, erhielt von allen Seiten Beifall.

Paul Brand war auch stolz auf einige von denen, die kurzfristig seine Schüler gewesen waren, wie Dr. José Arvello. Dr. Arvello hatte in Caracas, Venezuela, ein großes Rehabilitationszentrum ins Leben gerufen, das vielleicht zum Ausbildungszentrum für ganz Südamerika werden sollte.

Während dieser Reise durch Südamerika und später durch den Süden und Osten der Vereinigten Staaten mußten Paul und Margaret Brand an manchen Tagen mehrere Vorträge halten. Gewöhnlich sprach Paul Brand zuerst über sein Thema – Hände, Füße und Nasen – und sagte dann:

»Von Augen verstehe ich nicht viel. Hier ist der Fachmann!« Dabei deutet er lächelnd auf seine Frau.

Anfang November waren sie noch ein paar Tage zusammen

in Montreal, dann fuhr Margaret zu den Kindern zurück nach England. Für Paul Brand begann noch einmal eine Vortragsreise von mehreren Monaten.

In Kanada sah das etwa so aus:

Morgens kam er auf einem Flugplatz an, wo er oftmals schon von der Presse empfangen wurde. Dann fuhr er zum Interview in eine Rundfunk- oder Fernsehstation. Darauf folgte ein Frühstück im Medizinischen College der betreffenden Stadt. Am Nachmittag hielt er meist eine Vorlesung für Medizinstudenten oder für Ärzte, sprach dann zur Teezeit in einer Frauenversammlung und abends in einem Gottesdienst. Am nächsten Tag besuchte er das Krankenhaus, operierte dort oder machte Visite, ging dann mit einem Komitee der »Freunde von Vellore« zum Lunch oder sprach in einem Rotarier-Klub. Am Abend war gewöhnlich wieder eine Versammlung in irgendeiner Kirche. Am dritten Tag reiste er weiter.

Zwei Tage hier, zwei Tage dort, zwei Tage woanders. So brachte er es auf vierundsiebzig Starts und Landungen.

Aber diese Reise unterschied sich gewaltig von den Reisen seines vorigen Urlaubs. Damals hatte er darum kämpfen müssen, das Interesse seiner Zuhörer für seine Arbeit zu wecken. Diesmal merkte er zu seiner Überraschung, daß die Leute sich oft übertriebene Vorstellungen von dem machten, was er und sein Team schon geleistet hatten. Die Fragen der Reporter klangen manchmal so, als glaubten sie, das Aussätzigen-Problem sei bereits gelöst.

Allerdings begegnete er gelegentlich auch völliger Gleichgültigkeit und Unwissenheit: In Los Angeles sollte er spät abends in einem Fernsehgespräch fünf bis zehn Minuten lang von einem Reporter interviewt werden. Als er ins Studio trat, merkte er, daß der Reporter schon recht müde war. Er saß vor einer riesigen Kaffeetasse, die bestimmt einen Liter fassen konnte. Nachdem er einen großen Schluck genommen hatte, sah er Paul Brand ziemlich uninteressiert an und suchte dann in seiner Liste. Er zog die Augenbrauen hoch.

»Oh, Sie sind der Lepra-Mann?«

»Ja«, erwiderte Paul Brand.

»Nun –«, der Reporter wußte offensichtlich nicht recht, wie er anfangen sollte, »ich meine, das bedeutet, daß Sie Aussätzige behandeln. Aber wozu brauchen die denn jemanden wie Sie?«

»Ich glaube, Sie kennen die Situation der Leprakranken nicht«, sagte Paul Brand ruhig. »Diese Menschen haben, auch wenn sie geheilt sind, Schwierigkeiten, von denen kaum jemand etwas ahnt. Weil sie verkrüppelt oder verstümmelt sind, verlieren sie meist ihre Arbeitsstelle und werden von ihren Angehörigen fortgejagt. Und manche haben nicht einmal eine Katze.«

Der Reporter blinzelte. »Sagten Sie – eine Katze?«

»Ja«, erwiderte Paul Brand. »Ist das nicht furchtbar?«

Der Reporter blickte auf seine Kaffeetasse. Er hob sie hoch und nahm wieder einen großen Schluck.

»Ja – sagen Sie mal, warum ist es denn so schrecklich, daß sie keine Katze haben?«

»Es hätte Sie bestimmt nicht überrascht«, antwortete Paul Brand im gleichen ruhigen Ton wie vorher, »wenn ich gesagt hätte, ein Blinder brauche einen Hund, der für ihn sieht. Ein Leprakranker hat kein Gefühl in Händen und Füßen. Und wenn man kein Gefühl hat, dann kann nachts eine Ratte kommen und einem ein Stück Finger abbeißen. So ersetzt die Katze neben dem Bett das verlorengegangene Schmerzgefühl.«

Der Reporter stellte seine Tasse nieder. Alle Gleichgültigkeit war aus seinem Gesicht verschwunden.

»Oh, das ist ja entsetzlich! Warum weiß man denn gar nichts davon? Vielleicht könnte man helfen! Bitte, erzählen Sie mir doch mehr von Ihrer Arbeit!«

So begann ein Interview, das statt zehn Minuten mehr als anderthalb Stunden dauerte.

In Kalifornien mußte Paul Brand mit einer weit schwierigeren Situation fertigwerden. Er war eingeladen worden, am 24. November in einem Sonntagmorgen-Gottesdienst in der Kapelle der Stanford-Universität zu sprechen. Zwei Tage vorher wurde Präsident Kennedy ermordet.

Am Samstag rief der Universitätsprofessor an, was er tun solle. Paul Brand sagte sofort, der Pfarrer solle einen Gedenk-

Gottesdienst halten und seine, Paul Brands, Ansprache streichen. Aber der Pfarrer war anderer Meinung.

Ein Gedenk-Gottesdienst sollte später stattfinden, und er glaube, nach ein paar einleitenden Worten zu dem Unglück könne die Predigt wie geplant gehalten werden. Paul Brand bat sich etwas Zeit aus, um darüber nachzudenken. Dann rief er den Pfarrer wieder an und sagte, daß es ihm recht sei, wenn er nicht zu sprechen brauche. Wenn er aber sprechen solle, könne er nicht nur kurz über Vellore sprechen. Entweder spreche er über Vellore, oder er predige.

»Tun Sie, was Sie für richtig halten«, erwiderte der Pfarrer.

Am Sonntagmorgen kam dann noch die Nachricht von Oswalds Tod. Die meisten Zuhörer hatten den Vorfall an ihren Fernsehschirmen miterlebt. Als Paul Brand in die Kapelle kam, die fast so groß war wie eine Kathedrale, war diese bis an die Türen besetzt. Es waren wenigstens dreitausend Menschen anwesend: Studenten, eine große Anzahl von Professoren und Universitäts-Rektoren in feierlicher Amtsrobe. Paul Brand kam sich plötzlich vor wie ein Fremder in einem Trauerhaus. Während er die hohe Kanzel hinaufstieg, wünschte er sich verzweifelt, er hätte darauf bestanden, nicht sprechen zu müssen. Als er aber dann auf all die Gesichter blickte, die fragend und voll Schmerz zu ihm emporschauten, kam es ihm auf einmal so vor, als sei die große Menschenmenge da unten wie eine Herde Schafe, die ihren Hirten verloren hatten. Sie warteten darauf, geführt zu werden. Vielleicht brauchten sie etwas, was ihnen gerade ein Außenstehender geben konnte.

Niemals zuvor hatte er so ernst um Eingebung gebeten. Er las 1. Kor. 12 und sprach dann über den Vers: »Und wenn ein Glied leidet, so leiden alle Glieder mit.«

»Es könnte auf den ersten Blick so aussehen«, begann er, »als schicke es sich nicht, daß ein Ausländer Sie in diesem Gottesdienst anspricht. Und doch wünschte ich, ich könnte Ihnen verständlich machen, wie in der ganzen Welt in Kirchen, Kapellen, Versammlungshallen und Häusern die Menschen mit Ihnen trauern. Manchmal fühlen wir uns in solchen Augenblicken tiefer Not als Christen, als Menschen enger verbunden und sind uns unseres Einsseins bewußt.«

Er erzählte ihnen von der wunderschönen achteckigen Steinkapelle in Vellore, die nach allen Seiten den Blick freigibt auf blühende Bäume, hohe Berge und auf einen farbenprächtigen Himmel. Er malte aus, wie in diesem Augenblick Studenten, auf ihren Matten sitzend, zum Gottesdienst versammelt waren und teilnahmen an dem Schmerz ihrer christlichen Freunde in Amerika. Er erzählte von dem Tag, an dem Dr. Ida starb, eine Amerikanerin, die in einem fremden Land lebte und arbeitete; wie innerhalb weniger Stunden nach der Nachricht von ihrem Heimgang das ganze Leben in Vellore zum Stillstand gekommen war; wie Hunderte zum Krankenhaus gepilgert waren, um zu zeigen, wie sehr sie die kleine alte Dame geliebt hatten, die den größten Teil ihres neunzig Jahre langen Lebens damit zugebracht hatte, ihnen zu dienen und Heilung zu bringen, und die durch ihre Liebe eine der Ihren geworden war.

»Dieses Gefühl der Verbundenheit in Zeiten des Leidens«, fuhr Paul Brand fort, »ist ein echtes Zeichen gemeinsamen Lebens. Wenn ein Mensch nicht spürt, daß seine Hand oder sein Fuß verletzt ist, dann sagen wir, daß diese Hand oder dieser Fuß tot ist. Erst der Schmerz läßt uns erkennen, daß die Hand oder der Fuß zu uns gehört.«

Jetzt konnte er zur Not der Aussätzigen übergehen, zu deren schlimmsten Krankheitsmerkmalen die Empfindungslosigkeit gehört, und konnte seinen Bericht vom Aussatz und den Schmerz dieser Stunde zusammenfassen und mit dem Thema von der Einheit des Leibes Christi, der Kirche Gottes in der ganzen Welt verbinden.

Schon nach ein paar Sätzen spürte Paul Brand, wie ihm aus der riesigen Zuhörerschaft eine Woge von Wärme und Zusammengehörigkeitsgefühl entgegenschlug. Der Fremdling war plötzlich ein Familienmitglied geworden.

Paul Brand flog weiter westwärts nach Australien, Neu-Guinea, Sarawak und Thailand und besuchte Aussätzigen-Zentren oder erzählte von seiner Lepra-Arbeit. In Australien wartete ein sehr umfangreiches Programm auf ihn. Allein in Sydney gab es zehn Rundfunk- und fünf Fernseh-Interviews.

Auf seiner Südost-Asien-Reise traf er zu seiner großen Freude immer wieder Männer und Frauen, die in Vellore oder Karigiri gelernt hatten und die er nun in ihrem eigenen Land die neuen Methoden der Aussätzigen-Behandlung einführen sah. In Sarawak waren es der polnische Arzt Dr. Kreshowski und der sarawakische Physiotherapeut Generawa Binmok, in Thailand Dr. Praphon und Dr. Ake Thard Tong. In Manoram fand er ein tüchtiges Team von Missionsärzten und Schwestern, die ein Leprazentrum aufbauten.

Der Höhepunkt seiner ganzen Reise aber war sein Aufenthalt in Neu-Guinea. Die Regierung des Landes hatte ihn um seinen Besuch gebeten, um sich von ihm Vorschläge für die Einrichtung eines Rehabilitationszentrums machen zu lassen, und die britische Aussätzigen-Mission war an einer solchen Arbeit ebenfalls interessiert. Paul Brand nahm sich fünf Tage Zeit, um von Port Moresby aus das ganze Gebiet von Papua zu bereisen und sich über die Situation der Leprakranken dort zu informieren.

Es war eine wilde, rauhe Gegend. Die Berge mit ihren zakkigen Spitzen schienen direkt aus dem Boden zu wachsen. Da zu den meisten Orten, die Paul Brand besuchen wollte, keine Straßen hinführten, stellte ihm die Regierung ein einmotoriges Cessna-Flugzeug zur Verfügung. Seine Reisebegleiter waren Dr. Roderique, der Beamte des ceylonesischen Aussätzigen-Hilfswerks; Dr. Clezy, ein australischer Chirurg, der anschließend zur Ausbildung nach Vellore kommen sollte, und ein junger australischer Pilot, der heiter und gelassen von einem kleinen Flugplatz in Mount Hagen startete, die schwerarbeitende Maschine über die hochragenden Felsspitzen hinüberbalancierte und in verschiedenen Gegenden des Hochlandes auf winzigen Behelfsflugplätzen landete. Er mußte nicht nur das Gelände, sondern auch die Strömungen der Luft genau kennen, um nicht gegen einen Berggipfel geschmettert zu werden.

Trotz seines wachsenden Vertrauens auf die Geschicklichkeit des jungen Piloten wurde Paul Brands Gleichmut manchmal empfindlich erschüttert. Ein besonders spannendes Erlebnis war die Landung auf einer sehr kurzen Rollbahn, bei der man immer mit seitlichem Aufwind vom Gebirge her rechnen mußte.

»Wenn man direkt darauf zusteuert«, bereitete der junge Pilot seine Fluggäste auf das Abenteuer vor, »wird man in dem Augenblick, in dem man aufsetzen will, vom Aufwind hochgehoben und schießt über die Rollbahn hinaus. Deshalb muß man genau auf den Berg zusteuern. Kurz bevor man auf ihn aufzuprallen meint, erfaßt einen dann der Aufwind und nimmt einen mit bis zum Landestreifen.«

Der Aufwind machte seinem Namen Ehre. Im letzten Augenblick hob er das Flugzeug gnädig über den Kamm des Gebirges und setzte es in einer glatten, schönen Landung auf der winzigen Rollbahn nieder. So groß die Strapazen dieser Reise waren, so notwendig war sie. Bei den abgelegen wohnenden Stämmen, die die drei Ärzte aufsuchten, fanden sie außerordentlich viele Kranke und Krankheiten. In manchen Gegenden waren zehn Prozent der Eingeborenen leprakrank und litten fast alle an schweren Fußverstümmelungen, da sie nur barfuß gingen und sich auf den steinigen Hängen das Fleisch buchstäblich in Stücke rissen. Unbekümmert humpelten sie dann auf den gefühllosen Stümpfen umher. Wieviel mußte hier geholfen, wieviel konnte auch durch Vorbeugen verhindert werden!

Paul Brand hatte sich durch diese Reise genügend Einblick in die Verhältnisse verschafft, um die Regierung von Neu-Guinea beraten und bei der Einrichtung von Rehabilitations-Zentren helfen zu können. Sie fanden zwei lutherische Missions-Krankenhäuser, die sich gut für ihre Zwecke ausbauen ließen, und die Regierung von Neu-Guinea, die britische Aussätzigen-Mission und einige andere Missionsgesellschaften beschlossen, gemeinsam die Lepra-Arbeit zu übernehmen.

Während das Flugzeug Paul Brand nach einer Reise um die Welt nach Indien zurückbrachte, dachte er über seine Zukunft nach.

Das nächste Jahr versprach sehr interessant zu werden: sechs Monate in Vellore, sechs Monate in England und von dort aus kurze Dienstreisen in alle Teile der Welt. Sah sein Leben künftig so aus? Abgesehen davon, daß er dann sehr oft von seiner Familie getrennt war, konnte das sehr befriedigend sein. Der Aufbau der Ausbildungszentren in Afrika und Venezuela war nur ein Anfang. Er konnte noch viele solcher Zentren einrichten helfen.

Aber es gab auch noch andere Möglichkeiten. Er konnte bessere Operationsmethoden zu entwickeln suchen oder sich völlig der Forschung widmen. Angenommen, er machte eine Entdeckung, die es ihm ermöglichte, das Schmerzempfinden wiederherzustellen! Wieviel wertvoller wäre das für alle die Sadagopane in der Welt, als ihre Hände und Füße wieder in Ordnung zu bringen!

Ebenso reizvoll war die Aufgabe, anderen die geistlichen Erkenntnisse zu vermitteln, die er im Laufe seines Lebens gewonnen hatte. Wie weit war er selbst in seinem Gottesbegriff vorwärtsgekommen: von der bärtigen, majestätischen Gestalt mit Heiligenschein und Zepter zu dem Gott des D.N.A. (D.N.A. = deoxyribonuclei acid), jenes wunderbaren spiralförmigen Zellkerns, in dem das Geheimnis jedes neuen Lebewesens beschlossen liegt. Vielleicht konnte er anderen die Kluft zwischen Wissenschaft und Glauben überbrücken, ihnen einen Gott der Liebe am Ursprung der wirbelnden Elektronen und spiralförmigen Zellkerne finden helfen.

Wieviel Möglichkeiten, sich nützlich zu machen, bot doch ein Leben! Welch ein Jammer, daß man nur ein Leben hatte, ein Paar Füße, zwei Hände, zehn Finger!

Als Paul Brand wieder in Vellore war, operierte er eines Tages eine gelähmte Hand. Der Unterarm war offen, und er prüfte einen Muskel nach dem anderen, um festzustellen, ob er gespannt oder schlaff war. Jedesmal wenn er an einem Muskel zog, beugte oder streckte sich ein Finger. »Unsere Transplantate müssen genau passen«, sagte er zu seinen Assistenten. »Sie dürfen nicht zu straff, aber auch nicht zu locker sein.«

Als die Operation beendet war, drehte er sich zu den Studenten um, die ihm zugeschaut hatten.

»Was Sie hier gesehen haben, ist nur der Anfang«, sagte er zu ihnen. »Meine Arbeit dauert ein bis zwei Stunden. Aber nun geht es erst richtig los. Die Muskeln sind verpflanzt worden; das Gehirn des Patienten muß jetzt lernen, wo sie liegen und was sie in ihrer neuen Lage leisten können. Hier muß sich das ganze Team einschalten: Physiotherapeuten, Beschäftigungstherapeuten, all die Leute, die diesem jungen Burschen bei der schwierigen Umerziehung helfen sollen. Der Patient ist die wichtigste Person im Team.«

Der schlafende junge Mann bewegte sich etwas und schien zum Bewußtsein zu kommen. Die Assistenten und Schwestern legten schnell Verbände und Schienen an. Sie wußten, wenn Dr. Brand erst einmal bei seinem Lieblingsthema war, hatten sie keine Hilfe mehr von ihm zu erwarten.

»Sie haben gesehen, wie langsam und ungeschickt die Finger sich bewegten, wenn ich an den Muskeln zog. Haben Sie schon einmal die Finger eines Pianisten beobachtet? Ich bin immer wieder fasziniert, wenn ich sehe, wie harmonisch Geist und Muskeln zusammenwirken. Jedesmal, wenn ein Finger eine Taste anschlägt, haben sich ein Dutzend Muskeln, unterstützt von der darauf abgestimmten Spannung vieler anderer, in bestimmten Bahnen bewegen müssen. Und die Musik, die Sie hören, ist die Musik, die, vom Geist geschaffen, von zehn Fingern in Töne umgesetzt worden ist. Jetzt« – er wendete sich unvermittelt an die Physiotherapeuten – »jetzt ist es Ihre Aufgabe, dafür zu sorgen, daß diese Finger mit dem Geist in Verbindung gebracht werden.«

Als Paul Brand kurz darauf, die Operationsmaske unter dem Kinn, bei einer Tasse Kaffee saß, kam auf einmal tiefe Mutlosigkeit über ihn. Wie wenig war er oder jedes andere Teammitglied in der Lage, durchgreifend zu helfen! Wieviel Millionen Leprakranker gab es noch auf der Welt! Wieviel ungelöste Probleme! Und zwei Drittel seines Lebens waren schon vorüber.

Er hatte die Handschuhe ausgezogen. Mit einer Gebärde, die seine Mutlosigkeit ausdrückte, hob er die rechte Hand, auf der hier und da noch Spuren von Talkumpuder zu sehen waren. Dann blickte er sie plötzlich aufmerksam an. Welcher von den Fingern hatte eben die Operation durchgeführt? Der

Zeigefinger? Oder der Daumen? Er lachte laut. Natürlich nicht! Sie alle waren nur Instrumente, Werkzeuge seines Geistes. Er konnte nur eins von ihnen verlangen: daß sie seinem Willen gehorchten. Ebenso wie Gott von ihm verlangte ...

»Ja, das ist es!« ging es ihm plötzlich durch den Sinn. »Ich bin nur ein Finger.«

War das ein Grund, mutlos zu sein? Niemals! Was konnte ein Mensch Größeres vom Leben erwarten, als daß er wußte: Ich bin ein Finger — ein Finger an Gottes Hand.